KI in der Radiologie

Torsten B. Möller · Uwe Engelmann ·
Detlef Hans Franke
(Hrsg.)

KI in der Radiologie

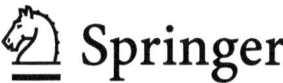 Springer

Hrsg.
Torsten B. Möller
reif & möller diagnostic-network ag
Dillingen, Saarland, Deutschland

Uwe Engelmann
Geschäftsführung, Nexus/Chili GmbH
Dossenheim, Baden-Württemberg
Deutschland

Detlef Hans Franke
Geschäftsführender Gesellschafter
FuP Kommunikations-Management GmbH
Frankfurt am Main, Deutschland

ISBN 978-3-662-70339-7   ISBN 978-3-662-70340-3   (eBook)
https://doi.org/10.1007/978-3-662-70340-3

Die Deutsche Nationalbibliothek verzeichnet diese Publikation in der Deutschen Nationalbibliografie; detaillierte bibliografische Daten sind im Internet über https://portal.dnb.de abrufbar.

Einführung der Herausgeber

Wir leben derzeit in der Radiologie in einer sehr spannenden Zeit. Nach einer Phase stürmischer technischer Entwicklung hat für uns offensichtlich eine neue Ära in der Radiologie, ja in der ganzen Medizin begonnen, die sicherlich fast alle Bereiche revolutionieren und neu definieren wird: die Anwendung von Künstlicher Intelligenz (KI). In der Radiologie ist es fast schon Tradition, dass man Neuerungen frühzeitig wahrnimmt und somit ganz vorn mit dabei ist.

Das war zum Beispiel mit der Telemedizin in Form der Teleradiologie so und ist mit der KI ähnlich. Auch die Verhaltensmuster innerhalb der Radiologie ähneln sich. Nur die anfängliche Angst und Ablehnung des Neuen wurde diesmal schneller überwunden und wich der Frage: Was für Vorteile und Möglichkeiten bieten die Neuerungen und wie wendet man sie an? Gleichzeitig mündete die – durchaus berechtigte – Sorge um Fehlentwicklungen nicht in einem Verbotsszenario, das angesichts der weltweiten Entwicklung auch von Anfang an aussichtslos gewesen wäre, sondern in einer ernsthaften Diskussion um eine vernünftige Regulierung und Kontrolle. Viele länder- und berufsgruppenübergreifende Anstrengungen sind hierfür Beleg.

Genau die richtige Zeit also, um ein erstes Fazit zu ziehen und einen Überblick über die vielfältigen Anstrengungen und Strömungen zu geben und die KI aus den unterschiedlichsten Blickwinkeln zu betrachten. Denn auch wenn man noch am Anfang einer mit hoher Wahrscheinlichkeit tief in die Medizin und speziell in die Radiologie eingreifenden Methode steht, sind die Entwicklungen im Bereich der KI bereits so vielfältig, dass man das Vorhandene bereits einordnen und sortieren muss. Dies versucht dieses Buch, indem es Fachleute aus den verschiedensten Bereichen Gelegenheit gibt, über ihre Arbeit, Erfahrung, Forschung und Ansichten berichten lässt und den Lesern gute Ratschläge über KI an die Hand gibt.

Auch aus einem anderen Gesichtspunkt erscheint gerade zum jetzigen Zeitpunkt ein solcher Überblick wichtig. Obwohl man auch als erfahrener Anwender meint, gewisse Strömungen in der KI-Entwicklung als zukunftsweisend einordnen zu können, kann doch keiner von uns derzeit sicher voraussehen, wohin die Reise letztendlich geht. Das führt zu Verunsicherung und macht manchen Menschen Angst. Allerdings bietet es auch die Chance, dass man selbst – wenn auch nur in einem kleinen Bereich – die Richtung mitbestimmen kann. Angesichts der Dimension, die Künstliche Intelligenz in der Radiologie, aber auch in unserem Leben künftig einnehmen dürfte, sollte die aktive Mitarbeit an ihrer Entwicklung für uns alle Pflicht sein.

Dr. med. Torsten B. Möller
Dr. Uwe Engelmann
Detlef Hans Franke

Inhaltsverzeichnis

„KI in der Medizin – eine Revolution" 1
Detlef Hans Franke und Elmar Kotter

„Der Superspezialist wird aber immer besser sein als die KI" 5
Detlef Hans Franke und Michael Forsting

Aktuelle KI-Innovationen

Chancen und Risiken der Künstlichen Intelligenz in der Radiologie 11
Eric Heim

Einsatz von Künstlicher Intelligenz in der Radiologie 19
Guido Gebhardt

Kommerzielle KI-Lösungen – Marktentwicklung und
Auswahlkriterien. 25
Kicky van Leeuwen

Workflow-Integration und Plattformen

Integration von KI in den radiologischen Workflow aus Sicht
eines RIS/PACS-Herstellers 33
Uwe Engelmann und Florian Schwind

KI in der Radiologie: Workflow-Integration, Plattformen und
der Weg in die Zukunft. 45
Markus Sebald und Tobias Heimann

Mehr als ein Algorithmus – Nutzung einer KI-Plattform zur
Skalierung und Optimierung von KI im Gesundheitswesen 59
Alexander Böhmcker und Cornelius Benecke

Einführung von KI in der Radiologie mittels einer KI-Plattform 67
Michelle Brandhuber und Franz Pfister

KI Module in verschiedenen Einsatzgebieten

**KI in der digitalen Röntgenmodalität und Optimierung
klinischer Abläufe**   81
Frank Barzen

**Die Revolution der Radiologie mittels Künstlicher Intelligenz
im täglichen Einsatz**   89
Julia de Jong

Integrierte KI-Lösungen in CT und MRT   95
Jan Beger und David Hahn

KI im täglichen radiologischen Einsatz

**Ein Werkzeugkoffer zur Einführung von KI in der Radiologie:
Strategische Maßnahmen für IT- und Klinikmanagement** 103
Anna Martina Bröhan und Gino Liguori

**Praktische Erfahrungen mit der KI-unterstützten
radiologischen Arbeit** 113
Torsten B. Möller

**Fortgeschrittene Anwendungen Künstlicher Intelligenz in der
Radiologie: Verbesserung der Bildpräzision und
klinischer Ergebnisse** 119
Paul Martin Bansmann

**Die Rolle ärztlicher Metakognitionen in der
KI-unterstützten Diagnostik** 127
Ekaterina Jussupow

Auswirkungen der KI für die Patienten

**Vorteile für radiologische Abteilungen und Patienten durch
KI-Anwendungen** 135
Torsten B. Möller

KI in der Neuroradiologie – Chancen für die Therapie 139
Daniel Veit

Standardisierung und Regulatorik

Strukturierte Befundung 147
Igor Toker

**Standardisierungsaktivitäten zum sinnvollen Einsatz von KI
in der Radiologie** 155
Marc Kämmerer

EU AI Act: Normen und Umsetzungsvorgaben für Betreiber und Anbieter 163
Karsten Hellinger und Rüdiger Wolf-Sebottendorff

Stellungnahme der Deutschen Gesellschaft für Teleradiologie (DGfTR) zum Brady-Paper 171
Torsten B. Möller

Braucht es Normen und allgemeine Rahmenbedingungen für Künstliche Intelligenz in der Radiologie? 175
Peter Sögner

Rahmenbedingen

Ethische Fragestellungen zu KI im Gesundheitswesen 181
Roman Wagner

Politische und wirtschaftliche Rahmenbedingungen 187
Detlef Hans Franke

Rechtliche Aspekte der KI-Anwendung 195
Bernd Halbe

Regulatorische Voraussetzungen und Abrechnungsmöglichkeiten von KI-Anwendungen in der Radiologie 203
Michael Ho

„KI in der Medizin – eine Revolution"

Detlef Hans Franke und Elmar Kotter

Franke: Herr Prof. Kotter, wo steht Deutschland bei der Entwicklung und dem Einsatz von KI in der Gesundheitswirtschaft?
Kotter: *Innerhalb Europas sind wir in den meisten Ländern auf einem ähnlichen Stand.* Allerdings sehe ich Deutschland in der Anwendung von KI-System nicht auf den vorderen Plätzen, da gibt es ein paar andere Länder, die sind uns voraus. In den Niederlanden tut sich viel, weil dort offensichtlich ein großes Interesse daran besteht und es viele Möglichkeiten gibt, mehr zu tun als bei uns. Frankreich und vor allem England sind in der Anwendung von KI-Systemen ebenfalls weiter. Ich glaube, das liegt daran, weil dort in der Gesundheitsversorgung die Not an manchen Stellen größer ist als bei uns in Deutschland.

In den USA ist man in vielen Bereichen sehr viel weiter, weil auf der einen Seite mehr Geld im System ist und damit die Entwicklung von KI-Systemen besser finanziert werden kann. Auf der anderen Seite bietet dort der Einsatz von KI wahrscheinlich auch eine Möglichkeit, juristische Ansprüche besser abwehren zu können, indem man sagt, wir haben uns über den Einsatz von KI-Systemen extra abgesichert.

D. H. Franke (✉)
FuP Kommunikations-Management GmbH, Frankfurt am Main, Deutschland
E-Mail: detlef.franke@fup-kommunikation.de

E. Kotter
Department für Radiologische Diagnostik und Therapie, Klinik für Diagnostische und Interventionelle Radiologie, UNIVERSITÄTSKLINIKUM FREIBURG, Freiburg, Deutschland
E-Mail: elmar.kotter@uniklinik-freiburg.de

© Der/die Autor(en), exklusiv lizenziert an Springer-Verlag GmbH, DE, ein Teil von Springer Nature 2025
T. B. Möller et al. (Hrsg.), *KI in der Radiologie,*
https://doi.org/10.1007/978-3-662-70340-3_1

Franke: Viele vergleichen die Auswirkungen von KI mit denen der Dampf-maschine, der Elektrizität oder des Internets. Revolutioniert Künstliche Intelligenz das Gesundheitswesen ähnlich grundlegend?

Kotter: KI wird unser aller Leben revolutionieren und besonders unser Gesundheitswesen, wobei da die Hürden an vielen Stellen höher sind, weil wir uns in einem High-Risk-Bereich bewegen. Ich glaube, es ist wirklich eine disruptive Veränderung, die wir aktuell erleben. Noch sind viele Fragen offen, aber ich bin sicher, Medizin wird in 10 Jahren ganz anders aussehen als heute.

Franke: Welche Chancen und Risiken sehen Sie denn bei der Anwendung von KI im Gesundheitswesen?

Kotter: Die Chancen sind vielfältig. Sie reichen von Effizienzverbesserung in den administrativen Prozessen bis zur Verbesserung der Diagnostik. KI-Systeme unterstützen bei der Untersuchung am Gerät, bei der Bildqualität, bei der Auswahl der richtigen Untersuchungsprotokolle. Außerdem hilft die KI bei der Erkennung von Pathologien. Bei der Kernspintomografie verkürzt sich die Untersuchungszeit bei gleichbleibender Bildqualität, was uns erlaubt, mehr Patienten zu untersuchen. Das steigert die Effizienz und vermindert die Verweildauer im Kernspingerät und damit die Belastung der Patienten bei gleichbleibender Bildqualität. Das sind auch Vorteile für die Patienten.

Franke: Wir reden seit Jahren über ambulant-stationäre Vernetzung und Gesundheitsreformen. Kann KI hier zum „Game Changer" werden oder bleibt KI vorrangig ein weiteres Handwerkszeug für Ärzte?

Kotter: Ich glaube nicht, dass die KI unsere gesundheitspolitischen Probleme lösen kann, und das würde ich mir auch gar nicht wünschen. Aber KI ist ein zusätzliches sehr mächtiges Werkzeug, mit dem wir lernen müssen umzugehen, und das soll so auch bleiben. Die Möglichkeiten dabei haben wir noch gar nicht ausgelotet.

Franke: Für den Einsatz von KI sollen in der Europäischen Union künftig über den AI-Act strengere Regeln gelten. Ist das aus Ihrer Sicht der richtige Ansatz zur Regulierung von KI oder bremst dies KI-getriebene Innovationen (siehe auch Artikel AI Act)?

Kotter: Es ist gut, dass wir mit dem AI-Act klare Regularien haben, die in Europa und in Deutschland möglichst einheitlich umgesetzt werden sollten. Allerdings darf man dieses Regelwerk nicht isoliert sehen. Der AI-Akt wird vom European Health Data Space (EHDS) begleitet, der ja explizit dafür gedacht ist, dass wir zukünftig in Europa gute KI-Systeme entwickeln können und dafür auch die nötigen Daten haben. Insofern ist der AI-Act eine gute Ergänzung. Wir brauchen für alle KI-Bereiche klare Regeln. Beim Datenschutz sind die Regeln in Deutschland leider in jedem Bundesland unterschiedlich.

Franke: Mit Regeln für den KI-Einsatz in der bildgebenden Diagnostik setzen sich auch Ärzte und andere Fachleute auseinander. Stichwort ist das Brady-Papier, an dem Sie mitgearbeitet haben. Deckt dieses Papier alle relevanten Fragestellungen der bildgebenden Diagnostik zufriedenstellend ab oder ist es nur ein erster Schritt?
Kotter: Das ist eine Momentaufnahme, an dem international bedeutende Gesellschaften von Kanada über USA, Europa bis nach Australien und Neuseeland mitgewirkt haben. Sicherlich müssen wir es in ein paar Jahren anpassen, aber für den Augenblick passt es.

Franke: Die ethischen Voraussetzungen für den KI-Einsatz werden im Gesundheitswesen intensiv diskutiert, beispielsweise, ob die KI den Arzt ersetzen darf. Das könnte für Regionen in der Welt sinnvoll sein, wo es kaum Ärzte gibt.
Kotter: Wenn man keine Alternative hat, ist es wahrscheinlich besser, man setzt KI ein, um mit wenigen Ärzten die Gesundheitsversorgung zu gewährleisten. Bisher gibt es in Europa allerdings nur eine zugelassene Software, die unauffällige Aufnahmen des Röntgen-Thorax auszusortieren und dafür auch den Befund schreiben kann. Da muss kein Arzt mehr draufschauen. Allerdings müsste in solchen Fällen gewährleistet sein, dass die so eingesetzten KI-Systeme zur betreffenden Population passen. Es dürfen keine Algorithmen sein, die in Europa, den USA oder in China trainiert wurden, um dann auf dem afrikanischen Kontinent oder dem indischen Subkontinent eingesetzt zu werden. Da wäre das Risiko eines Bias viel zu groß.

Franke: Muss sich die Ausbildung von Radiologen vor dem Hintergrund der KI-Entwicklung ändern?
Kotter: Kein Radiologe muss KI-Systeme aufsetzen können, aber er muss verstehen, was da passiert. Und er muss in der Lage sein, die Ergebnisse der KI kritisch zu bewerten. Das müssen wir in der Ausbildung berücksichtigen.

Franke: Die Zulassungsvoraussetzungen für KI-Systeme wurden in Europa deutlich verschärft, und die Zahl neuentwickelter Systeme ist sehr zurückgegangen. Wie viel Regulierung ist bei qualitätsgesicherter Medizintechnik nötig?
Kotter: Die Anforderungen sind höher geworden. Aber da kommt noch etwas anderes ins Spiel, nämlich die wirtschaftliche Entwicklung. Wenn Sie vor 3 Jahren gesagt haben, Sie machen KI, wurden Sie mit Geld überschüttet. Das hat sich durch den Anstieg der Zinsen dramatisch geändert und erschwert die Entwicklung neuer Produkte. Aber ich glaube, wer vorher gute KI entwickelt hat, lässt sich davon nicht abschrecken.

Franke: Wird es in ein paar Jahren ein Kunstfehler sein, keine KI für bestimmte Fragestellungen in der Radiologie zu Rate zu ziehen?
Kotter: Ein Kunstfehler wird es sein, wenn Ärzte künftig die Ergebnisse der KI ignorieren. Klar, wenn Sie eine KI laufen haben, die Ihnen sagt, da ist ein

Rundherd, und Sie nehmen das nicht zur Kenntnis und der Patient klagt, dann haben Sie ein Problem, wenn der Richter Ihnen sagen kann, schauen Sie mal, die KI hat doch da einen Rundherd gesehen, warum haben Sie das nicht beschrieben?

Franke: Wo werden wir in den nächsten Jahren die größten technologischen Veränderungen im Gesundheitsbereich sehen?
Kotter: Ich erwarte vor allem dort Veränderungen, wo viele Daten anfallen. Das wäre die Pathologie, die in vielen Bereichen der Radiologie ähnelt. Erste Firmen entwickeln Systeme für Genomanalysen. Spannend ist aber auch die Entwicklung der Large Language Models. Hier geht es darum, große Textmengen schnell und präzise zu bearbeiten und verfügbar zu machen. Ein Assistenzarzt bei uns in der Radiologie schaut sich täglich 20–30 CTs an. Und von ihm will ich kurz und knapp wissen, wie ist die Patienten-Story? Dafür muss der Assistenzarzt im Schnitt 15–20 min in Krankenakten recherchieren und eine Zusammenfassung schreiben. Das ist ein ideales Anwendungsfeld für Large Language Models. Im Augenblick diktieren viele Radiologen noch ihre Befunde, weil sie ungern Formulare ausfüllen, denn der Radiologie will auf den Bildschirm schauen und nicht auf ein Formular. Würde die KI alles Wichtige aufschreiben und am Ende auch noch über einen Chatbot die Möglichkeit bieten, gezielt Fragen zu stellen, wäre das womöglich der Durchbruch bei der strukturierten Befundung. Das muss alles qualitätsgesichert werden, und das ist im Moment in der Erprobung. An dem Thema sind viele wissenschaftliche Arbeitsgruppen dran, die sich genau damit beschäftigen. Aber das wird kommen.

Franke: Haben Sie den Eindruck, dass im Augenblick in Deutschland der Wille da ist, solche Innovationen voranzutreiben?
Kotter: Mein Eindruck ist, dass der Datenschutz in der Vergangenheit nicht immer hilfreich war. Aber das ändert sich. Wir haben jetzt das Gesundheitsdatennutzungsgesetz (siehe auch Kap. 26), mit dem wir uns von einem rein protektiven hin zu einem konstruktiven Datenschutzverständnis bewegen. Natürlich muss ich die Daten schützen und dafür sorgen, dass damit kein Unfug getrieben wird. Gleichzeitig müssen wir aber auch berücksichtigen, dass wir Patientendaten nutzen, um die Patienten künftig noch besser zu versorgen.

Franke: Vielen Dank, Professor Kotter.
Das Interview wurde am 17.07.2024 von Detlef Franke, FuP Kommunikation, Frankfurt, geführt (Detlef.franke@fup-kommunikation.de).

„Der Superspezialist wird aber immer besser sein als die KI"

Detlef Hans Franke und Michael Forsting

Franke: Wohin führt uns die KI im Gesundheitswesen in den nächsten 20 Jahren?
Forsting: Ich bin da gar nicht so visionär. Als Radiologe sehe ich, dass KI uns helfen wird, Dinge wie Quantifizieren und Messen zu automatisieren, damit wir verlässliche Messwerte haben und wegkommen von subjektiven Beschreibungen wie „erdbeergroß" oder „taubeneigroß" und verlässliche Messwerte haben. Solche Anwendungen sind klinisch bereits nutzbar.

Ich bin mir allerdings nicht sicher, wie eigenständig KI letztlich sein wird. Banale Dinge wie das Diagnostizieren eines Knochenbruchs sind schon machbar, aber es gibt immer noch Pessimisten, die sagen, Radiologen werden überflüssig. Das wird nicht passieren. In der Radiologie, die vollständig digital ist, wird KI weiter eine Rolle spielen, aber die sprechende Medizin, wie die Psychiatrie, wird viel stärker von KI profitieren.

Franke: Wie meinen Sie das?
Forsting: In der Psychiatrie gibt es viele Fehldiagnosen, zum Beispiel bei Depressionen. Manche Menschen bekommen die Diagnose einer Depression, haben aber gar keine. Und es gibt auch viele Menschen, die mehrfach am Rücken operiert werden, bis jemand sagt, ich glaube, der Patient hat eine somatisierte Depression. Hier kann KI helfen, durch die Analyse von Daten, die der Patient auf Social Media oder anderen Plattformen teilt, zuverlässigere Diagnosen zu stellen. Ein

D. H. Franke (✉)
FuP Kommunikations-Management GmbH, Frankfurt am Main, Deutschland
E-Mail: detlef.franke@fup-kommunikation.de

M. Forsting
Institut für Radiologie und Neuroradiologie, Universitätsklinikum Essen, Essen, Deutschland
E-Mail: Michael.Forsting@uk-essen.de

© Der/die Autor(en), exklusiv lizenziert an Springer-Verlag GmbH, DE, ein Teil von
Springer Nature 2025
T. B. Möller et al. (Hrsg.), *KI in der Radiologie,*
https://doi.org/10.1007/978-3-662-70340-3_2

5

Algorithmus kann zum Beispiel Bilder auf Instagram analysieren und Anzeichen einer Depression erkennen. Und wenn man diesen Algorithmus trainiert, dann ist er schon so gut wie ein Allgemeinmediziner bei der Diagnose einer Depression. Wenn man dann noch weitergeht und sich die Tag-Nacht-Aktivität der betreffenden Person auf Facebook anschaut, dann ist man schon so gut wie ein Psychiater. Und wenn man dann noch einen Algorithmus trainiert, der Sprache und Stimme analysiert, dann ist man besser und schneller als ein Psychiater. Das verändert die Medizin mehr als die Automatisierung in der Radiologie.

Franke: Glauben Sie, dass KI den Verlust von Hausärzten ausgleichen kann?
Forsting: Ja, andere Länder wie China machen das schon. Sie nutzen KI, um herauszufinden, ob jemand ernsthaft krank ist oder nur einen leichten Infekt hat. Das sind Paradeaufgaben für KI. Wenn man Beschwerden digital analysieren kann und einen Patienten dabei sieht, kann das den Arzt entlasten. Das verstehen irgendwann auch die Patienten. Wollen sie lieber, dass der Computer die Diagnose schnell und richtig stellt oder ein sehr empathischer Arzt nach drei Stunden Gespräch mit ihnen die falsche Diagnose stellt? Bei dem Beispiel wird immer viel genörgelt; viele sagen, die Frage sei unfair. Nein, die Frage ist nicht unfair, das Problem ist, niemand will sich vorstellen, dass ein empathischer Arzt falsche Diagnosen stellen kann. Man sollte mal darüber nachdenken, ob ein empathischer Arzt vielleicht auch deshalb so empathisch ist, weil er fachliche Mängel übertünchen will. Das ist natürlich eine ganz steile These, es könnte aber etwas dran sein.

In Korea schaut sich kein Augenarzt den Augenhintergrund an, das Foto macht ein Koreaner mit seinem Handy selbst. Das Foto geht dann in die Cloud und dann wird geschaut, ob der Augenhintergrund in Ordnung ist. Die Akzeptanz kommt, wenn der Patient wegen des Hausärztemangels keine Alternative hat. Anfangs werden Patienten skeptisch sein, aber wenn sie sehen, dass die Diagnosen schnell und richtig sind, werden sie sich daran gewöhnen.

Franke: Was ist mit der digitalen Patientenakte und der Rolle von KI dabei?
Forsting: Die digitale Patientenakte soll nicht nur verhindern, dass Informationen verloren gehen, sondern dient auch dazu, Informationen effizient zu verknüpfen. So können wir besser nachvollziehen, welche relevanten Vorerkrankungen ein Patient hatte. Das hilft enorm bei der Diagnose und Behandlung. Wenn man weiß, der Patient hatte vor 7 Jahren ein Karzinom im Rücken, dann sind Schmerzen in der Wirbelsäule völlig anders zu bewerten als bei jemandem, der noch nie in seinem Leben krank war und nach einem Seite-Rückwärts-Sprung vom Zehn-Meter-Brett Rückenschmerzen bekommen hat.

Franke: Kann KI in den nächsten 5–10 Jahren Krankheiten vorhersagen, bevor sie auftreten?
Forsting: Technisch gesehen ist das schwer umsetzbar, weil wir lange Beobachtungsdaten brauchen, um KI richtig zu trainieren. KI kann aber sicher helfen, seltene Erkrankungen schneller zu diagnostizieren – Stichwort Mammografie-Screening oder Lungenscreening. Beim Mammografie-Screening schauen zwei

Radiologen drauf, das wird bei der Lunge technisch gar nicht funktionieren, weil es da nicht zwei Aufnahmen gibt, sondern 800 Schnitte durch die Lunge. Sie werden keinen Radiologen finden, der sich so viele Aufnahmen anschaut. Das ist ein Fall für die KI. Durch ein KI-unterstütztes Screening-Programm wird man mehr Zysten schneller im Frühstadium erkennen. Das gilt auch für seltene Erkrankungen. Der Superspezialist wird aber immer besser sein als die KI, weil er es ist, der der KI die nötigen Trainingsdaten liefert. Damit gelangen aber auch alle Fehler, die er womöglich gemacht hat, automatisch in die KI.

Franke: Wie steht es mit der Angst, dass KI die Kontrolle übernimmt?
Forsting: Diese Angst ist nicht neu. Schon früher hatten Menschen Angst, dass wir durch die Verwendung von Taschenrechnern das Rechnen verlernen. KI wird spezialisierte Ärzte nicht ersetzen, aber sie kann das Niveau der allgemeinen medizinischen Versorgung heben, indem sie Ärzte unterstützt, die weniger spezialisiert sind.

Franke: Gibt es medizinische Berufe, die durch KI grundlegend verändert oder ersetzt werden?
Forsting: Ja, vor allem in Verwaltungsbereichen. Business Intelligence Tools, die Plausibilitäten von Abrechnungen überprüfen, nutzen bereits KI. Auch in Bereichen wie der Dermatologie sehen wir, dass KI bei der Diagnose von Hautkrebs so gut sein kann wie die besten Spezialisten. Die durchschnittliche medizinische Versorgung wird dadurch verbessert.

Franke: Was sind die größten Herausforderungen für die Implementierung von KI im Gesundheitswesen?
Forsting: Eine große Herausforderung ist die Akzeptanz bei den Patienten. Es wird Zeit brauchen, bis die Menschen verstehen, dass KI ihnen helfen kann. Eine weitere Herausforderung sind Hindernisse bei der Datensammlung und -verarbeitung. Ohne ausreichende und qualitativ hochwertige Daten können Algorithmen nicht effektiv arbeiten.

Franke: Haben wir in Deutschland genug Daten, um in der Forschung mit anderen Ländern Schritt zu halten?
Forsting: Ja und nein. Datenschutz ist ja nicht unbedingt etwas Böses. Wir müssen in Deutschland einfach verhindern, dass es absurd wird. Mir leuchtet nicht ein, warum man Gynäkologen nicht erlauben sollte, in die psychiatrische Krankenakte zu schauen. Das ist ein Beispiel für sinnlose Hürden.

Wir haben in Essen vor einigen Jahren das Institut für künstliche Intelligenz in der Medizin (IKIM) gegründet. Da arbeiten 150 Mitarbeiter, und es gibt mehrere Professuren. Dort haben wir von Anfang an verhindert, dass Hürden oder kleine Inseln der KI-Wissenschaft entstehen. Inzwischen haben wir einen riesigen Datenspeicher, in dem alle Daten in einem einheitlichen Format mit zig Milliarden Datenpunkten abgelegt sind. Und dadurch sind wir in der Lage, jeden Datenpunkt unabhängig voneinander mit einem zweiten, einem dritten oder mehr Punkten zu verbinden. Das hilft unserer Forschungsarbeit ungemein.

In der Medizin gibt es bisher zwei Wissenschaftswährungen: Publikationen und Drittmittel. Die nächste Währung werden Produkte und Lizenzen sein. Und weil es bei uns durch unser IKIM eine ganz schnelle Rückkopplung zwischen dem, was wir brauchen, und dem, was wir machen können, gibt, sind wir auf einem guten Weg. Wir haben zum Beispiel sehr früh angefangen, synthetische Kontrastmittel zu erzeugen. Und dann hatte jemand im Team die schlaue Idee, in diesem Kontrastraum nach anderen Kontrastinformationen zu suchen. Und siehe da, plötzlich konnten wir synthetische Bilder erzeugen und haben damit die Messzeit dramatisch verkürzt. Das sind Dinge, die dann auch der Radiologe haben will. Und wenn Sie über eine Software verfügen, die Ihre Messzeit halbiert, ist klar, dass sich so etwas rentiert. Entweder Sie müssen weniger arbeiten, um genauso viele Patienten zu untersuchen wie bisher, oder Sie können mit der gleichen Arbeitszeit mehr Patienten untersuchen.

Wir arbeiten auch viel an Spracherkennung. Damit können wir Ärzte von Aufgaben entlasten, die viel Zeit kosten und intellektuell nicht besonders anspruchsvoll sind. Am Ende des stationären Aufenthalts eines Patienten muss dann auch noch ein Arztbrief geschrieben werden. Beides sehr wichtig, aber intellektuell eben nicht besonders herausfordernd. Auch da kann KI sehr gut helfen.

Es gibt ja überall Wartelisten, und das wird noch schlimmer werden. Deshalb versuchen wir alles, um die Arbeitsabläufe schlanker zu machen, damit der Arzt mehr Zeit für den Patienten hat oder mehr Patienten sehen kann.

Franke: Dann tragen Sie in Essen dazu bei, dass Deutschland nicht komplett abgehängt wird. Aber hinken wir anderen Ländern in Europa nicht trotzdem ein bisschen hinterher?
Forsting: Man kann nicht leugnen, dass in Ländern, wo man besser an Datensätze kommt, weiter und schneller ist. Nicht umsonst kam die erste automatisierte Erkennung von COVID-Lungenentzündung aus China. Da sind wir im Nachteil. Allerdings glaube ich, dass wir noch immer kreativ genug sind, um auch künftig in der KI-Forschung Erfolge zu verbuchen.

Das Interview wurde am 06.08.2024 von Detlef Hans Franke, FuP Kommunikation, Frankfurt, geführt (Detlef.franke@fup-kommuniation.de).

Aktuelle KI-Innovationen

Chancen und Risiken der Künstlichen Intelligenz in der Radiologie

Eric Heim

Die Anwendung von Künstlicher Intelligenz (KI) hat in der Bilderkennung bemerkenswerte Fortschritte erzielt. In der Radiologie, wo traditionell ausgebildete Ärztinnen und Ärzte medizinische Bilder visuell beurteilen, um Krankheiten zu erkennen und zu charakterisieren, bietet die Künstliche Intelligenz neue Möglichkeiten, komplexe Muster in Bilddaten automatisch zu erkennen und quantitative Bewertungen radiologischer Bilder zu erstellen. Die Integration von Künstlicher Intelligenz in die radiologische Praxis kann die Effizienz und Genauigkeit bei der Diagnose und Behandlung von Krankheiten erheblich verbessern. Sie hat das Potenzial, die radiologische Praxis zu revolutionieren, indem sie präzisere und reproduzierbare Bewertungen ermöglicht und in der radiologischen Diagnostik als Werkzeug zur Unterstützung von Fachkräften dient. Anhand von aktuellen Anwendungen geben wir einen Überblick über den Einfluss von Künstlicher Intelligenz auf die klinische Praxis und betrachten die Herausforderungen, die bei der Implementierung dieser Technologie im Gesundheitswesen auftreten. Mit einem Fokus auf bildbasierte Aufgabenstellungen wird ein grundlegendes Verständnis von KI-Methoden etabliert und gezeigt, wie diese Verfahren in verschiedenen Bereichen der Radiologie Anwendung finden können, darunter die Diagnostik, Optimierung der Bildqualität, Datenvisualisierung und Berichterstattung.

E. Heim (✉)
Technische Hochschule Mannheim, Fakultät für Informationstechnik,
Mannheim, Deutschland
E-Mail: e.heim@hs-mannheim.de

© Der/die Autor(en), exklusiv lizenziert an Springer-Verlag GmbH, DE, ein Teil von
Springer Nature 2025
T. B. Möller et al. (Hrsg.), *KI in der Radiologie,*
https://doi.org/10.1007/978-3-662-70340-3_3

Technologische Fortschritte in der Künstlichen Intelligenz

Die Transformation der Radiologie durch Künstliche Intelligenz lässt sich in zwei bedeutende technologische Meilensteine der Künstlichen Intelligenz gliedern, die jeweils einen signifikanten Fortschritt bei der Entwicklung intelligenter Systeme markieren. Der erste Wendepunkt war das Aufkommen tiefer neuronaler Netzwerke (Deep Learning), die auf großen Datenmengen trainiert werden und deren Entwicklung den Bereich der Künstlichen Intelligenz maßgeblich in den Jahren 2010–2020 geprägt haben. Deep Learning hat sich insbesondere bei Fragestellungen in der Bildverarbeitung als äußerst effektiv erwiesen und Modelle zur Mustererkennung hervorgebracht, deren Fähigkeiten weit über die von menschlichen Experten hinausgehen.

Der zweite Meilenstein ist das Erscheinen der großen Sprachmodelle, Large Language Models (LLMs), die sich ab dem Jahr 2020 rasant verbreiten. Ein Sprachmodell ist ein Computerprogramm, das darauf ausgelegt ist, menschliche Sprache in verschiedenen Größen und Komplexitätsgraden zu verarbeiten. Die Verarbeitung natürlicher Sprache, Natural Language Processing (NLP), ist ein Teilgebiet der Künstlichen Intelligenz, das sich damit beschäftigt, wie Computer menschliche Sprache verstehen, interpretieren und generieren können. LLMs sind in der Lage, menschliche Sprache in einem bisher für Künstliche Intelligenz unerreichten Umfang zu verstehen und zu generieren. Sie werden mit riesigen Datenmengen trainiert und zeigen Exzellenz in einer Vielzahl von NLP-Aufgaben wie Zusammenfassung, Übersetzung, Analyse und Generierung von Texten. Die Fähigkeit, Informationen aus Texten zu extrahieren, kann insbesondere in der Radiologie nützlich sein, wo eine genaue und nuancierte Interpretation von textuellen Daten, wie etwa Befundung oder Laborberichten, entscheidend ist.

Anwendungsfelder in der Radiologie

Im Folgenden wird ein Überblick gegeben wie diese Technologien im Bereich der Radiologie eingesetzt werden [1].

Unterstützung in der radiologischen Diagnostik
Ein zentrales Anwendungsfeld der Radiologie ist die Erkennung und Charakterisierung von Krankheiten anhand verschiedener Bildmodalitäten. In diesem Bereich wird zum Beispiel Deep Learning benutzt um Lungenknoten in Computertomografie (CT)-Aufnahmen zu identifizieren und Prostatakrebs in Magnetresonanztomografie (MRT)-Aufnahmen zu diagnostizieren. Hier unterstützt die Künstliche Intelligenz die Radiologinnen und Radiologen dabei, Anomalien schnell und genau zu identifizieren.

Radiomics
Ein Fachgebiet, zu dessen Entwicklung die Künstliche Intelligenz maßgeblich beigetragen hat, ist der Bereich der Radiomics [2]. Das Gebiet der Radiomics befasst

sich mit der Extraktion großer Mengen quantitativer Merkmale aus radiologischen Bildern. Diese Merkmale haben sich als entscheidend für die Entdeckung von Biomarkern erwiesen, die bei der Diagnose, der Prognose, der Bewertung und der Behandlung von verschiedenen Krebsarten eine wesentliche Rolle spielen. Insbesondere bei Lungenkrebs wurden Radiomics-Werkzeuge genutzt, um das Risiko von Metastasen und die Rezidivrate von Tumorerkrankungen vorherzusagen. Diese Entwicklungen verdeutlichen, wie Künstliche Intelligenz die Grenzen dessen erweitert, was durch traditionelle Bildgebungsverfahren erreichbar ist.

Bildqualität und Bildrekonstruktion

Ein weiterer signifikanter Fortschritt, zu dem die Künstliche Intelligenz in der Radiologie beigetragen hat, ist die Verbesserung der Bildqualität und -rekonstruktion [3, 3]. Mithilfe von Deep-Learning-Modellen ist es möglich, Artefakte zu reduzieren und die Auflösung von Bildern zu erhöhen, ohne dabei die Strahlenbelastung für die Patienten zu steigern. Diese Verbesserungen tragen nicht nur zur Erhöhung der diagnostischen Genauigkeit bei, sondern erhöhen auch die Sicherheit für die Patienten und das Personal.

Radioonkologie

Die Radioonkologie ist eng mit der Radiologie verzahnt und profitiert stark von den Fortschritten der Künstlichen Intelligenz in der Radiologie. In der Radioonkologie wird ein MRT zur Befundung aufgrund der detaillierten Darstellung von Weichgewebe verwendet, was für die präzise Identifizierung und Lokalisierung von Tumoren sowie umliegenden Strukturen unerlässlich ist. Die Strahlendosis wird hingegen mit einem CT berechnet, da es Informationen über die Strahlendichte der verschiedenen Gewebestrukturen liefert. Für die Erstellung des Bestrahlungsplans ist es entscheidend, Tumoren und Risikostrukturen, die nicht bestrahlt werden dürfen, präzise zu segmentieren. Traditionell werden diese Strukturen aufwendig von Hand segmentiert. Durch Deep Learning ist es möglich, automatisch akkurate Segmentierungen dieser Strukturen zu erstellen. Fortschritte in der Künstlichen Intelligenz ermöglichen es zudem, die Strahlendosis direkt aus einem MRT zu berechnen. Diese Entwicklungen versprechen eine genauere und effizientere Planung der Strahlentherapie, indem die Vorteile der detaillierten Bildgebung des MRTs direkt für die Berechnung der Strahlendosis genutzt werden können [5].

Sprachmodelle

Der Aufstieg der großen Sprachmodelle (LLMs) signalisiert eine bedeutende Weiterentwicklung für die Anwendung Künstlicher Intelligenz innerhalb der Radiologie [6], einem Fachgebiet, das bisher hauptsächlich von technologischen Innovationen der Künstlichen Intelligenz im Bereich der Bildverarbeitung beeinflusst wurde. Dank der Fortschritte im Bereich der LLMs bleibt die Anwendung von Künstlicher Intelligenz in der Radiologie nicht mehr nur auf bildbasierte Aufgaben beschränkt, sondern erweitert sich auf textuelle Berichte und ihre Interpretation. Radiologinnen und Radiologen erstellen hauptsächlich Berichte, die ihre Interpretationen diagnostischer Bilder und deren klinische Bedeutung zusammenfassen.

LLMs bieten hier das Potenzial, die Genauigkeit, Effizienz und Personalisierung in der radiologischen Praxis zu steigern. Die potenziellen Anwendungen von LLMs in der Radiologie sind vielfältig und erstrecken sich von der Prozessoptimierung der klinischen Abläufe bis hin zur Unterstützung bei der Ausbildung und Weiterbildung von Fachkräften. LLMs können beispielsweise genutzt werden, um ausführlichere und präzisere radiologische Berichte zu erstellen, was wiederum die Diagnosegenauigkeit verbessert und zur Entwicklung personalisierter Behandlungspläne beitragen kann. Die Fähigkeit von LLMs, komplexe textuelle Daten zu verstehen und zu verarbeiten, bietet eine beispiellose Gelegenheit, die Effizienz und Genauigkeit diagnostischer Prozesse zu steigern und gleichzeitig eine personalisierte Patientenversorgung zu ermöglichen.

Fachübergreifende Nutzung der Bildgebung
Radiologische Bildgebungsverfahren werden zur Diagnose in verschiedenen Bereichen der Medizin verwendet. Hier kann die Künstliche Intelligenz die behandelnden Ärztinnen oder Ärzte aus anderen Fachbereichen durch zusätzliches, spezialisiertes Fachwissen aus der Radiologie unterstützen. Durch die Unterstützung mit spezialisiertem Fachwissen ist es beispielsweise möglich, Diagnosen und Behandlungen durchzuführen, für die sonst nur eine Handvoll hochspezialisierter Radiologinnen und Radiologen das notwendige Fachwissen besitzen. Ein Beispiel hierfür ist die Anwendung von Künstlicher Intelligenz in der muskuloskelettalen Bildgebung [7]. Von dieser Entwicklung profitieren insbesondere strukturschwache Regionen mit einer unzureichenden medizinischen Infrastruktur oder Länder mit einem schlecht ausgebauten Gesundheitssystem.

Diese vielfältigen Anwendungsbereiche von Künstlicher Intelligenz in der Radiologie illustrieren das beeindruckende Potenzial der Technologie, die Effizienz, Genauigkeit und Personalisierung in der Praxis zu steigern. Mit jedem Schritt, mit dem wir uns bei der Integration von Künstlicher Intelligenz in der Radiologie vorwärts bewegen, bewegen wir uns auf eine Zukunft zu, in der die medizinische Versorgung zunehmend personalisiert und präziser wird. Diese Entwicklung in der Radiologie deutet darauf hin, dass wir am Beginn einer Ära stehen, in der die Grenzen zwischen Mensch und Maschine in der medizinischen Bildinterpretation und -analyse immer weiter verschwimmen werden. Während wir uns dieser neuen Technologiegrenze nähern, müssen jedoch auch die ethischen Überlegungen, Risiken und zukünftigen Richtungen sorgfältig abgewogen werden, um sicherzustellen, dass diese fortschrittlichen Werkzeuge verantwortungsbewusst und zum Wohle der Patienten eingesetzt werden.

Risiken und Herausforderungen

Die Integration Künstlicher Intelligenz in die Radiologie bringt nicht nur erhebliche Vorteile und Potenziale mit sich, sondern birgt auch spezifische Gefahren und Risiken, die sorgfältig berücksichtigt werden müssen. Für die Anwendung von Künstlicher Intelligenz in der Radiologie lassen sich verschiedene Risikoaspekte identifizieren:

Bias und Ungenauigkeiten

Ein Kernproblem beim Einsatz von Künstlicher Intelligenz ist der sogenannte Bias, der durch unausgewogene oder unvollständige Trainingsdaten entstehen kann. Dies kann zu Verzerrungen in den Ergebnissen führen, die bestimmte Patientengruppen benachteiligen oder die Genauigkeit der Diagnose beeinträchtigen.

Datenschutz und Datensicherheit

Eine der größten Herausforderungen beim Trainieren von KI-Modellen ist die Beschaffung der Trainingsdaten. So werden insbesondere beim Training von LLMs sehr große Datenmengen benötigt. Dies beutetet im medizinischen Umfeld: Patientendaten. Daten sind für die Entwicklung von KI-Modellen unerlässlich. Ohne Daten gibt es keine Innovation im Bereich der Künstlichen Intelligenz. In der Regel wird die Entwicklung von KI-Produkten von Firmen durchgeführt. Hier bedarf es zusätzlich einer besonderen Reglementierung für die Weitergabe von Daten an Dritte. Die Sicherstellung des Datenschutzes und der Datensicherheit sensibler Patientendaten muss dabei immer oberste Priorität haben.

Energieverbrauch

Ein oft vernachlässigter Punkt ist der durch Künstliche Intelligenz in der Radiologie verursachte Energieverbrauch [8]. Der Einsatz von Künstlicher Intelligenz benötigt spezialisierte Computerhardware vom Training der Modelle bis hin zum Einsatz in der Praxis. Besonders das rechenintensive Training verursacht hohe Energiekosten, was erhöhte Treibhausgasemissionen zur Folge hat.

Transparenz, Fehlinterpretationen und Haftungsfragen

Große Sprachmodelle leiden unter sogenannten Halluzinationen und können manchmal fiktive oder ungenaue Informationen generieren, was in der medizinischen Praxis zu Fehlinterpretationen führen kann. Die Überprüfung und Validierung der von LLMs generierten Berichte und Diagnosen durch Fachpersonal ist unerlässlich, um solche Risiken zu minimieren. Eine weitere Herausforderung ist die Nachvollziehbarkeit von KI-Modellen. Die Entscheidungsfindungsprozesse von KI-Systemen sind oft nicht vollständig transparent oder für Menschen nachvollziehbar. Dies erschwert es, die Grundlagen von KI-Entscheidungen zu verstehen und zu bewerten, insbesondere im Hinblick auf komplexe diagnostische Prozesse. Die Frage der Haftung bei Fehldiagnosen oder Fehlentscheidungen, die auf der Grundlage von KI-Empfehlungen getroffen wurden, ist ebenfalls noch nicht abschließend geklärt. Es muss definiert werden, wer die Verantwortung trägt, wenn es durch den Einsatz von Künstlicher Intelligenz zu Fehlern kommt.

Übermäßiges Vertrauen in die Technologie

Ein weiteres Risiko besteht darin, dass das medizinische Personal möglicherweise zu sehr dem Urteilsvermögen und den Diagnosen der Künstlichen Intelligenz vertraut, ohne sie kritisch zu hinterfragen. Dies könnte besonders problematisch werden, wenn die Künstliche Intelligenz fehlerhafte oder unsichere Diagnosen stellt. Nur: Wann sind diese Diagnosen unsicher, wenn der Prozess der Entscheidungsfindung für den Menschen nicht mehr nachvollziehbar ist?

Diese Risiken, Herausforderungen und unbeantwortete Fragen verdeutlichen, dass der Einsatz von Künstlicher Intelligenz in der Radiologie eine umfassende Auseinandersetzung mit ethischen, rechtlichen und technischen Fragen erfordert. Eine kontinuierliche Überwachung, Evaluation und Anpassung der KI-Systeme sind notwendig, um die Zuverlässigkeit und Sicherheit im klinischen Einsatz zu gewährleisten und gleichzeitig die Vorteile dieser Technologie optimal zu nutzen.

Zusammenfassung und Ausblick

Der Einsatz von Künstlicher Intelligenz in der Radiologie steht an der Schwelle zu einer Ära bahnbrechender Veränderungen, die das Potenzial haben, die Diagnostik, Behandlung und Patientenversorgung tiefgreifend zu verbessern. Dabei steht die Künstliche Intelligenz nicht in Konkurrenz zu den menschlichen Fähigkeiten der Radiologinnen und Radiologen, sondern ergänzt diese, indem sie Werkzeuge zur Verfügung stellt, die bisher unerkannte Muster und Zusammenhänge aufdecken und die diagnostischen sowie therapeutischen Möglichkeiten erweitern. Die fortschreitende Integration von Künstlicher Intelligenz in klinische Abläufe erweitert zunehmend das Feld der Radiologie um neue Methoden und Verfahren. Dies wird in naher Zukunft zu präziseren personalisierten Diagnosen und Behandlungen führen.

Trotz des enormen Potenzials müssen bei der weiteren Entwicklung und Implementierung von Künstlicher Intelligenz in der Radiologie ethische, rechtliche und technische Herausforderungen berücksichtigt werden. Dazu gehören der Umgang mit Datenschutz und Datensicherheit und die Gewährleistung der Transparenz sowie die Nachvollziehbarkeit der KI-Entscheidungen. Ebenso wichtig ist die Förderung einer kritischen Auseinandersetzung mit der Technologie seitens der medizinischen Fachkräfte, um ein übermäßiges Vertrauen in automatisierte Systeme zu vermeiden und die Qualität der Patientenversorgung kontinuierlich zu sichern. Die Künstliche Intelligenz in der Radiologie befindet sich an einem Wendepunkt, an dem die Technologie nicht nur die Möglichkeiten der Bildinterpretation und -analyse erweitert, sondern auch neue Herausforderungen und Fragen aufwirft. Der Schlüssel zum Erfolg dieser Technologie liegt in einer ausgewogenen Balance zwischen der Nutzung ihrer Potenziale und der sorgfältigen Navigation durch die damit verbundenen Risiken.

Literatur

1. Hosny, Ahmed, et al. "Artificial intelligence in radiology." Nature Reviews Cancer 18.8 (2018): 500–510.
2. Litjens G et al. A survey on deep learning in medical image analysis. Med. Image Anal 42, 60–88 (2017).
3. Zhu B, Liu JZ, Cauley SF, Rosen BR & Rosen MS Image reconstruction by domain-transform manifold learning. Nature 555, 487–492 (2018).

4. Müller, Bert, and Ge Wang. "Developments in X-Ray Tomography XI." SPIE/International Society for Optical Engineering, 2017.
5. Huynh, Elizabeth, et al. "Artificial intelligence in radiation oncology." Nature Reviews Clinical Oncology 17.12 (2020): 771–781.
6. D'Antonoli, Tugba Akinci, et al. "Large language models in radiology: fundamentals, applications, ethical considerations, risks, and future directions." Diagnostic and Interventional Radiology 30.2 (2024): 80.
7. Guermazi, Ali, et al. "How AI May Transform Musculoskeletal Imaging." Radiology 310.1 (2024): e230764.
8. Doo, Florence X., et al. "Environmental Sustainability and AI in Radiology: A Double-Edged Sword." Radiology 310.2 (2024): e232030.

Einsatz von Künstlicher Intelligenz in der Radiologie

Guido Gebhardt

Nicht nur die Industrie, sondern auch die Fachgesellschaften unterstützen ihre Kunden und Mitglieder auf den Fachkongressen mit Aufrufen zu neuen Technologien. „Leading through Change" hieß es in Chicago auf dem RSNA 2023, in Wien auf dem ECR 2024 lautete das Motto „Next Generation Radiology", und im Mai 2024 folgte der Röko mit „Radiologie in Transformation". KI ist gekommen, um zu bleiben.

Die Radiologie ist eine der wenigen Branchen, in denen KI-Start-ups die Arbeitsabläufe in der Radiologie verbessern und die Diagnosen optimieren. Das liegt zum einen daran, dass kaum ein anderer Beruf sich seit vielen Jahren so eingehend mit der Digitalisierung beschäftigt. Die ersten Großpraxen begannen vor etwa 30 Jahren, ihre Arbeitsabläufe zunächst mit einem Radiologieinformationssystem und anschließend mit einem PACS zu optimieren.

Doch auch mit RIS und PACS blieb die Zeit nicht stehen. Beide Systeme wurden sowohl von den Herstellern als auch von den Betreibern in ihrer Anwendung optimiert und um nützliche Softwarepakete ergänzt. Die stetige Weiterentwicklung des DICOM-Standards trägt dazu bei, dass die Kommunikation unterschiedlicher IT-Systeme oder die Zusammenarbeit zwischen IT und Röntgensystemen problemlos funktioniert.

G. Gebhardt (✉)
Radiologie-Magazin, Forstinning, Deutschland
E-Mail: gg@radmag.de

© Der/die Autor(en), exklusiv lizenziert an Springer-Verlag GmbH, DE, ein Teil von Springer Nature 2025
T. B. Möller et al. (Hrsg.), *KI in der Radiologie,*
https://doi.org/10.1007/978-3-662-70340-3_4

19

Aus diesem Grund ist die Radiologie für die Anwendung von KI von besonderer Bedeutung. Für junge KI-Unternehmen stellt die Radiologie eine ideale Plattform dar, um ihren Innovationen freien Lauf zu lassen.

Viele Anwender setzen KI noch mit Befundunterstützung gleich (Pixel-KI). KI-Algorithmen findet man jedoch ebenfalls schon integriert in Modalitäten (Geräte-KI) oder zur Optimierung von Arbeitsabläufen (Workflow-KI) und natürlich in der Spracherkennung bzw. dem Natural Language Processing (NLP).

Pixel-KI

Algorithmen zur Befundunterstützung analysieren die Bilddaten, Pixel für Pixel, um auffällige Strukturen zu entdecken. Es ist üblich, Läsionen oder auffällige Strukturen quantitativ zu erfassen und deren Messwerte strukturiert darzustellen.

Bei der Anwendung von KI-Algorithmen für die Befundunterstützung sind unterschiedliche Integrationsszenarien möglich. Eine Möglichkeit besteht darin, die Algorithmen direkt mit RIS und PACS zu verknüpfen.

Darüber hinaus bieten herstellerunabhängige digitale Plattformen unterschiedliche, vorausgewählte und nach eigenem Ermessen validierte Algorithmen an. Der Vorteil der digitalen Plattform liegt darin, dass der Anwender sich nicht um die Integration einzelner Lösungen kümmern muss und der Integrationsaufwand sich auf die Installation der digitalen Plattform beschränkt.

Außerdem gibt es PACS-Anbieter, die über eine eigene Plattform verfügen, genauso wie es Plattformanbieter gibt, die KI-Algorithmen entwickeln.

Unter der Vielzahl von Anbietern ist es nicht einfach, die richtigen zu finden.

Geräte-KI

Während es sich bei den Anbietern von Softwarelösungen für die Befundunterstützung in erster Linie um kleine Unternehmen handelt, haben die Modalitätenhersteller damit begonnen, CTs, MRTs, aber auch Ultraschall- und Röntgensysteme mit Künstlicher Intelligenz auszustatten.

Es handelt sich um Kameras für die automatisierte Patientenpositionierung, die Beschleunigung von MR-Sequenzen, Algorithmen für die Rauschunterdrückung oder die Optimierung von Ultraschalluntersuchungen, indem Gewebestrukturen erkannt und die optimale Position der Schallköpfe angezeigt werden.

Röntgensysteme erkennen die Körperregion, die geröntgt werden soll, und wählen automatisch die richtige Belichtungsmethode und die Aufnahmeparameter. Außerdem weisen digitale mobile Aufnahmesysteme bereits unmittelbar nach der Bettaufnahme auf auffällige Strukturen hin.

Workflow-KI

Die Optimierung des Arbeitsablaufs in Röntgenabteilungen ist ebenfalls mit KI möglich. Sobald die Eingabebedingungen vorliegen, werden automatisiert vordefinierte Aktionen ausgeführt. Lösungen für die Online-Terminvergabe sind in der Lage, automatisierte Untersuchungen zu gruppieren, um eine optimale Geräteauslastung zu gewährleisten. Eine Verbindung zum Wetterbericht kalkuliert Verzögerungen oder berechnet No-show-Wahrscheinlichkeiten.

Je mehr Informationen das RIS besitzt, desto besser kann es die Voreinstellung von Untersuchungsparametern an der Modalität optimieren. Workflow-Orchestratoren sorgen dafür, dass die akquirierten Bilder an den richtigen KI-Algorithmus weitergeleitet, analysiert und schließlich an RIS und PACS zurückgeschickt werden. Ein strukturiertes Befundmodul übernimmt gleichzeitig die Messwerte des KI-Algorithmus und überführt sie in einen strukturierten Befund. Der Orchestrator sorgt ferner dafür, dass Wichtiges von Dringendem unterschieden sowie Aufgaben priorisiert und gekennzeichnet in der aktuellen Arbeitsliste des Radiologen erscheinen.

Spracherkennung

Das Softwarepaket, das auf einem der ersten KIS-, RIS- und PACS-Workshops in Rauischholzhausen[1] einst als Witzgenerator bezeichnet wurde, hat sich zu einem mächtigen Werkzeug entwickelt, das aus der Radiologie nicht mehr wegzudenken ist: die automatisierte Spracherkennung.

Dieses Programm hat die Entwicklung der Radiologie nachhaltig geprägt und wird sie zukünftig weiter stark prägen.

Spracherkennungssysteme arbeiten heute KI-basiert. Sie zerlegen Wörter in einzelne Buchstaben und berechnen anhand von Wahrscheinlichkeiten, welcher zweite Laut auf den ersten und welcher dritte auf den zweiten folgt.

Large Language Models (LLMs) basieren auf neuronalen Netzwerken, die in der Lage sind, natürliche Sprache zu verstehen, zu verarbeiten und zu generieren. Dazu werden LLMs mit riesigen Textmengen trainiert. Während LLMs auf das Verstehen und Verarbeiten menschlicher Sprache trainiert sind, werden Foundation-Models (FM) anhand einer Vielzahl unterschiedlicher Datentypen trainiert, um selbst beispielsweise Bilder, Videos und Melodien zu erkennen und zu erzeugen.

Integration

Obwohl der oben beschriebene Workflow praktisch und effizient ist, lauern zahlreiche Hürden und Herausforderungen bei der Implementierung eines tief integrierten KI-Workflows.

Es geht darum, Fragen zu beantworten, wie:

Wie vertrauenswürdig sind die Ergebnisse, die der Algorithmus liefert?
Wie vertrauenswürdig ist das Unternehmen?
Mit wie vielen weiteren IT-Systemen findet ein Datenaustausch statt?
Wer kümmert sich um die Integration?
Wie sieht es mit dem Datenschutz aus?
Was kostet die Anwendung?
Kann man die Anwendung kaufen oder wird jede Untersuchung bezahlt?

---

[1] Veranstaltet vom Universitätsklinikum Gießen und Marburg von Prof. S. Rau und Prof. K. Marquard. Mit Rauischholzhausen verbindet man in der Medizininformatik die KIS/RIS/PACS-Tagungen, die Ende der 90-er Jahre ein Stück deutsche Medizininformatikgeschichte geschrieben haben.

Unübersichtlicher Markt

Die Möglichkeiten, den Workflow zu optimieren und die Effizienz in der Radiologie zu steigern, nutzen derzeit mehr als 100 KI-Unternehmen, um den Anwendern ihre Software anzubieten. Die richtige Auswahl zu treffen, erscheint schwierig, da die Aufgabenstellung sehr komplex und das Fachwissen sowie die finanzielle Stabilität der Jungunternehmen sehr unterschiedlich sind.

Weil die Probleme in der Radiologie drängen – in Kürze werden die Babyboomer den Arbeitsmarkt verlassen, der demografische Wandel sorgt für eine stetige Zunahme an Untersuchungszahlen, und es fehlt insbesondere bei den Medizintechnologen für Radiologie (MTRs) an Nachwuchs –, scheint der Griff zum KI-Algorithmus derzeit der einzige Ausweg aus der Misere zu sein.

Ohne die Funktionsfähigkeit von Algorithmen oder digitalen Plattformen infrage zu stellen, ist ein schlüssiges Konzept für die Integration von KI in den radiologischen Alltag noch nicht vorhanden.

Zu vielfältig sind die Möglichkeiten, zu konkurrierend die Angebote und zu schwer einzuschätzen die künftigen Entwicklungen.

Aber eines ist klar: KI ist gekommen, um zu bleiben. Und daran kann man auch nicht rütteln. Denn, und dessen scheinen sich bisher nicht alle bewusst zu sein: Die KI-Revolution geht nicht von der Radiologie aus! Künstliche Intelligenz ist eine seit vielen Jahren bekannte Technologie, deren Durchbruch sich nur so lange verzögert hat, weil die entsprechende Computerleistung bisher nicht zur Verfügung stand.

Mit dem sogenannten Turing-Test formulierte Alan Turing bereits 1950 eine Idee, um festzustellen, ob ein Computer über menschliches Denkvermögen verfügt. Gordon Moore stellte 1965 fest, dass sich bei gleichbleibenden Fertigungskosten die Zahl der integrierten Schaltkreise alle 1–2 Jahre verdoppeln wird. Inzwischen stehen die ersten Quantencomputer zur Verfügung, die nicht mehr nur die Zustände 0 und 1 kennen, sondern auch mit dem gleichzeitigen Zustand von 0 und 1 umgehen können und nach dem Prinzip der Quantenmechanik funktionieren.

Fazit

Die oft zitierte Aussage von Geoff Hinton aus dem Jahr 2016, dass wir aufhören sollten, Radiologen auszubilden, wird branchenweit immer wieder infrage gestellt.

Glaubt man der Erfahrung und dem Fachwissen von Mustafa Suleyman, dem Autor des im April 2024 erschienenen Buchs „The Coming Wave", befinden sich die aktuellen Entwicklungen von KI-Lösungen noch in den Kinderschuhen, denn die Algorithmen müssen anhand von Daten trainiert werden.

Doch schon bald werden Foundation und Large Language Models dafür sorgen, dass die Algorithmen sich anhand eigener Beobachtungen selbst trainieren. Es ist zu erwarten, dass die Verfügbarkeit der derzeit bestehenden Lösungen von Monat zu Monat zunimmt. „Momentan nennen wir es KI, doch sobald die Lösungen funktionieren, werden wir nur noch von Software sprechen", so Suleyman.

Die KI-Welle befindet sich noch am Anfang, und ihre Auswirkungen sind bisher nicht einzuschätzen. Aus diesem Grund sollten wir uns bereits jetzt auf eine

Vielzahl weiterer Neuheiten vorbereiten, deren Vorteile nutzen und uns stets kritisch mit möglichen negativen Nebeneffekten auseinandersetzen.

KI-Algorithmen sind hervorragend geeignet, große Datenbestände zu analysieren und auszuwerten. In der Klinik bieten sich neben der Radiologie auch die Pathologie sowie die Labormedizin dafür an. Es sind bereits erste Zentren für integrierte Diagnostik entstanden, um mit KI dem Ziel der personalisierten Diagnostik und Therapie näherzukommen.

KI ist gekommen, um zu bleiben. Die Algorithmen werden sich in den nächsten Monaten und Jahren rasant weiterentwickeln. Sich jetzt mit KI auseinanderzusetze und die Technik bereits anzuwenden, bringt Vorteile. Um von den Vorteilen zu profitieren, ist es wichtig, sich intensiv mit der Thematik zu beschäftigen und eine klare Strategie zu entwickeln, wo und wie man den Workflow in der eigenen Einrichtung verbessern möchte.

Kommerzielle KI-Lösungen – Marktentwicklung und Auswahlkriterien

Kicky van Leeuwen

Schneller als von vielen erwartet, hat sich die Künstliche Intelligenz (KI) auch in der Radiologie durchgesetzt. In den USA entfallen 75 % aller KI-Produkte allein auf diesen Bereich.[1] Ist das Ende der Fahnenstange damit schon erreicht? Oder wird der Höhenflug der KI in der Radiologie kontinuierlich weiter voranschreiten? Und was muss ich tun, um in dem Wust an kommerziellen KI-Produkten den Überblick zu behalten und die für mich richtige Lösung auszusuchen?

Anzahl der seit 2006 auf den Markt gebrachten KI-Produkte pro Jahr (https://radiology.healthairegister.com/) (Quelle: Kicky van Leeuwen, Stand: Januar 2024)

---

[1] https://www.fda.gov/medical-devices/software-medical-device-samd/artificial-intelligence-and-machine-learning-aiml-enabled-medical-devices?

K. van Leeuwen (✉)
Utrecht, Niederlande
E-Mail: kicky.vanleeuwen@romionhealth.com

T. B. Möller et al. (Hrsg.), *KI in der Radiologie*,
https://doi.org/10.1007/978-3-662-70340-3_5

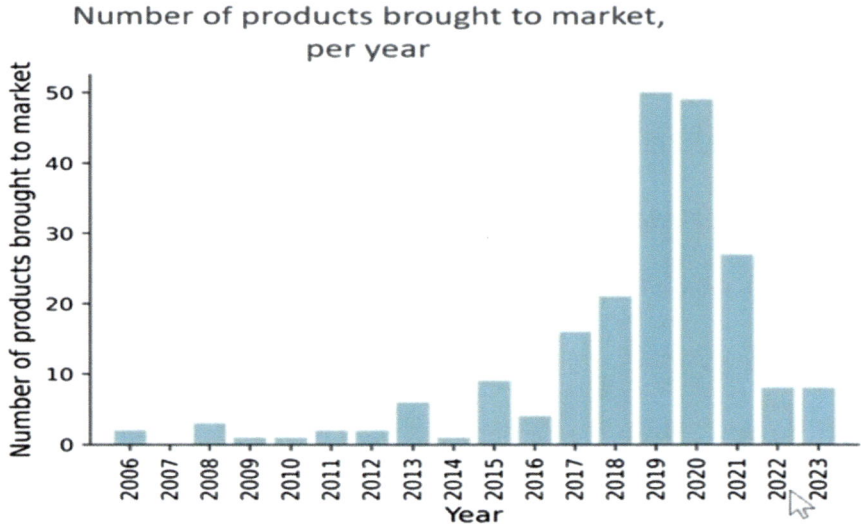

Der Markt verändert sich

Wie der Blick auf die vergangenen Jahre zeigt, hat sich der Markt der KI-Produkte bereits stark verändert und wird dies auch noch weiter tun. Daten von https://radiology.healthairegister.com/ zufolge gab es nach einem extremen Peak in den Jahren 2019/2020 im Jahr 2021 einen starken Einbruch.[2] Einer der Gründe dafür ist eine Gesetzesänderung in Europa, die dafür sorgt, dass es für Unternehmen schwieriger wird, neue KI-Produkte auf den Markt zu bringen und bestehende im Markt zu halten. Die Rede ist von der Medical Device Regulation, kurz MDR. Bis Mai 2021 fielen KI-Produkte unter die Medical Device Directive (MDD), ab diesem Zeitpunkt dann unter die Medical Device Regulation (MDR). Das hat zur Folge, dass die Produkte nun wesentlich höheren Anforderungen genügen müssen, um eine Zulassung für den europäischen Markt zu bekommen und zu behalten. Ein ganz besonderer Fokus wird dabei auf den klinischen Nutzen gelegt.

Natürlich tritt eine derartige Gesetzesänderung nicht von heute auf morgen in Kraft. Es gibt eine Übergangszeit, in der Unternehmen ihre nicht MDR-konformen Produkte nachrüsten können. Ursprünglich waren dafür 4 Jahre, also bis Mai 2024, vorgesehen. Die Realität hat jedoch gezeigt, dass diese Zeit nicht ausreicht. Deshalb wurde die Frist bis Dezember 2028 verlängert. Wer es jedoch bis dahin nicht geschafft hat, sein Produkt „upzugraden", der verschwindet vom Markt. Und das könnten einige sein. Von den derzeit auf dem europäischen Markt

---

[2] https://radiology.healthairegister.com.

vertriebenen KI-Produkten sind Stand August 2024 nur 38 % MDR-konform.[3] Es gibt also noch viel zu tun, vor allem, weil der Zertifizierungsprozess sehr lange dauert. 1–1,5 Jahre sind nicht ungewöhnlich.

AI-Act

Apropos Gesetze. Im Mai 2024 verabschiedeten die EU-Mitgliedsstaaten den sogenannten AI-Act. Das „Gesetz über Künstliche Intelligenz" ist weltweit das erste derart umfassende Gesetzeswerk zur Regulierung von KI. Es folgt einem weitgehend risikobasierten Ansatz. KI-Technologien werden in 4 verschiedene Risikokategorien eingeteilt. Sie reichen von „KI-Systemen mit inakzeptablem Risiko" über „KI-Systemen mit hohem Risiko" und „KI-Systemen mit Transparenzanforderungen" bis zu „KI-Systemen mit keinem/niedrigem Risiko". An die Einteilung geknüpft sind verschiedene Verbote bzw. Compliance- und Informationspflichten. Technologien mit einem inakzeptablen Risiko sollen komplett verboten werden.[4]

All diese Gesetze haben ihre Berechtigung, da sie dazu beitragen, den Einsatz von KI noch sicherer zu machen. Gleichzeitig sorgen sie aber auch dafür, dass weniger Produkte auf den Markt kommen und dass es eine Verlagerung des inhaltlichen Schwerpunktes gibt. Während der Fokus der Produkte bislang vor allem auf der Diagnostik lag, konzentrieren sich die Entwickler nun stärker auf das Thema „Workflow". Dieses Thema benötigt keine MDR-Zertifizierung (siehe auch Kap. 22).

Trend KI-Plattformen

Eine weitere Entwicklung, die beobachtet werden kann, ist der Wechsel vom einzelnen KI-Produkt hin zu Plattformlösungen.

KI-Plattformen integrieren und verbinden im Hintergrund mehrere Produkte und Systeme miteinander, ohne dass der Nutzer sich um die Verknüpfung kümmern muss. Er hat es „lediglich" mit der einen Plattform zu tun. Die komplexen KI-Prozesse werden dadurch vereinfacht und für den Nutzer leichter zugänglich gemacht. „KI-Plattformen sind somit das Bindeglied zwischen den sehr technischen Aspekten der KI und den Anwendungsbereichen in der Praxis."[5]

Wer die Wahl hat, hat die Qual: Tipps zur Auswahl von KI-Produkten

Obgleich es schwieriger geworden ist, ein KI-Produkt auf den Markt zu bringen, steht eine Vielzahl an Systemen zur Verfügung. Doch wie wähle ich aus einem derart großen Angebot das für mich richtige Produkt aus?

Interessant ist, dass, selbst wenn zwei Produkten ein und derselbe Algorithmus zugrunde liegt, sie möglicherweise etwas völlig Unterschiedliches tun, einen völlig unterschiedlichen **Zweck** erfüllen. Während das Unternehmen A mit dem

---

[3] https://radiology.healthairegister.com.

[4] https://de.wikipedia.org/wiki/Verordnung_%C3%BCber_k%C3%BCnstliche_Intelligenz (Stand: 16.07.2024).

[5] https://ki-echo.de/glossar/ki-plattformen/ (Stand: 16.07.2024).

Algorithmus Anomalien entdeckt, filtert das Unternehmen B damit die normalen Scans heraus. Auch die Anzahl der gefundenen Anomalien sowie die Art der Visualisierung können unterschiedlich sein.

In den USA gibt es von der Regulierungsbehörde FDA eine Datenbank, in der die Klassifizierung, der beabsichtigte Nutzen und viele weitere Daten jedes einzelnen FDA-zertifizierten Produkts aufgelistet sind. Für den CE-Markt in Europa gab es eine solche Liste lange Zeit nicht. Hier musste sich jeder Nutzer seine Informationen zusammensuchen. Von der Regulierungsbehörde selbst gibt es auch heute noch keine Übersicht, wohl aber von dem Team hinter www.healthairegister.com.

Um den beabsichtigten Nutzen eines Produkts herauszufinden, ist der Blick in das sogenannte „intended purpose statement", das jedes Unternehmen für die MDR-Zertifizierung vorweisen muss, hilfreich. Allerdings ist bei der Arbeit aufgefallen, dass 95 % der Statements unvollständig sind und 9 % widersprüchliche Angaben enthalten. Hier gilt es also noch viel nachzubessern.

Preis, Regulierungsstatus sowie wissenschaftlicher und klinischer Nutzen
(Quelle: https://radiology.healthairegister.com, Stand: Januar 2024)

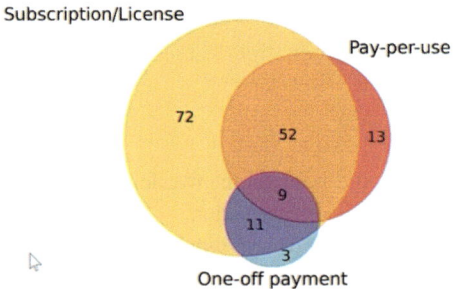

Selbstverständlich ist auch der **Preis** ein wichtiges Kriterium bei der Auswahl eines Produktes. Auch hier unterscheiden sich die Hersteller enorm voneinander. Einige wollen eine Einmalzahlung, andere verkaufen Abonnements/Lizenzen, bei wieder anderen zahlt man pro Nutzung.

Neben den Produkteigenschaften und dem Preis können aber auch der **Regulierungsstatus** (es genügt nicht, zu wissen, dass das Produkt CE-zertifiziert ist, man sollte sich auch über seine Risikoklasse bewusst sein) sowie der **belegte wissenschaftliche und klinische Nutzen** mit ausschlaggebend für die Wahl eines Produktes sein.

Was den belegten wissenschaftlichen Nutzen anbelangt, so legen leider noch nicht alle Unternehmen ein gesteigertes Augenmerk darauf. Zwei Drittel der ersten 100 Produkte auf www.healthairegister.com hatten 2021 keine „scientific evidence". Es gibt nur wenige Studien, und die, die es gibt, sind oftmals von dem Unternehmen selbst gesponsert. Außerdem sind die meisten Untersuchungen retrospektive Studien, die auf die Stand-Alone-Performance der Algorithmen schauen.

Stand: 2020

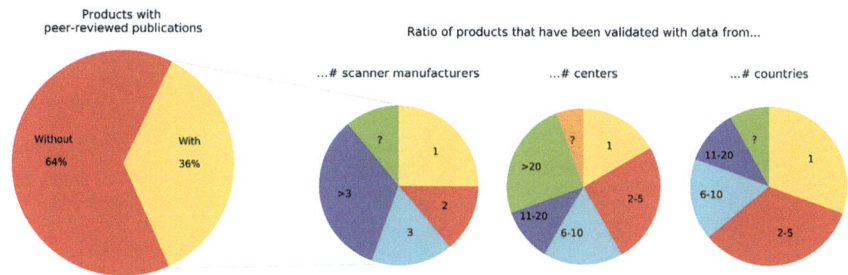

van Leeuwen, K.G., Schalekamp, S., Rutten, M.J.C.M. et al. Artificial intelligence in radiology: 100
commercially available products and their scientific evidence. Eur Radiol 31, 3797–3804 (2021)

Ziel sollte es jedoch sein, nicht nur ein retrospektives, sondern ein kontinuierliches Monitoring von KI-Produkten zu etablieren.

Beispiel Niederlande

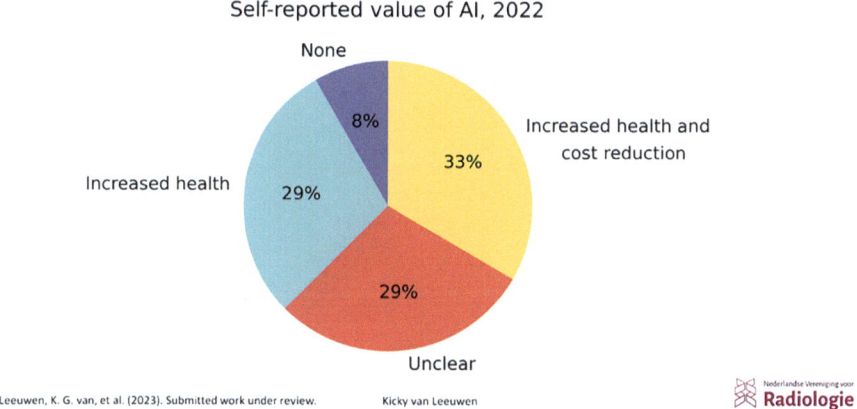

Leeuwen, K. G. van, et al. (2023). Submitted work under review.   Kicky van Leeuwen

Was den klinischen Nutzen anbelangt, so ist der für die Niederlande durchaus gegeben. 2022 nutzte ein Drittel der dortigen Krankenhäuser KI; heute sind es noch wesentlich mehr. Über 60 % von ihnen sind überzeugt, dass der Einsatz von KI die Gesundheit verbessert, 33 % sagen zudem, dass sich dadurch die Kosten reduzieren.

Auch in Deutschland nehmen die Zahlen zu. Im internationalen Vergleich gibt es aber noch weiterhin viel zu tun.

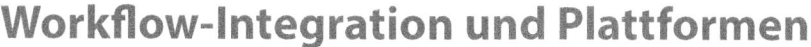

Workflow-Integration und Plattformen

Integration von KI in den radiologischen Workflow aus Sicht eines RIS/PACS-Herstellers

Uwe Engelmann und Florian Schwind

Einleitung

Das Radiology Health AI Register listet aktuell über 200 KI-Anwendungen für die Radiologie für 6 verschiedene Subspezialitäten, wie Abdomen, Brust, Kardiologie, Thorax, muskuloskelettale Erkrankungen, Neurologie und weitere radiologische Fragestellungen auf [1], und die positiven Erfahrungen der Anwender zeigen, dass die KI bald nicht mehr aus dem Alltag der Radiologen wegzudenken ist.

So stellen sich auch Hersteller von radiologischen Lösungen, wie Radiologieinformationssystemen (RIS), Bildarchivsysteme (PACS) und Teleradiologie, der Herausforderung, KI-Anwendungen in ihre Systeme zu integrieren. Große Player wie z. B. Siemens, Philips, GE oder Canon entwickeln und vermarkten KI-Pakete als Teil ihres Portfolios. Dabei sind die Anwendungen z. T. selbst entwickelt, wobei viele auch von Drittherstellern zugeliefert werden.

Die NEXUS / CHILI GmbH hat sich schon vor Jahren mit dieser Thematik beschäftigt und auch mit der Entwicklung eigener KI-Anwendungen begonnen. Tatsächlich wurde schnell erkannt, dass es einen enormen Aufwand bedeutet, dies selbst zu tun. Die oben erwähnten über 200 registrierten KI-Anwendungen des Radiology Health AI Registers werden von über 100 Firmen hergestellt. Das zeigt, dass sich die Firmen auf 1–2 Fragestellungen beschränken und kein einzelner Hersteller das gesamte Spektrum selbst entwickeln kann. Für uns als Hersteller ist die Konsequenz, dass kein Weg daran vorbeiführt, KI-Anwendungen des jungen Marktes hinzuzukaufen.

U. Engelmann (✉) · F. Schwind
NEXUS/CHILI GmbH, Dossenheim, Deutschland
E-Mail: uwe.engelmann@nexus-chili.com

F. Schwind
E-Mail: florian.schwind@nexus-chili.com

T. B. Möller et al. (Hrsg.), *KI in der Radiologie,*
https://doi.org/10.1007/978-3-662-70340-3_6

Integration von KI in RIS/PACS

Regulatorik, Vertragswesen

KI-Anwendungen sind eindeutig Medizinprodukte, die internationalen Regularien bzw. Gesetzen unterliegen. In Europa ist das die Verordnung (EU) 2017/745 über Medizinprodukte (Regulation EU 2017/745) [2] mit den jeweiligen nationalen Umsetzungsgesetzen, etwa dem **Medizinproduktegesetz in Deutschland** (MPG) [3] Die Europäische Union hat neue Rechtsvorschriften zur Künstlichen Intelligenz erlassen: Der **EU AI Act** [4] schafft die Grundlagen für die Regulierung der KI in der EU [5]. Dies bedeutet einen erheblichen Aufwand für die Hersteller dieser Medizinprodukte, die Inverkehrbringer und deren Anwender. Sie müssen sicherstellen, dass die Produkte, je nach Land, mit den Labels „CE Class IIa, IIb oder III – **MDD**, bzw. **FDA** Class I, II oder III „zertifiziert" sind. Nicht nur die Konformität nach MDR [2] und FDA [6] muss nachgewiesen werden, sondern auch die Konformität nach Artikel **47 AI Act** muss zukünftig nachgewiesen werden [4].

Um eine KI-Anwendung bei einem Kunden einzuführen, sind auf der vertraglichen Ebene mindestens

- ein Kaufvertrag,
- eine Datenschutzvereinbarung und
- ein Vertrag über die Auftragsdatenverarbeitung sowie
- ein Support-Vertrag

abzuschließen.

Auswahl der benötigten KIs und Integration in den klinischen Alltag

Bevor eine KI zur Anwendung kommt, muss in der Radiologie entschieden werden, welche KIs für welche Einsatzbereiche benötigt werden. Diese müssen evaluiert und bei Vorhandensein von mehreren Lösungen für verschiedene Fragestellungen die beste ausgewählt werden. Auch muss bewertet werden, wie lange die KI-Hersteller, die oft Start-ups sind, voraussichtlich am Markt bestehen werden. Dies stellt auch IT-Abteilungen von Gesundheitseinrichtungen vor eine große Herausforderung.

Um diesen organisatorischen Anforderungen gerecht zu werden, wurde von Bröhan und Liguori im Vivantes-Konzern ein Werkzeugkoffer zur Einführung von KI in der Radiologie mit strategischen Maßnahmen für IT- und Klinikmanagement entwickelt (s. Beitrag in diesem Buch) [7]

Es gibt Beratungsunternehmen, wie zum Beispiel die niederländische Ramion Health, die für den Einführungsprozess unabhängige Beratungen in Europa anbietet [8].

Technische Ebene der Integration

Auf der technischen Ebene stellen sich verschiedene Fragen, wie z. B.

- Installation der KI auf einem Rechner in der Klinik oder Radiologie oder über ein lokal installiertes Gateway zur KI in der Cloud
- Ggf. Einrichtung einer VPN-Schnittstelle zur KI-Cloud
- Frage der Tiefe der Integration in bestehende Systeme, wie Krankenhausinformationssysteme (KIS), Radiologieinformationssysteme (RIS) und Picture Archiving and Communication System (PACS)
- Schnittstellenanpassungen zu KIS, RIS und PACS
- Integration in den klinischen Workflow

Aspekte aus der Sicht von RIS/PACS-Herstellern

Die Herstellung eigener KI-Lösungen ist, wie oben schon beschrieben, nur für große Health-IT-Konzerne möglich, wobei diese wahrscheinlich auch immer selbst Algorithmen zukaufen müssen, da die Bandbreite der Anwendungsgebiete zu groß ist.

KI-Marketplace oder KI-Suite

RIS/PACS-Hersteller und medizinische Netzwerke bündeln die zur Verfügung stehenden KI-Algorithmen in einem sog. MED-KI-Marketplace [9] oder bieten KI-Suiten, wie z. B. AI-Rad Companion (Siemens) [10] oder AI Manager (Philips) [11], als Ergänzung ihres Portfolios an.[1]

Abb. 1. zeigt die Zuständigkeit von RIS/PACS-Hersteller und KI-Hersteller. Für den Kunden hat die Aufteilung den Vorteil, dass die KI-Algorithmen eng mit den Kern-Portfolio des Herstellers verzahnt sind und er sich keine Sorgen um die Integration mit RIS/PACS machen muss, da er alles aus einer Hand bezieht.

---

[1] Beide werden in diesem Buch in eigenen Beiträgen vorgestellt.

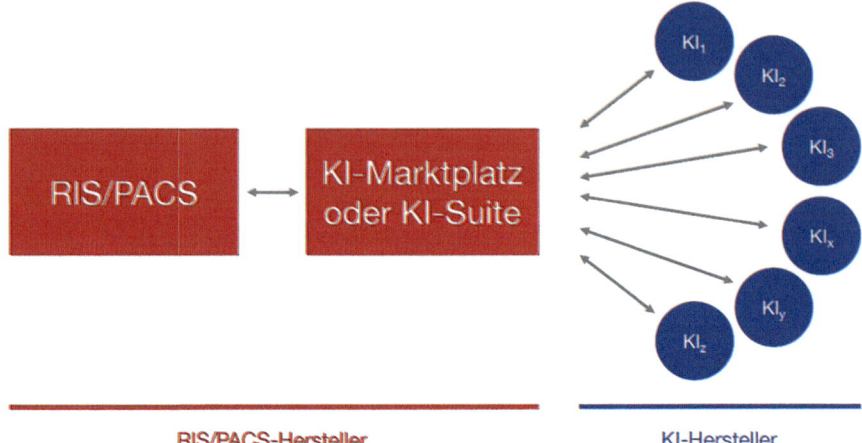

Abb. 1 Aufgabenverteilung im Falle eines KI-Marktplatzes oder einer KI-Suite des RIS/PACS-Anbieters. (Bildquelle: Engelmann, NEXUS/CHILI GmbH)

Implikationen für Kunden oder Anbieter, die KI-Produkte einzeln zukaufen

Für Hersteller oder Kunden, die KI-Anwendungen von Dritten einkaufen, bedeutet das, dass sie bei jedem KI-Hersteller Folgendes tun müssen:

- Evaluation des KI-Herstellers auf Solidität, Langfristigkeit und Vertrauenswürdigkeit
- Evaluation, ob die Algorithmen mit den zu erwartenden Daten der Kunden zuverlässige Ergebnisse produzieren
- Überprüfung der regulatorischen Anforderungen des MPG und ggf. der FDA
- Audits bei den Zulieferern (QM-Systeme etc.)
- Technische Integration in die eigenen Systeme (Schnittstellen)
- Deployment: On-Premise oder über ein Gateway per Virtual Private Network (VPN) zur KI in der Cloud
- Schnittstellenanpassungen zu eigenen Lösungen, wie z. B. KIS, RIS und PACS
- Klärung der Tiefe der Integration in bestehende Systeme, wie RIS und PACS
- Integration in den Lösungs-Workflow
- Lizenzvertragswerk mit dem KI-Anbieter (Margen, Haftung etc.).
- Support-Vertrag

Die oben genannten Punkte, die keinen Anspruch auf Vollständigkeit haben, muss der Kunde oder Anbieter mit jedem seiner KI-Lieferanten bearbeiten. Angesichts der Fülle der verschiedene Subspezialitäten und bildgebenden Modalitäten kommen beim Anspruch auf ein möglichst vollständiges KI-Portfolio schnell 30–50 verschiedene Algorithmen, bzw. Lieferanten zustande. Dies stellt einen enormen Aufwand, nicht nur in der Aktivierung eines neuen Lieferanten, sondern auch in der späteren Produktionsphase dar, da mit jedem KI-Hersteller ein eigener Supportvertrag geschlossen werden muss und im Falle einer Störung den Anwendern nicht unbedingt klar ist, welche Firma anzusprechen ist.

Integration einer KI-Plattform

Eine bedeutende Arbeitserleichterung stellt die Nutzung einer KI-Plattform dar. In diesem Fall übernimmt ein Plattformanbieter die meisten der o. g. Punkte (s. Abb. 2).

Der RIS/PACS-Hersteller kann sich somit auf die Schnittstelle zwischen seinen Lösungen und der KI-Plattform konzentrieren und spart in erheblichem Maße Ressourcen ein. Der Plattformanbieter pflegt das Portfolio seiner Plattform und kümmert sich um alle Aspekte, die in Abschn. 3.2 beschrieben wurden.

Falls der Kunde selbst eine KI-Plattform beschafft, muss er mit seinem RIS/PACS-Hersteller sicherstellen, dass die Schnittstelle zwischen den Systemen vorhanden ist oder implementiert wird.

Für den Kunden oder Hersteller bedeutet dies, dass das Vertragswerk nur einmalig abgeschlossen werden muss und im weiteren Verlauf KI-Anwendungen mit sehr geringem Aufwand dynamisch ergänzt werden können, ohne erneut in das Vertragswerk und technische Schnittstellen einsteigen zu müssen.

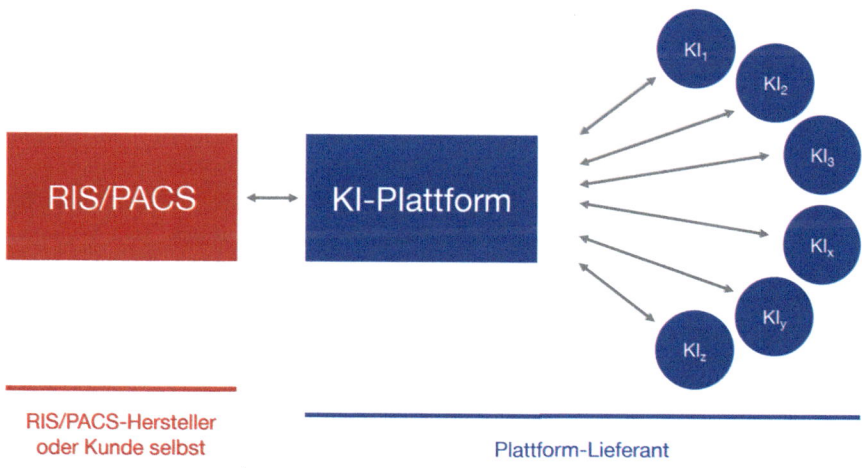

Abb. 2 Aufgabenverteilung im Falle der Integration einer KI-Plattform durch den RIS/PACS-Anbieter oder den Kunden selbst. (Bildquelle: Engelmann, NEXUS/CHILI GmbH)

Technische Aspekte der Integration in RIS und PACS

Bilddatenversand und Pseudonymisierung

Um Bilddaten durch KI-Algorithmen analysieren zu können, müssen die Daten vom PACS an die KI übermittelt werden. Hierfür bietet sich das international standardisierte DICOM-Protokoll an, das von allen bekannten Herstellern in diesem Kontext eingesetzt wird. Falls die Daten nicht on-premise verarbeitet werden, müssen sie depersonalisiert werden. Dies bedeutet, dass alle personenbezogenen Daten im DICOM-Header durch Pseudonyme ersetzt werden. Die meisten Systeme funktionieren so, dass in der Gesundheitseinrichtung ein sog. Gateway steht, das die Aufgabe der Pseudonymisierung übernimmt und beim Empfang von Ergebnissen diese wieder depseudonymisieren, also die Pseudonyme wieder durch die Originaldaten ersetzen. Durch die Pseudonymisierung werden keine personenbezogenen Daten über das Internet übertragen, und auch auf der Verarbeitungsseite besteht kein Bezug mehr zum Patienten.

Standardisierte Schnittstellen zur Integration von Ergebnissen der KI

Die Ergebnisse der KI werden in verschiedenen Formaten zurückgeliefert, z. B.

- DICOM Secondary Capture für Ergebnisbilder mit „eingebrannten" Overlays
- DICOM Presentation States für die Annotationen an den Bildern
- DICOM Encapsulated PDF für fertige Befundberichte aus Text und Bildern
- DICOM Basic Text Structured Report für strukturierte und semantisch erschlossene Ergebnisse [12, 13]
- DICOM Enhanced Structured Reports, von IHE definiert und spezifisch für bestimmte Fragestellen konzipiert, z. B. das Template TID1500 zur Befundübermittlung von Lungenknoten [13]

Die ersten 3 Methoden übermitteln rein visuelle Ergebnisse, die der klinischen Anwender zwar sehen und lesen kann, die aber nicht als reiner Text vorliegen. Dagegen liefern die Structured Reports strukturierte auswertbare Ergebnisse. Zu jeder Information ist hier auch die Semantik definiert, wie zum Beispiel die Diagnose oder Messwerte für inhaltlich definierte Größen. Das ermöglicht die Speicherung von Ergebnissen auf der Ebene der Informationsobjekte in der Datenbank und spätere Auswertungen.

Nicht-standardisierte proprietäre Schnittstellen

Mit den o. g. Schnittstellen lassen sich die Ergebnisse in den Primärsystemen speichern und anzeigen. Sollen jedoch

- Statusmeldungen,
- Kurzbefunde,
- Sicherheit des Befundes in Prozent,
- Alarme oder Dringlichkeiten

in der Arbeitsliste des Radiologen in der Workstation angezeigt werden, sind weitere Schnittstellen notwendig, die in der Regel nicht standardisiert sind und mit dem KI-Lieferanten explizit vereinbart und implementiert werden müssen. Auch wenn der Anwender das Ergebnis einer KI revidiert und dies der KI zurückmelden will, müssen proprietäre Schnittstellen bemüht werden.

Eine exemplarische Architektur

IHE Scheduled Workflow

Das IHE-Profil Scheduled Workflow (SWF) definiert die Arbeitsschritte und Systeme für die Beauftragung, Terminierung, Bilderstellung, -speicherung und -anzeige für radiologische Untersuchungen [14]. Dieses stellt die Kernfunktionalität dar, die dem heutigen Stand der Technik in der Radiologie entspricht. Die Einhaltung weisen fast alle Hersteller auf sog. IHE Connectathons bei jährlich stattfindenden Veranstaltungen nach. Die Ergebnisse werden in der Regel auf der Hersteller-Homepage in einem IHE Integration Statement veröffentlicht. Den Workflow zwischen dem beteiligten System zeigt Abb. 3.

Wie kann man ein KI-System in diesen Workflow integrieren? Ein Vorschlag hierfür wird in Abb. 4. dargestellt.

Die Abbildung verdeutlicht, dass die KI mit fast allen Systemen interagiert. Die Modalitäten sind in der Regel nicht mit externen KIs verbunden, weil deren KI-Algorithmen bereits Bestandteil der Modalitäten sind.[2] Die Schnittstellen zwischen den Systemen (mit einem grünen Kreis markiert) basieren auf internationalen Standards. Der untere Teil der Workstation ist in der Farbe der KI gelb gefärbt. Dies symbolisiert, dass in der Workstation Ergebnisse der KI angezeigt werden, z. B.

- die Ergebnisbilder mit markierten Läsionen
- PDFs mit Befunden
- Befunde als Structured Reports mit umfangreichen semantischen Inhalten

Die Ergebnisse werden auf der Grundlage von internationalen Standards übermittelt. Proprietär sind dagegen die folgenden Informationen, die direkt in der Patientenliste der Workstation angezeigt werden (vgl. Abschn. 4.3):

---

[2] Vgl. die Beiträge von GE, Canon, Siemens und Philips in diesem Buch.

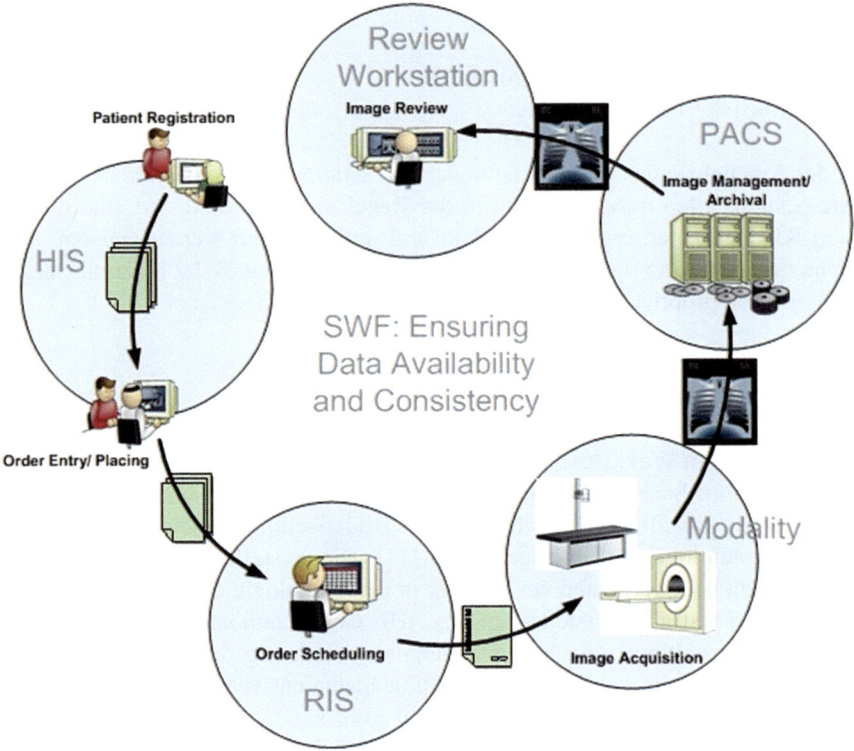

Abb. 3 Der Scheduled Workflow gem. IHE. (Bildquelle: Integrating the Healthcare Enterprise ®)

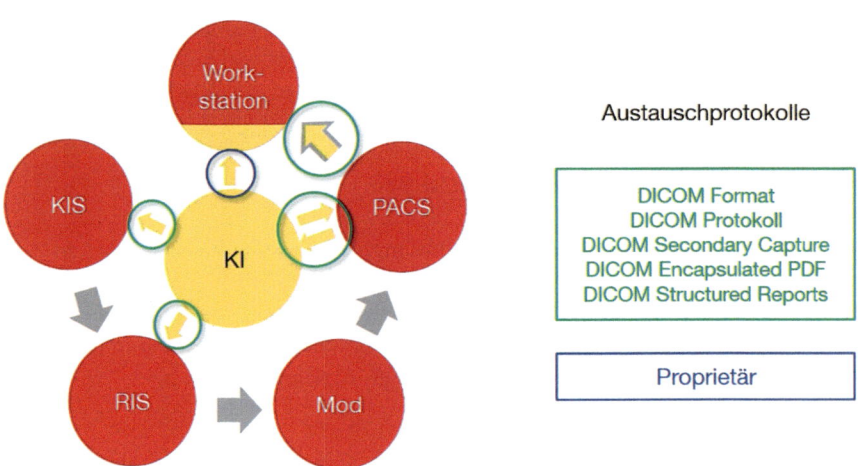

Abb. 4 Der adaptierte Scheduled Workflow gem. IHE mit KI-System. (Bildquelle: Engelmann, NEXUS/CHILI GmbH)

- Status der KI-Verarbeitung (in Arbeit, fertig)
- KI-Kurzbefund (z. B. Fraktur)
- Wahrscheinlichkeit für den KI-Befund (98 %)
- Wichtigkeit des Befundes (Priorität für den Befunder)

Für diese Informationen gibt es bisher keine Standardschnitte zwischen KI und RIS/PACS.

Proprietäre Schnittstellen und Standardisierung durch AIGI

In Europa hat sich im Januar 2023 eine Interessengruppe für KI in der Bildverarbeitung (AI Interest Group for Imaging (AIGI)) gegründet [15]. Das Ziel von AIGI ist es, die bisherigen proprietären Schnittstellen nach dem Vorbild von IHE zu standardisieren und relevante Anwendungsfälle in der Radiologie zu definieren.[3] Dazu gehören

- Bereitstellen und Warten von KI-Anwendungen
- KI-Anwendungen mit den Systemen der Endnutzer verbinden
- Integration der Ergebnisse der KI-Anwendung in die Systeme der Endbenutzer
- Sammeln und Bereitstellen von Endbenutzer-Feedback

Dies soll durch die Zusammenarbeit mit anderen IHE-Arbeitsgruppen, z. B. Endbenutzer-Arbeitsgruppen erreichen werden. Der besondere Fokus der Gruppe liegt auf den spezifischen Anforderungen europäischer Gesundheitssysteme. Die Task Force rekrutiert ihre Mitglieder aus allen Interessengruppen, die zu KI-Workflows beitragen oder diese nutzen – darunter Benutzer, Anbieter, Experten und Marktplatzbetreiber.

Die beabsichtigten Ergebnisse dieser Gruppe sind Best-Practice-Whitepaper, Korrekturvorschläge und Work-Item-Vorschläge für bestehende IHE-Profile oder andere Standards. Alle Ergebnisse sollen dazu beitragen, fehlende Elemente in den bestehenden standardisierten KI-Workflow zu ergänzen. Die Praktikabilität soll in IHE Connectathons nachgewiesen werden. Auf dem IHE Connectathon 2024 in Triest, Italien, fand ein erstes Plugathon der AIGI statt, bei dem das prinzipielle Funktionieren und das Erkennen von Fehlern und Lücken in den bisherigen Spezifikationen Thema waren [16].

---

[3] Einen ausführlichen Artikel zu diesen Standardisierungsaktivitäten gibt es im Beitrag von Marc Kämmerer in diesem Buch.

Zusammenfassung

Die Integration von KI-Algorithmen in RIS/PACS-Systeme kann auf verschiedene Weise erfolgen. Der RIS/PACS-Hersteller kann eigene KI-Systeme entwickeln und in einer KI-Suite bzw. einem KI-Marktplatz anbieten. Diese können auch zugekaufte KIs enthalten. Es ist ferner möglich, dass KI-Anwender (Radiologieabteilungen oder Krankenhäuser) einen eigenen KI-Marktplatz etablieren. Dieses Vorgehen erfordert jedoch umfangreiche Tätigkeiten und Interaktionen mit allen angeschlossenen KI-Herstellern. Aufgrund der Komplexität und des hohen Aufwands ist es KI-Anwendern nicht zu empfehlen, selbst alle benötigten KI-Anwendungen bei verschiedenen KI-Lieferanten einzukaufen. Bei 1–3 KIs mag dies noch funktionieren. Das Radiology Health AI Register listet für über 200 spezialisierte KIs etwa 100 Hersteller auf. Das heißt, wenn eine Radiologieabteilung ein Spektrum von 5–50 KIs einsetzen will, wird sie es mit bis zu 25 verschiedenen Lieferanten zu tun haben. Daher ist zu empfehlen, die KI-Funktionen beim RIS/PACS-Hersteller in Form einer KI-Suite oder eine KI-Plattform einzukaufen.

Bei der Integration von KI und KIS/RIS/PACS kommen verschiedene Formate und Protokolle zum Einsatz, die auf internationalen Standards beruhen. Die beste inhaltliche Erschließung ist mit DICOM Structured Reports gegeben. Darüber hinaus kommen auch proprietäre Schnittstellen zum Einsatz, die von Hersteller zu Hersteller abweichen. Die europäische AI Interest Group for Imaging AIGI hat sich konstituiert, die proprietären Schnittstellen überflüssig zu machen und auf der Grundlage von IHE zu standardisieren. Ein erster Test des aktuellen Arbeitsstandes fand beim IHE Connectathon 2024 statt.

Literatur

1. Radiology Health AI Register. https://healthairegister.com/. Zugegriffen: 19. Juli 2024
2. Amtsblatt der Europäischen Union. Verordnung (EU) 2017/745 Des Europäischen Parlaments und des Rates über Medizinprodukte. https://eur-lex.europa.eu/legal-content/DE/TXT/HTML/?uri=CELEX:32017R0745. Zugegriffen: 19. Juli 2024
3. Bundesministerium der Justiz. Medizinproduktegesetz in der Fassung der Bekanntmachung vom 7. August 2002 (BGBl. I S. 3146), das zuletzt durch Artikel 223 der Verordnung vom 19. Juni 2020 (BGBl. I S. 1328) geändert worden ist. https://www.gesetze-im-internet.de/mpg/BJNR196300994.html. Zugegriffen: 19. Juli 2024
4. Amtsblatt der Europäischen Union. Verordnung (EU) 2024/1689 des europäischen Parlaments und des Rates vom 13. Juni 2024 zur Festlegung harmonisierter Vorschriften für künstliche Intelligenz und zur Änderung der Verordnungen (EG) Nr. 300/2008, (EU) Nr. 167/2013, (EU) Nr. 168/2013, (EU) 2018/858, (EU) 2018/1139 und (EU) 2019/2144 sowie der Richtlinien 2014/90/EU, (EU) 2016/797 und (EU) 2020/1828 (Verordnung über künstliche Intelligenz). https://eur-lex.europa.eu/legal-content/DE/TXT/HTML/?uri=OJ:L_202401689. Zugegriffen: 26. Juli 2024
5. Future of Life Institute (FLI). EU Artificial Intelligence Act. https://artificialintelligenceact.eu/de/. Zugegriffen: 26. Juli 2024
6. U.S. Food & Drug Administration. Medical Devices. https://www.fda.gov/medical-devices. Zugegriffen: 19. Juli 2024

7. Bröhan A, Liguori G. Ein Werkzeugkoffer zur Einführung von KI in der Radiologie: Strategische Maßnahmen für IT- und Klinikmanagement. In diesem Buch.
8. Ramion Health. Independent, objective and transparent advice. https://www.romionhealth.com/. Zugegriffen: 19. Juli 2024
9. MED-KI-Marktplatz. Markt für KI-Anwendungen. https://www.med-ki.de/. Zugegriffen: 19. Juli 2024
10. Siemens Healthineers. AR-Rad-Companion. https://www.siemens-healthineers.com/de/digital-health-solutions/ai-rad-companion. Zugegriffen: 19. Juli 2024
11. Philips. AI Manager. https://www.philips.de/healthcare/resources/landing/ai-manager. Zugegriffen: 19. Juli 2024
12. National Electrical Manufacturers Association NEMA. A.35 Structured Report Document Information Object Definitions – A Composite Information Object Definitions (Normative). https://dicom.nema.org/dicom/2013/output/chtml/part03/sect_A.35.html. Zugegriffen: 19. Juli 2024
13. National Electrical Manufacturers Association NEMA. DICOM PS3.16 2024c – Content Mapping Resource. A Structured Reporting Templates (Normative). https://dicom.nema.org/medical/dicom/current/output/chtml/part16/chapter_A.html. Zugegriffen: 19. Juli 2024
14. Integrating the Healthcare Enterprise IHE. Scheduled Workflow (SWF). https://wiki.ihe.net/index.php?title=Scheduled_Workflow. Zugegriffen: 19. Juli 2024
15. IHE Europe. AI Interest Group for Imaging. https://www.ihe-europe.net/aigi-task-force https://www.philips.de/healthcare/resources/landing/ai-manager. Zugegriffen: 19. Juli 2024
16. KI bekommt IHE-Profile. RADIOLOGIE MAGAZIN. 2–2024 https://radiologiemagazin.de/it-radiologie/ki-bekommt-ihe-profile/. Zugegriffen: 19. Juli 2024

KI in der Radiologie: Workflow-Integration, Plattformen und der Weg in die Zukunft

Markus Sebald und Tobias Heimann

Einleitung

Künstliche Intelligenz (KI) revolutioniert das Gesundheitswesen, insbesondere die Radiologie, und transformiert den gesamten Arbeitsablauf von Radiologen. Die Implementierung von KI in die radiologischen Workflows bietet sowohl Chancen als auch Herausforderungen. In diesem Artikel werden zentrale Themen wie die Workflow-Integration von KI, Einsatz von Plattformen, der aktuelle Stand der Technik, juristische und politische Rahmenbedingungen sowie Deutschlands Position im internationalen Vergleich erörtert. Zudem wird ein Blick auf die Wertschöpfung durch aktuelle Publikationen geworfen, sowie diskutiert, welche Disziplinen zusammenarbeiten müssen, um einen erfolgreichen Einsatz von KI in der Radiologie sicherzustellen. Schließlich wagen wir eine Prognose für die nächsten 5 Jahre.

Der Bedarf an Technologie im radiologischen Umfeld

Der Bedarf an KI-Unterstützung in der Radiologie entsteht aus mehreren wesentlichen Herausforderungen und Anforderungen:

M. Sebald (✉)
Diagnostic Imaging, Digital & Automation, Siemens Healthcare GmbH,
Erlangen, Deutschland
E-Mail: markus.sebald@siemens-healthineers.com

T. Heimann
Technology Excellence Digital Technology & Innovation, Artificial Intelligence Germany,
Siemens Healthineers AG, Erlangen, Deutschland
E-Mail: tobias.heimann@siemens-healthineers.com

© Der/die Autor(en), exklusiv lizenziert an Springer-Verlag GmbH, DE, ein Teil von
Springer Nature 2025
T. B. Möller et al. (Hrsg.), *KI in der Radiologie*,
https://doi.org/10.1007/978-3-662-70340-3_7

Wachsende Menge an Bilddaten
Mit dem Fortschritt in der medizinischen Bildgebungstechnologie werden immer größere Mengen an Bilddaten erzeugt. Radiologen müssen oft hunderte von Bildern pro Patienten in kurzer Zeit analysieren. Dies erhöht den Druck auf die Fachkräfte und steigert das Risiko von Fehlern aufgrund von Ermüdung und Zeitmangel (Abb. 1).

Steigender Bedarf an Präzision und Geschwindigkeit
Die Genauigkeit der Diagnose ist entscheidend für die richtige Behandlung und Prognose von Patienten. Gleichzeitig steigt die Erwartung, Diagnosen schnell bereitzustellen, insbesondere in Notfallsituationen. KI kann hierbei helfen, indem sie die Bilder vorab analysiert und Auffälligkeiten markiert, was die Zeit bis zur endgültigen Diagnose erheblich verkürzt.

Unterstützung bei komplexen Diagnosen
Bestimmte Krankheiten oder Befunde sind schwer zu erkennen, insbesondere in frühen Stadien.

KI kann helfen, subtile Anzeichen zu identifizieren, die von menschlichen Radiologen übersehen werden könnten. Dies ist besonders wichtig in Bereichen wie der Onkologie, wo frühe und präzise Diagnosen lebensrettend sein können.

Am Beispiel des Pankreaskrebses können KI-gestützte Bildanalyseverfahren subtile Veränderungen in der Bauchspeicheldrüse frühzeitig erkennen, die für das menschliche Auge schwer zu identifizieren sind. Diese Systeme nutzen maschinelles Lernen, um CT- und MRT-Scans auf Anzeichen von Tumoren zu durchsuchen, was die Früherkennung verbessern kann. Studien zeigen, dass KI die Erkennungsrate von Pankreaskrebs in frühen Stadien verbessern kann, indem sie radiologische Muster analysiert, die oft übersehen werden [1].

Abb. 1 Berlin L (2007): Faster Reporting Speed and Interpretation Errors: Conjecture, Evidence, and Malpractice Implications

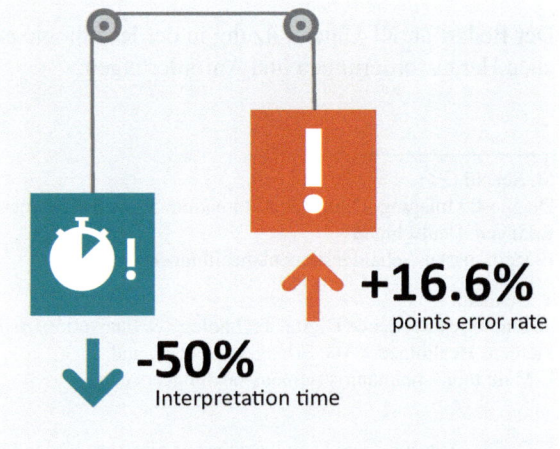

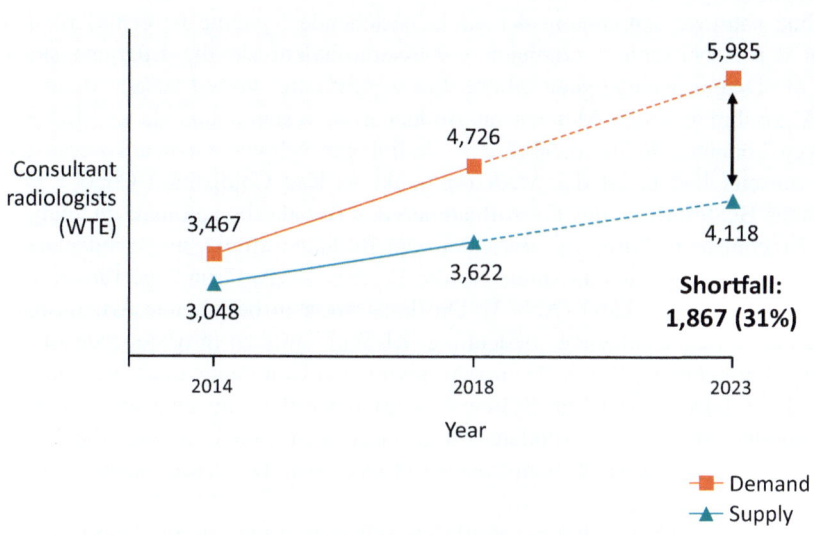

Abb. 2 The Royal College of Radiologists. Clinical radiology, UK workforce census 2018 report. London: The Royal College of Radiologists, 2019

Mangel an Fachpersonal
In vielen Regionen gibt es einen Mangel an qualifizierten Radiologen, was zu langen Wartezeiten und einer erhöhten Arbeitslast für die vorhandenen Fachkräfte führt. KI-Systeme können hier entlasten, indem sie Routineaufgaben übernehmen und Radiologen mehr Zeit für komplexere Fälle lassen (Abb. 2).

Standardisierung und Verringerung von Variabilität
Diagnosen können von Radiologe zu Radiologe variieren. KI-gestützte Systeme bieten eine Möglichkeit, standardisierte und reproduzierbare Ergebnisse zu liefern, was die Variabilität in der Diagnosestellung reduziert und die Gesamtqualität der Patientenversorgung verbessert.

Workflow-Integration von KI in der Radiologie

Die Integration von KI in radiologische Workflows ist entscheidend, um die Effizienz und Genauigkeit der Diagnostik zu steigern. Traditionell beruhen radiologische Prozesse auf der visuellen Interpretation von Bilddaten durch Radiologen, was zeitaufwendig und fehleranfällig sein kann. KI-Systeme können diese

Prozesse unterstützen, indem sie Bilddaten automatisch analysieren und auf potenzielle Auffälligkeiten hinweisen.

Eine nahtlose Einbindung der KI in bestehende Systeme ist erforderlich. KI kann den Arbeitsablauf erheblich verbessern, indem sie die Effizienz steigert und die Diagnosegenauigkeit erhöht. Ein wesentlicher Vorteil besteht darin, dass KI-Algorithmen große Mengen an Bilddaten analysieren und dabei Muster erkennen können, die für menschliche Radiologen schwer zu identifizieren sind. Ein Beispiel hierfür ist das Medizinprodukt AI-Rad Companion Chest CT von Siemens Healthineers, das CT-Aufnahmen des Brustkorbs automatisch analysiert und Ergebnisse in Form von Berichten und Bilddaten direkt am Arbeitsplatz des Radiologen zur Verfügung stellt, der die Ergebnisse als Grundlage für seine Diagnosen verwenden kann (Abb. 3). Die Integration in bestehende Arbeitsabläufe ist dabei von entscheidender Bedeutung. KI-Tools müssen in bestehende Arbeitsplatzsysteme wie ein PACS (Picture Archiving and Communications System) oder RIS (Radiology Information System) integriert werden, um eine nahtlose Verarbeitung und Analyse von Bilddaten zu gewährleisten. Zudem müssen die Arbeitsabläufe angepasst werden, damit die KI effektiv genutzt werden kann, ohne den Arbeitsprozess zu stören.

Die Herausforderung bei der Workflow-Integration liegt darin, die KI nicht als eigenständiges Tool zu betrachten, sondern als integralen Bestandteil des gesamten diagnostischen Prozesses. Sie muss so implementiert sein, dass sie den bestehenden Arbeitsablauf unterstützt und nicht stört. Dies erfordert eine enge Zusammenarbeit zwischen IT-Abteilungen, Radiologen und KI-Entwicklern. Eine erfolgreiche Integration umfasst Schulungen für das medizinische Personal im Umgang mit der KI, aber auch Interpretation und Bewusstsein der Ergebnisse, um sicherzustellen, dass die KI effektiv genutzt wird, sowie die Anpassung der Arbeitsprozesse an die neuen Technologien.

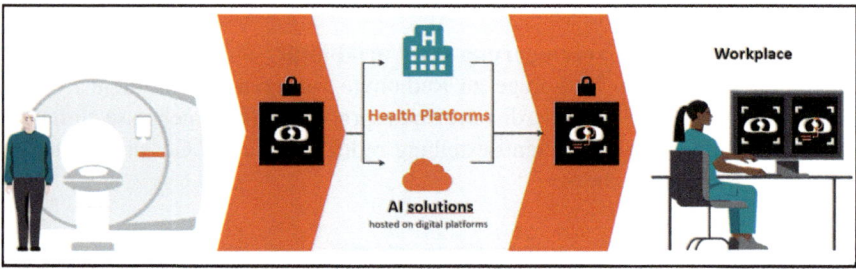

Abb. 3 Direct integration of AI results in radiologists workplace. Siemens Healthineers 2024

Plattformen und Datenschutz für den Einsatz von KI in der Radiologie

Plattformen spielen eine zentrale Rolle bei der Bereitstellung von KI-Lösungen in der Radiologie. Diese Plattformen bieten eine Infrastruktur, die es ermöglicht, verschiedene KI-Anwendungen zu integrieren und zu verwalten. Beispiele für solche Plattformen sind Aidoc, Zebra Medical Vision und Teamplay digital health platform connect, die KI-Lösungen zur Unterstützung der Radiologie anbieten.

Die Plattformlösungen bieten umfassende Technologien für die Analyse medizinischer Bilder in Echtzeit. Dies reicht von der Integration der KI-Lösungen in Arbeitsplatzsysteme bis hin zur nahtlosen Verarbeitung und Analyse von Bilddaten. Eine breite Palette klinischer Anwendung wird darüber zur Verfügung gestellt, von der Brustkrebserkennung bis zur Detektion von Herzproblemen.

Ein bedeutender Aspekt der Plattformen ist die Interoperabilität. Plattformen müssen mit den bestehenden IT-Systemen in Krankenhäusern und Kliniken kompatibel sein, um eine effiziente und sichere Datenverarbeitung zu gewährleisten. Zudem müssen sie flexibel genug sein, um zukünftige KI-Entwicklungen zu integrieren und mit den sich ständig ändernden Anforderungen des Gesundheitswesens Schritt zu halten.

Ein weiterer entscheidender Aspekt sind die Vorteile einer einheitlichen Lösung in Bezug auf den Datenschutz (Data Privacy). Medizinische Daten gehören zu den sensibelsten Informationen überhaupt und müssen streng geschützt werden. Eine Plattform für KI-Lösungen bietet signifikante Vorteile in Bezug auf Datenschutz, indem sie eine zentrale, sichere und regelkonforme Umgebung für den Umgang mit sensiblen Patientendaten schafft.

Die wichtigsten Vorteile auf einen Blick:

1. *Zentrale Verwaltung von Datenschutzrichtlinien*

Eine Plattform ermöglicht die zentrale Verwaltung und Durchsetzung von Datenschutzrichtlinien. Dies umfasst die Implementierung von Verschlüsselungstechnologien, Zugangskontrollen und anderen Sicherheitsmaßnahmen, die sicherstellen, dass nur autorisierte Personen Zugriff auf die Daten haben. Die zentralisierte Natur einer Plattform erleichtert die Einhaltung gesetzlicher Datenschutzanforderungen wie der DSGVO (Datenschutz-Grundverordnung) in der EU.

2. *Datenanonymisierung und Pseudonymisierung*

Plattformen können automatische Mechanismen zur Anonymisierung oder Pseudonymisierung von Patientendaten implementieren, bevor diese für die Analyse durch KI-Modelle genutzt werden. Dies reduziert das Risiko, dass sensible persönliche Informationen kompromittiert werden, wenn die Daten über die Plattform verarbeitet oder mit externen KI-Anbietern geteilt werden.

3. *Sicherer Datenzugriff und -transfer*

Eine KI-Plattform kann sichere Protokolle für den Datentransfer und -zugriff integrieren, wie z. B. die Verwendung von TLS (Transport Layer Security) für die Übertragung von Daten zwischen Kliniken und der Plattform. Zudem können Plattformen Mechanismen bieten, um sicherzustellen, dass Daten nur in verschlüsselter Form gespeichert und verarbeitet werden.

4. *Audit-Trails und Überwachung*

Plattformen ermöglichen die Implementierung von Audit-Trails, die jede Interaktion mit den Daten protokollieren. Dies bedeutet, dass jede Aktion, wie das Abrufen, Ändern oder Löschen von Daten, nachvollziehbar ist. Diese Transparenz ist entscheidend, um mögliche Datenschutzverletzungen zu erkennen und zu verhindern sowie die Einhaltung gesetzlicher Vorschriften nachweisen zu können.

5. *Compliance-Management*

Eine Plattform kann dabei helfen, den Compliance-Prozess zu automatisieren, indem sie sicherstellt, dass alle gesetzlichen Anforderungen, wie die Einwilligung der Patienten zur Datennutzung, erfüllt sind. Sie kann auch sicherstellen, dass alle beteiligten KI-Tools und -Anbieter den höchsten Datenschutzstandards entsprechen, bevor sie in die Plattform integriert werden.

6. *Datenspeicherung und -aufbewahrung*

Eine KI-Plattform bietet kontrollierte und sichere Umgebungen für die Speicherung und langfristige Aufbewahrung von Daten. Dabei können Mechanismen implementiert werden, die die sichere Löschung von Daten nach Ablauf der gesetzlichen Aufbewahrungsfristen ermöglichen, was für die Einhaltung von Datenschutzrichtlinien unerlässlich ist.

7. *Datensicherheit durch robuste Infrastruktur*

Plattformen bieten oft eine hochsichere IT-Infrastruktur, die vor Cyberangriffen und Datenverlust schützt. Diese Infrastruktur beinhaltet Firewalls, Intrusion-Detection-Systeme, regelmäßige Sicherheitsupdates und Notfallpläne zur Datenwiederherstellung, was das Risiko von Datenschutzverletzungen minimiert (Abb. 4).

Aktueller Stand der Technik und Beispiele aus der Radiologie

Um AI flächendeckend in der Radiologie einzusetzen, sind mehrere Schritte erforderlich, die sowohl technische als auch regulatorische und organisatorische Aspekte abdecken. Hier einige der wichtigsten Maßnahmen:

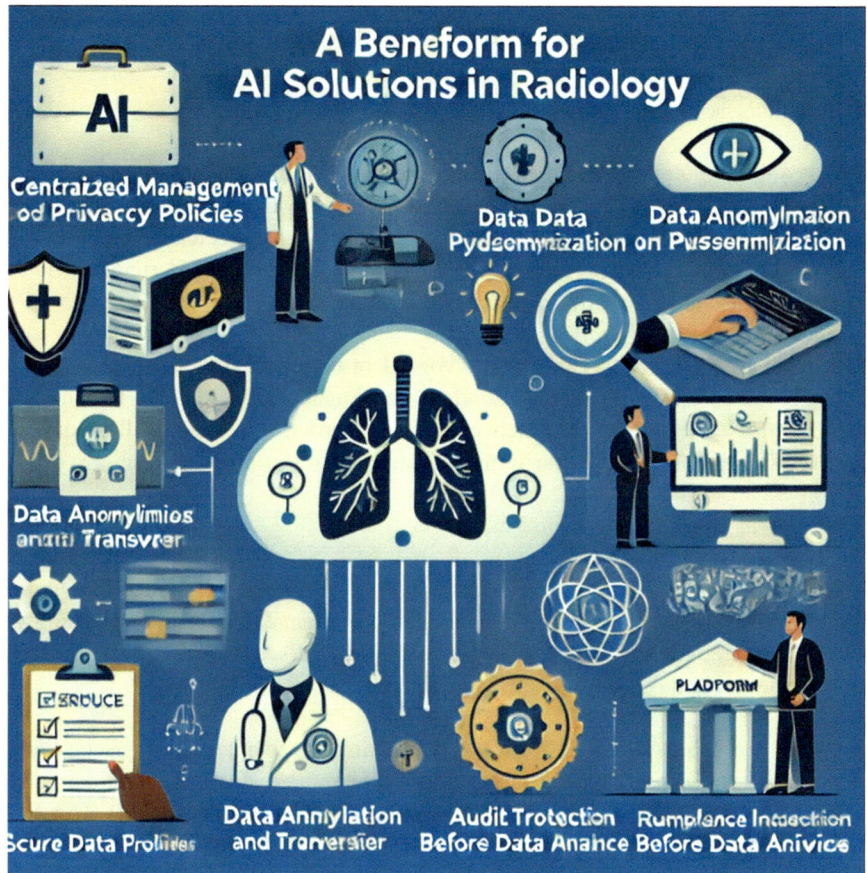

Abb. 4 An infographic depicting the benefits of a platform for AI solutions in radiology with a focus on data privacy. Quelle: Eigene Darstellung

1. Technologische Entwicklung und Validierung

Entwicklung von Algorithmen Es müssen hochpräzise, robuste und generalisierbare Algorithmen entwickelt werden, die verschiedene radiologische Aufgaben wie Bildinterpretation, Diagnoseunterstützung und Risikobewertung zuverlässig durchführen können.

Datenqualität und -quantität Große, qualitativ hochwertige und annotierte Datensätze sind notwendig, um AI-Modelle zu trainieren und zu validieren. Die Daten sollten möglichst divers und repräsentativ sein, um die Modelle für den breiten Einsatz geeignet zu machen.

Klinische Validierung Bevor AI-Tools in der Praxis eingesetzt werden, müssen sie in klinischen Studien validiert werden, um ihre Sicherheit und Wirksamkeit nachzuweisen. Dies schließt auch die Evaluation in verschiedenen medizinischen Kontexten und Patientengruppen ein.

2. Regulatorische Rahmenbedingungen

Zulassung und Zertifizierung AI-Systeme in der Radiologie müssen den strengen regulatorischen Anforderungen entsprechen, die in verschiedenen Ländern gelten, wie z. B. der FDA in den USA oder der CE-Kennzeichnung in der EU. Diese regulatorischen Prozesse müssen AI-spezifische Herausforderungen, wie die Erklärbarkeit und Nachvollziehbarkeit von Modellen, adressieren.

Datenschutz und Ethik Der Einsatz von AI in der Radiologie muss den Datenschutzgesetzen entsprechen, insbesondere im Umgang mit sensiblen Patientendaten. Es müssen ethische Leitlinien entwickelt werden, die sicherstellen, dass AI fair, transparent und ohne Diskriminierung eingesetzt wird.

3. Infrastruktur und Integration

Technische Infrastruktur Die IT-Infrastruktur in Krankenhäusern und Kliniken muss an die Anforderungen von AI angepasst werden. Dazu gehören leistungsfähige Hardware, Cloud-Lösungen und sichere Netzwerke, um große Datenmengen zu verarbeiten und AI-Modelle effizient einzusetzen.

Interoperabilität AI-Systeme müssen nahtlos in bestehende radiologische Workflows integriert werden, einschließlich der gängigen PACS (Picture Archiving and Communication Systems) und RIS (Radiology Information Systems). Die Systeme müssen in der Lage sein, mit anderen medizinischen Informationssystemen zu kommunizieren.

4. Schulung und Weiterbildung

Fortbildung von Radiologen Radiologen müssen im Umgang mit AI-Systemen geschult werden. Dies umfasst sowohl technische Schulungen, um die Funktionsweise der AI zu verstehen, als auch Schulungen in der Interpretation der Ergebnisse und deren Integration in den klinischen Alltag.

Interdisziplinäre Zusammenarbeit Die Zusammenarbeit zwischen Radiologen, Informatikern und AI-Spezialisten muss gefördert werden, um den optimalen Einsatz von AI in der Radiologie zu gewährleisten.

5. Akzeptanz und Vertrauen

Ärzte und Patienten Es muss Vertrauen bei Ärzten und Patienten aufgebaut werden, dass AI-gestützte Diagnosen zuverlässig und sicher sind. Dies kann durch transparente Kommunikation, Nachweise der Effektivität und Einbeziehung von Anwenderfeedback erreicht werden.

Veränderungsmanagement Die Einführung von AI in der Radiologie erfordert Veränderungen in den Arbeitsabläufen und möglicherweise auch in den Rollen von Radiologen. Diese Veränderungen müssen gut gemanagt werden, um Widerstände zu minimieren und die Akzeptanz zu erhöhen.

6. Finanzierung und Anreize

Investitionen Es sind erhebliche Investitionen in Forschung, Entwicklung und Infrastruktur erforderlich. Dies schließt auch öffentliche und private Finanzierungsmöglichkeiten ein.

Anreizstrukturen Es müssen Anreize für Krankenhäuser und Radiologen geschaffen werden, AI in ihre Arbeitsabläufe zu integrieren. Dies könnte durch Förderprogramme, angepasste Vergütungssysteme und die Reduktion administrativer Lasten erfolgen.

Durch die Umsetzung dieser Maßnahmen kann AI in der Radiologie flächendeckend und sicher eingeführt werden, was letztlich zu einer verbesserten Patientenversorgung und effizienteren Abläufen führen dürfte.

Die technische Entwicklung von KI in der Radiologie ist beeindruckend. Der AI-Rad Companion Chest CT ist ein herausragendes Beispiel für die Anwendung von KI in der Analyse von Thorax-CTs. Diese Lösung kann Lungenknoten, Herzvergrößerungen, Aortendilatationen und andere pathologische Befunde erkennen und bietet darüber hinaus eine automatisierte Quantifizierung von Lungenvolumen und Herzdimensionen. Dies erleichtert Radiologen die Diagnose und unterstützt sie bei der Entscheidungsfindung (Abb. 5).

Weitere Beispiele
Zebra Medical Vision: Osteoporose-Screening
Zebra Medical Vision hat eine AI-Lösung entwickelt, die automatisch Anzeichen von Osteoporose auf Wirbelsäulenaufnahmen identifizieren kann. Das System analysiert Röntgenbilder der Wirbelsäule, um Frakturen und eine Verringerung der Knochendichte zu erkennen, die typische Indikatoren für Osteoporose sind. Diese AI-Anwendung unterstützt Radiologen bei der Früherkennung und Risikobewertung von Patienten, die für Osteoporose anfällig sind.

Aidoc: Frakturdetektion
Aidoc bietet eine AI-basierte Lösung zur automatischen Erkennung von Frakturen in der muskuloskelettalen Radiologie an. Das System analysiert CT- und Röntgenbilder und kann verschiedene Arten von Frakturen, einschließlich Wirbel- und Extremitätenfrakturen, erkennen. Diese Lösung wird verwendet, um Radiologen bei

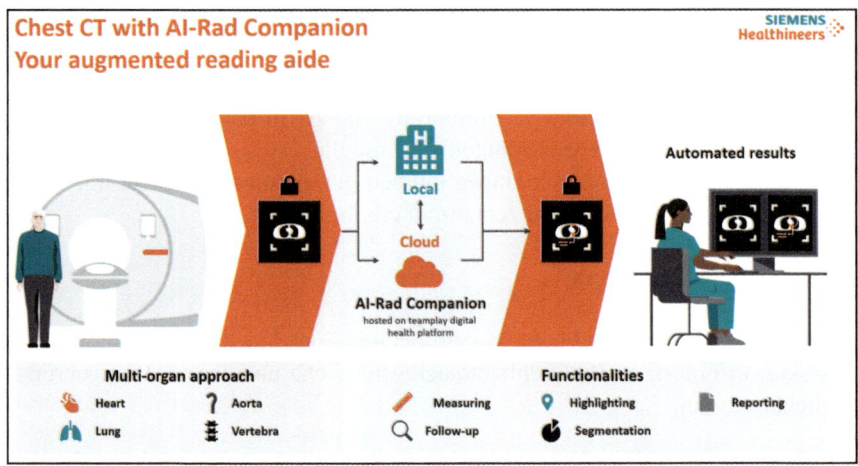

Abb. 5 AI reading aid example in radiology. AI-Rad Companion Chest CT. Siemens Healthineers 2024

der schnellen und genauen Diagnose von Knochenbrüchen zu unterstützen, insbesondere in Notfallsituationen, wo eine schnelle Entscheidungsfindung entscheidend ist.

Trotz dieser Fortschritte stehen wir noch am Anfang der breiten Anwendung von KI in der Radiologie. Viele Kliniken sind in der Testphase oder haben nur begrenzte KI-Implementierungen in der Routine vorgenommen. Die Herausforderung besteht darin, diese Technologien zu skalieren und in den klinischen Alltag zu integrieren, ohne die Qualität der Patientenversorgung zu beeinträchtigen.

Politische und juristische Rahmenbedingungen

Die Integration von KI in die Radiologie wirft auch juristische und politische Fragen auf. Die rechtlichen Rahmenbedingungen müssen gewährleisten, dass KI-Systeme sicher und effektiv genutzt werden können. In Deutschland und der EU regelt unter anderem die Verordnung über Medizinprodukte (MDR) die Zulassung und Überwachung von KI-Lösungen im medizinischen Bereich. Diese Verordnung stellt sicher, dass KI-Produkte strengen Prüfungen unterzogen werden, bevor sie in der klinischen Praxis eingesetzt werden dürfen.

Eine weitere wichtige gesetzliche Grundlage ist die Datenschutz-Grundverordnung (DSGVO), die den Schutz personenbezogener Daten regelt. Da KI-Systeme oft große Mengen an medizinischen Daten benötigen, um präzise Vorhersagen treffen zu können, muss sichergestellt werden, dass diese Daten sicher und gemäß den gesetzlichen Vorschriften verarbeitet werden.

Politisch gesehen gibt es in Deutschland und der EU Bestrebungen, die Digitalisierung des Gesundheitswesens voranzutreiben. Programme wie „KHZG" (Krankenhauszukunftsgesetz) fördern Investitionen in moderne IT-Infrastruktur und die Integration von KI in den medizinischen Alltag. Diese politischen Initiativen sollen den Einsatz von KI in der Radiologie und anderen medizinischen Bereichen fördern und somit die Effizienz und Qualität der Gesundheitsversorgung verbessern (siehe auch Kap. 26).

Deutschlands Position im internationalen Vergleich

Deutschland steht im internationalen Vergleich gut da, was die Entwicklung und Implementierung von KI in der Radiologie betrifft. Mit einer starken Forschungslandschaft und bedeutenden Unternehmen im Bereich Medizintechnik ist Deutschland ein Vorreiter in der Entwicklung von KI-Lösungen. Im Vergleich zu Ländern wie den USA und China, die ebenfalls führend in der KI-Forschung sind, hat Deutschland jedoch Nachholbedarf bei der schnellen Implementierung dieser Technologien in die klinische Praxis, aber auch das Sammeln von Daten für das Training und die Validierung der Algorithmik gestaltet sich aufwendiger.

Länder wie die USA haben durch ihre hohe Investitionsbereitschaft und ihre flexibleren rechtlichen Rahmenbedingungen einen Vorsprung bei der Implementierung von KI-Lösungen in der Medizin. In China wird die Entwicklung von KI durch staatliche Initiativen massiv gefördert, was zu einer schnellen Verbreitung dieser Technologien führt. Deutschland hingegen legt einen stärkeren Fokus auf den Datenschutz und die Sicherheit von KI-Anwendungen, was die Einführung neuer Technologien verlangsamen kann, aber auch deren Qualität und Sicherheit gewährleistet (siehe auch Kap. 4 und 5).

Aktuelle Publikationen und Prognose für die nächsten 5 Jahre

Zahlreiche aktuelle Publikationen belegen den Nutzen von KI in der Radiologie. Eine Studie aus dem Jahr 2023, veröffentlicht im Journal of Radiology, zeigte, dass der Einsatz von KI die Diagnoseraten bei Lungenkrebs um 15 % erhöhte und gleichzeitig die Bearbeitungszeit für CT-Scans um 25 % reduzierte [2]. Eine weitere Publikation im European Journal of Radiology hob hervor, dass KI-basierte Systeme die Fehlerrate in der Radiologie um bis zu 30 % senken können [3].

Die nächsten 5 Jahre werden entscheidend für die weitere Entwicklung und Integration von KI in der Radiologie sein. Es ist zu erwarten, dass die Verbreitung von KI-Tools in der klinischen Praxis zunehmen wird, insbesondere da die Technologie immer ausgereifter und die Integration in bestehende Systeme einfacher wird. Politische und regulatorische Initiativen, wie sie in der EU und Deutschland

Abb. 6 Das Cinematic
Rendering trägt zur besseren
Darstellung der Lokalisation
eines detektierten
Lungenrundherdes bei. Diese
Visualisierung ermöglicht es
dem zuweisenden Arzt, sich
ein klares Bild von der Lage
des Rundherdes innerhalb der
Lunge zu machen

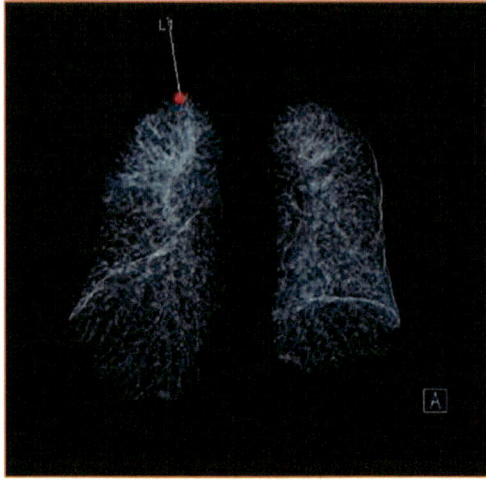

Abb. 7 Erkennung
und Hervorhebung von
Lungenrundherden. Nach
der Segmentierung des
Lungenrundherdes wird das
Volumen, der maximale
2D-Durchmesser sowie der
maximale 3D-Durchmesser
automatisch berechnet

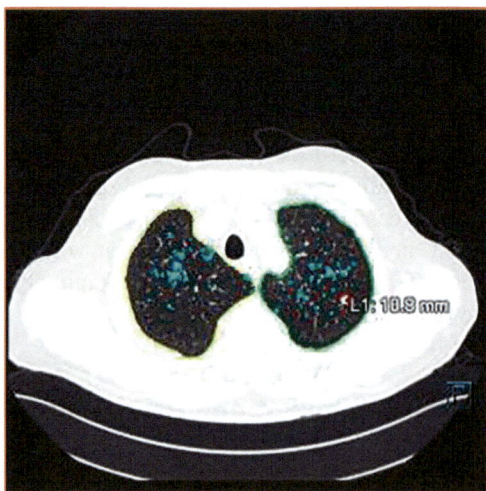

bereits angestoßen wurden, werden die Implementierung weiter vorantreiben.
Dabei wird die Zusammenarbeit zwischen Technologieunternehmen, Gesundheits-
einrichtungen und politischen Entscheidungsträgern von zentraler Bedeutung sein
(Abb. 6, 7, 8).

Abb. 8 Hochopake
Auffälligkeiten zeigen eine
Korrelation mit den Lungen
von COVID-19-Patienten

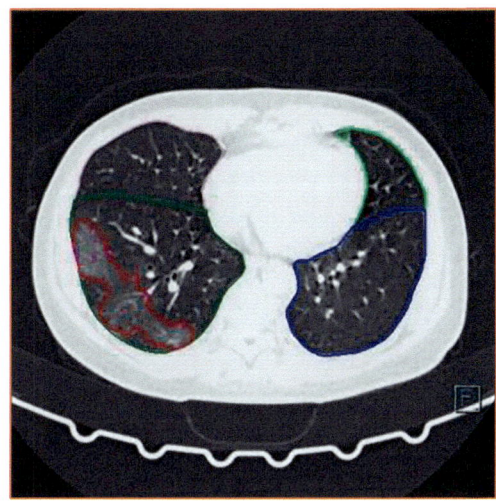

Fazit

Die Integration von KI in die Radiologie ist ein komplexer Prozess, der sowohl technische als auch rechtliche Herausforderungen mit sich bringt. Plattformen und politische Rahmenbedingungen spielen eine entscheidende Rolle bei der erfolgreichen Implementierung dieser Technologien. Deutschland hat im internationalen Vergleich eine starke Position, muss jedoch weiterhin in die schnelle Integration von KI-Lösungen investieren. Die kommenden Jahre werden zeigen, wie sich KI weiterentwickelt und welchen langfristigen Einfluss sie auf die Radiologie haben wird. Die bisherigen Fortschritte und aktuellen Publikationen deuten darauf hin, dass KI eine wichtige Rolle bei der Verbesserung der Diagnosegenauigkeit und Effizienz in der Radiologie spielen wird.

Literatur

1. AI and imaging-based cancer screening: getting ready for prime time. 2023. https://www.nature.com/articles/s41591-023-02630-y
2. AI-based improvement in lung cancer detection on chest radiographs: results of a multi-reader study in NLST dataset. 2021. https://doi.org/10.1007/s00330-021-08074-7.
3. AI predicts lung cancer risk. Radiological Society of North America. 2021. https://www.sciencedaily.com/releases/2021/05/210518114825.htm
4. Artificial intelligence in lung cancer: current applications and perspectives. 2022. https://link.springer.com/article/10.1007/s11604-022-01359-x

Mehr als ein Algorithmus – Nutzung einer KI-Plattform zur Skalierung und Optimierung von KI im Gesundheitswesen

Alexander Böhmcker und Cornelius Benecke

Das gebrochene Versprechen

Im 2019 erschienenen Buch "Deep Medicine: How Artificial Intelligence Can Make Healthcare Human Again" zeigte sich der Autor Eric Topol optimistisch, dass Künstliche Intelligenz (KI) das Gesundheitswesen von der Diagnose bis zur Behandlung grundlegend verändern kann. KI habe das Potenzial, die Kosten im Gesundheitswesen zu senken und die Beziehung zwischen Patient und Arzt zu verbessern [1].

3 Jahre später schrieben Ben Leonard und Ruth Reader: "Artificial Intelligence was supposed to transform healthcare. It hasn't." Sie argumentieren, dass die Infrastruktur des Gesundheitswesens die Einführung von KI nicht unterstützen kann, dass die Behörden Schwierigkeiten haben, KI zu regulieren, und dass es zu viele technologische und bürokratische Hürden gibt, die für eine breite Einführung überwunden werden müssen [2].

Die Herausforderungen im Gesundheitswesen sind groß und nehmen weiter zu, z. B. durch steigende Patientenzahlen, Ärztemangel und -burnout bis hin zur Qualitätsvariabilität in der Versorgung und Diagnose [3]. KI hat das vielversprechende Potenzial, bei der Bewältigung dieser Herausforderungen zu helfen. Bereits heute gibt es signifikante klinische Evidenz, dass KI bei der Priorisierung akuter Patientenfälle [4], der Verkürzung der Behandlungsdauer [5] sowie der klinischen Qualitätssicherung [6] unterstützen kann.

A. Böhmcker (✉) · C. Benecke
Aidoc, Barcelona, Spanien
E-Mail: alexanderb@aidoc.com

C. Benecke
E-Mail: corneliusb@aidoc.com

T. B. Möller et al. (Hrsg.), *KI in der Radiologie,*
https://doi.org/10.1007/978-3-662-70340-3_8

Gleichzeitig sind die Hürden für die Implementierung von KI in der klinischen Praxis vielfältig: von fehlenden KI-Strategien über Datenschutz, Kapazitätsengpässe in der lokalen IT bis hin zur Frage, wer für KI bezahlen soll.

Und selbst wenn diese Hürden erfolgreich überwunden werden, sind die Resultate der KI-Lösungen in der klinischen Praxis („real world") heute oft noch nicht überzeugend. Die Anwender sehen sich mit zu vielen falsch-positiven und falsch-negativen Ergebnisse konfrontiert, der PPV (Positive Predictive Value) und NPV (Negative Predictive Value) entsprechen nicht den Erwartungen. Woran liegt das und was kann man dagegen tun?

In der Orchestrierung spielt die Musik

Ein wesentlicher Grund dafür ist, dass ein einzelner präziser KI-Algorithmus zwar eine notwendige, aber keine hinreichende Bedingung für eine präzise funktionierende KI-Lösung ist. Weitere wesentliche Erfolgsvoraussetzungen sind eine effektive Orchestrierung des Datenflusses sowie eine nutzerorientierte Integration der Ergebnisse in den nativen Arbeitsprozess [7]. Diese Herausforderungen werden heute oft unterschätzt und sind gleichzeitig komplex und nicht einfach zu lösen.

Eine erfolgreiche KI-Lösung basiert auf einem komplexen Prozess von 1) der Akquisition der relevanten klinischen Informationen über 2) die Selektion der relevanten Untersuchungsparameter, 3) die Verarbeitung durch die KI und 4) die Rückmeldung der Ergebnisse in einer benutzerfreundlichen Oberfläche, die idealerweise in den nativen Arbeitsprozess des Arztes integriert ist. Die Prozessschritte 1) und 2) bezeichnen wir als „Orchestrierung".

Am Beispiel einer bildbasierten KI-Lösung, z. B. eines KI-Moduls zur Unterstützung eines Radiologen bei der Erkennung von intrakraniellen Hirnblutungen auf nativen Schädel-CT-Aufnahmen (ICH), soll der Einfluss von 2 verschiedenen Arten der Orchestrierung dargestellt werden.

Die Auswahl der korrekten Untersuchungen und Serien beeinflusst die Sensitivität der KI-Lösung.

Nehmen wir nun an, dass in beiden Orchestrierungsprozessen jeweils derselbe hochpräzise KI-Algorithmus mit einer Sensitivität von 98 % verwendet wird.

Im Standardfall der Orchestrierung verwenden die meisten KI-Marktplätze oder KI-Einzellösungen DICOM-Metadaten für die Auswahl der relevanten Untersuchungen, insbesondere den Untersuchungstitel. Das Problem mit DICOM-Metadaten ist, dass sie von sehr unterschiedlicher Qualität und manchmal schlicht falsch sein können. Praktiker können dies – oft aus leidvoller Erfahrung – bestätigen. Abb. 1 verdeutlicht dies: 2 verschiedene CT-Schädeluntersuchungen mit dem gleichen Untersuchungstitel. Aber nur eine der beiden Untersuchungen ist ohne Kontrastmittel und damit für die Verarbeitung durch ein ICH-Modul zur Detektion von Hirnblutungen geeignet. Ein Tipp: Es ist die rechte Untersuchung in Abb. 1.

Die Lösung liegt im frühzeitigen Einsatz von KI im Orchestrierungsprozess. Mittels KI-gestützter „Computer Vision"-Technologie kann eine entsprechende KI-Plattformsoftware erkennen, ob es sich um ein CT des Schädels, des Thorax, des Abdomens, mit oder ohne Kontrastmittel handelt und somit relevante Untersuchungen besser selektieren.

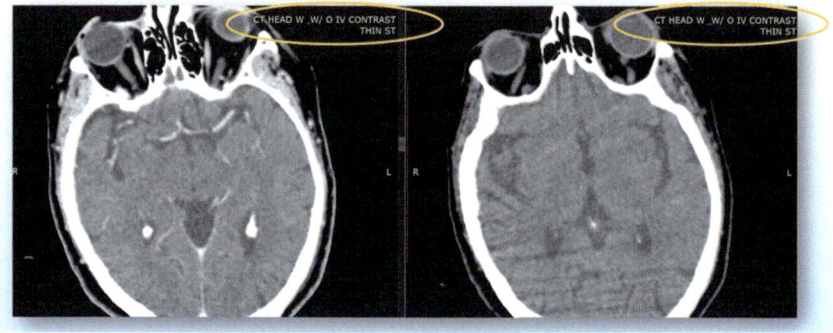

Abb. 1 2 unterschiedliche CT-Untersuchungen – eine mit, eine ohne Kontrastmittel – aber mit den gleichen Untersuchungstiteln

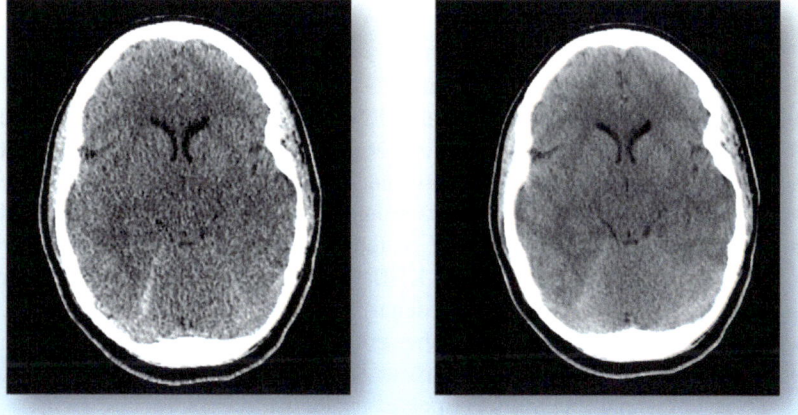

Abb. 2 Natives Schädel-CT mit Serien unterschiedlicher Schichtdicke innerhalb der gleichen Untersuchung

Ähnliches gilt für die Auswahl der relevanten Serien innerhalb einer Untersuchung. Verschiedene Serien sind aufgrund ihrer Parameter (Schichtdicke, Kontrastmittelphase, Kernel, Ebene etc.) unterschiedlich gut für die Bildinterpretation geeignet. Dies gilt sowohl für den Radiologen als auch für die KI. Auch hier optimiert der intelligente Einsatz von Technologie die Auswahl der relevanten Serien und damit die Ergebnisse. Nur ein optimaler Input führt zu einem optimalen Output (Abb. 2)!

Der Anwender der KI, z. B. der Radiologe, hat keinen Einblick in die Unterschiede der Genauigkeit des Algorithmus und des Orchestrierungsprozesses. Er nimmt jedoch trotz Verwendung desselben hochpräzisen KI-Algorithmus eine stark unterschiedliche Sensitivität der KI-Lösung wahr, in Abhängigkeit davon, wie erfolgreich dem KI-Algorithmus relevante Untersuchungen und passende Sequenzen zugeführt werden (Abb. 3).

Bei der Auswahl einer KI-Lösung sollte daher nicht nur auf den Algorithmus, sondern auch auf die zugrunde liegende KI-Plattform und deren Leistungsparameter geachtet werden. Es sollte ebenfalls berücksichtigt werden, wie flexibel eine KI-Plattform auf unterschiedliche Patientenpopulationen innerhalb einer Einrichtung reagieren kann. Beispiel: Ein Algorithmus zur Priorisierung von Fällen mit intraabdomineller freier Luft eignet sich primär für Patienten der zentralen Notaufnahme. KI-Warnungen über freie Luft bei stationären, postoperativen Patienten könnten dagegen als störend empfunden werden. Ein KI-Anbieter sollte idealerweise Erfahrung mit HL7 (Health Level Seven)- oder FHIR (Fast Healthcare Interoperability Resources)-Integration haben, um sich auf solche individuellen Kundenbedürfnisse einstellen zu können. Weitere Vorteile einer KI-Plattformlösung sind unter anderem ein geringerer Implementierungsaufwand im Vergleich zu mehreren Einzellösungen, eine einheitliche Datensicherheitslösung, die Nutzung der KI-Ergebnisse über eine einheitliche Benutzeroberfläche sowie eine hohe Skalierbarkeit [8].

KI-Lösung ist nicht gleich KI-Lösung

Es gibt nicht viele Studien, die einzelne KI-Lösungen auf Basis einer großen Anzahl von Untersuchungen miteinander vergleichen. Dies liegt an dem bereits erwähnten hohen Implementierungsaufwand. KI-Anbieter werden auf Konferenzen häufig zu sogenannten KI-Bake-offs eingeladen. Dabei werden verschiedenen Anbietern Einzelfälle zur Verfügung gestellt, die diese dann prozessieren und die KI-Ergebnisse präsentieren. Solche KI-Bake-offs oder AI-Bake-offs dienen der Produktdemonstration inkl. verschiedener Visualisierungsmöglichkeiten und der Diskussion interessanter Fälle, sind aber grundsätzlich nicht für einen aussagekräftigen Leistungsvergleich von skalierbarer KI geeignet, da sie die oben genannten Orchestrierungs- und Integrationsaspekte ausblenden.

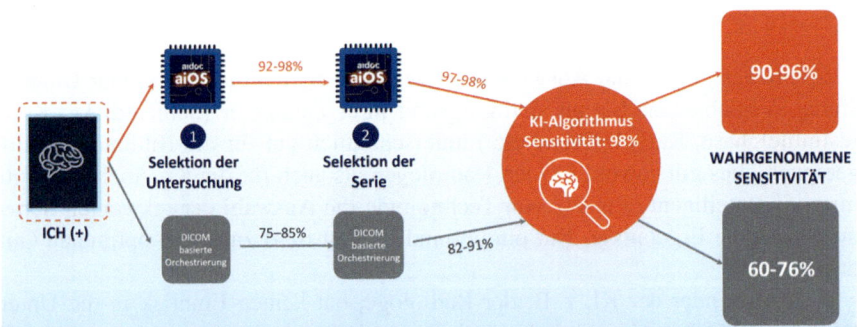

Abb. 3 Die wahrgenommene Sensitivität einer KI-Lösung ist abhängig von der Orchestrierung

Studien mit hohen Untersuchungszahlen bieten eine seltene, aber wichtige Möglichkeit, verschiedene KI-Lösungen hinsichtlich ihrer Genauigkeit zu vergleichen. Dr. Kristoffer Järlevi, Dr. Michael Wilczek, Dr. Chikako Suzuki und Herr Gustav Alvfeldt vom Institut für Radiologie des Notfallkrankenhauses Stockholm Süd (Södersjukhuset, SÖS), haben sich diese Mühe gemacht [9].

Ziel der Studie war es, das Potenzial von 3 CE-zertifizierten KI-Algorithmen zur Unterstützung beim Erkennen von intrakraniellen Blutungen (ICH) zu evaluieren. 3902 CT-Untersuchungen wurden aus dem Sectra RIS/PACS extrahiert und standen für die retrospektive Analyse zur Verfügung. 176 (5 %) der Fälle waren richtig-positive ICH-Fälle. Der ICH-Algorithmus von Aidoc lief auf der KI-Plattform aiOS™, 2 weitere Algorithmen der Anbieter "A" und "B" wurden über einen KI-Marktplatz eines großen PACS-Herstellers zur Verfügung gestellt. Tab. 1 zeigt signifikante Unterschiede zwischen den Ergebnissen der KI-Algorithmen der verschiedenen Anbieter, insbesondere in Bezug auf Sensitivität und Positive Predictive Values (PPV), auch im Vergleich zu Einzel- und Doppelbefunden durch Radiologen.

Fragen Sie die Nutzer

Hat man als potenzieller KI-Anwender alle notwendigen Hürden der KI-Implementierung genommen und sich im Idealfall für den richtigen KI-Partner entschieden, kann man sich dazu entschließen, die Anwender nach ihrer Zufriedenheit mit den eingesetzten KI-Lösungen zu befragen.

Dr. med. Torsten B. Möller, Vorstand der reif und möller diagnostic-network AG (Reif & Möller), hat dies getan [10]. Als größtes deutsches Teleradiologie-Netzwerk versorgt Reif & Möller über 140 Krankenhäuser in Deutschland und Österreich mit teleradiologischer Befundung und setzt als erstes deutsches Teleradiologie-Unternehmen seit 2022 routinemäßig KI-Lösungen ein, darunter KI-Module zur Unterstützung der Detektion von intrakraniellen Blutungen, Gefäßverschlüssen im Gehirn, (inzidentellen) Lungenarterienembolien sowie Rippen-, Halswirbelsäulen- und vertebralen Kompressionsfrakturen. Die Herausforderungen für die KI-Orchestrierung in Bezug auf die Variabilität der DICOM-Daten bei einer so großen Anzahl von angeschlossenen Krankenhäusern, Modalitäten und KI-Modulen sind hoch.

Tab. 1 Sensitivität, Spezifität, positiven Vorhersagewerte (PPV), negativen Vorhersagewerte (NPV) von 3 KI-Algorithmen sowie die Ergebnisse der radiologischen Einzelbefundungen und der Doppelbefundungen

	Sensitivität	Spezifität	PPV	NPV
Einzelbefundung	86,4 %	99,4 %	87,9 %	99,4 %
Doppelbefundung	95,5 %	99,5 %	90,8 %	99,8 %
KI-Anbieter A	60,2 %	97,1 %	48,4 %	98,2 %
KI-Anbieter B	62,8 %	97,4 %	52,4 %	98,3 %
Aidoc	90,3 %	99,0 %	80,3 %	99,5 %

In der Studie von Reif & Möller wurden 2 Befragungen durchgeführt – 4 und 18 Monate nach der ersten KI-Implementierung –, um die Zufriedenheit der Teleradiologen mit der KI zu evaluieren. Zum Zeitpunkt der 2. Befragung wurden mehr als 10.000 CT-Untersuchungen pro Monat durch die KI verarbeitet, und Fragebögen von 48 Radiologen konnten ausgewertet werden.

Die Ergebnisse zeigen, dass die Zufriedenheit der Radiologen mit der KI hoch ist und mit der Zeit zunimmt. Diese Ergebnisse unterstreichen die wichtige Rolle der KI bei der Unterstützung der Teleradiologen in der Befundung.

Wesentliche Ergebnisse der 2. Umfrage (die Werte der 1. Umfrage in Klammern):

- 97 % (83 %) der Radiologen möchten nicht mehr auf die KI verzichten.
- 94 % (83 %) haben bereits von KI profitiert.
- 91 % (75 %) bezeichnen die KI als hilfreich.
- 89 % (88 %) empfinden die KI als einfach zu bedienen.
- 85 % sind am Ende des Dienstes dank der KI zufriedener, vor allem weil die KI die Wahrscheinlichkeit verringert, dass kritische Pathologien übersehen werden.

Die Befragten gaben auch an, bereits falsch-negative (FN) und falsch-positive (FP) KI-Ergebnisse erhalten zu haben. Dies ist zu erwarten, da die KI nicht 100 % akkurat ist und die Resultate daher immer vom Anwender, in diesem Fall dem Radiologen, überprüft werden müssen. Dennoch hat die Prävalenz dieser FN- und FP-Ergebnisse den positiven Gesamteindruck der Anwender nicht getrübt.

Zusammenfassend lässt sich sagen: KI wird den Kliniker auf absehbare Zeit nicht ersetzen. Aber die Kombination aus Arzt und funktionierender KI bringt die besten Ergebnisse.

Literatur

1. Topol, E. (2019) Deep medicine: How Artificial Intelligence Can Revolutionize Health Care – And Make It More Humane. Basic Books.
2. Artificial intelligence was supposed to transform health care. It hasn't. (2022, August 15). POLITICO. https://www.politico.com/news/2022/08/15/artificial-intelligence-health-care-00051828.
3. Hetenyi, S.; Goelz, L.; Boehmcker, A.; Schorlemmer, C. Quality Assurance of a Cross-Border and Sub-Specialized Teleradiology Service. *Healthcare* 2022, *10*, 1001. https://doi.org/10.3390/healthcare10061001
4. Topff L, Ranschaert E, Bartels-Rutten A, Negoita A, Menezes R, Beets-Tan R, Visser J. Artificial Intelligence Tool for Detection and Worklist Prioritization Reduces Time to Diagnosis of Incidental Pulmonary Embolism at CT. Radiology: Cardiothoracic Imaging 2023 5:2.
5. Wiklund P, Medson K, Use of a Deep Learning Algorithm for Detection and Triage of Cancer-associated Incidental Pulmonary Embolism, Radiology: Artificial Intelligence 2023 5:6.
6. Kundisch A, Hönning A, Mutze S, Kreissl L, Spohn F, Lemcke J, et al. (2021) Deep learning algorithm in detecting intracranial hemorrhages on emergency computed tomographies. PLoS ONE 16(11): e0260560. https://doi.org/10.1371/journal.pone.0260560

7. Mutze S, Gölz L, (2023) Mit KI in die nächste Dimension. Radiologie Magazin 2-2023.
8. „More than an algorithm: Harnessing an AI Platform to Scale and Streamline AI in Healthcare". Aidoc whitepaper EFM125. www.aidoc.com.
9. „Not all AI is equal – A comparative study of three imaging algorithms", https://www.aidoc.com/learn/blog/imaging-ai-comparative-study/ Dieser Vorveröffentlichungsbericht, der mit Zustimmung der Autoren von Aidoc zur Verfügung gestellt wird, um die wichtigsten Ergebnisse einer retrospektiven Vergleichsstudie der ICH-Algorithmen hervorzuheben, die auf der schwedischen Radiologie-Konferenz Röntgenveckan im September 2023 vorgestellt wurde.
10. "AI in routine Use across Germany and Austria – What are the experiences of Teleradiologists?" T. B. T. Moeller, P. F. W. Sögner; Dillingen/DE, Poster No.: C-13783, präsentiert am ECR (European Congress of Radiology) 2024, Wien.

Einführung von KI in der Radiologie mittels einer KI-Plattform

Michelle Brandhuber und Franz Pfister

Einleitung

In den letzten Jahren hat die Integration von Künstlicher Intelligenz (KI) in der Radiologie die Landschaft der medizinischen Bildgebung grundlegend verändert und vielversprechende Möglichkeiten zur Verbesserung der Diagnosegenauigkeit, der Behandlungsergebnisse und der Workfloweffizienz eröffnet. Mit über 800 CE- und FDA-zugelassenen KI-Lösungen [1, 2] auf dem Markt unterstützen radiologische KI-Tools die Analyse und Interpretation komplexer medizinischer Bildgebungsuntersuchungen wie Röntgen, CT und MRT.

Ein Plattformansatz, bei dem alle KI-Lösungen sicher über eine einzige Quelle abgerufen und integriert werden, ist ein effektives Mittel, um das breite Spektrum an KI-Lösungen optimal zu nutzen, indem die Einführung, Integration und Bereitstellung erleichtert und gleichzeitig die Informationssicherheit sowie der Datenschutz der KI-Lösungen gewährleistet werden.

Arten von KI-Lösungen

Die Ergebnisse von radiologischen KI-Tools können je nach Art der verwendeten KI-Lösung, dem beabsichtigten Anwendungsfall, dem gewünschten Ausgabeformat und den Formatierungsentscheidungen des Anbieters erheblich variieren. Im Wesentlichen lassen sich KI-Lösungen in 3 Haupttypen einteilen:

M. Brandhuber (✉) · F. Pfister
deepc GmbH, München, Deutschland
E-Mail: michelle@deepc.ai

F. Pfister
E-Mail: franz@deepc.ai

T. B. Möller et al. (Hrsg.), KI in der Radiologie,
https://doi.org/10.1007/978-3-662-70340-3_9

67

1. **Erkennung** – Mustererkennung, die Auffälligkeiten in Bildgebungsstudien identifiziert.
2. **Quantifizierung** – Automatische Berechnung zeitaufwendiger Messungen wie Entfernungen, Flächen und Volumina.
3. **Verbesserung** – Beschleunigung der Nachbearbeitung von verrauschten oder signalarmen Niedrigdosisscans (Kontrastmittel).

Erkennungsalgorithmen sind die am häufigsten angewendeten Formate und werden verwendet, um das Vorhandensein oder Nichtvorhandensein wichtiger klinischer Befunde zu kennzeichnen. Beispiele für die Ausgabeformate von KI-Anbietern umfassen die in Abb. 1 genannten Formate.

Das Verständnis dieser verschiedenen KI-Ausgabeformate ist für Radiologen unerlässlich, um KI-Ergebnisse genau zu interpretieren und effektiv in klinische Workflows zu integrieren.

Auswahl der richtigen KI-Lösungen

Die Auswahl der geeigneten KI-Lösungen erfordert sorgfältige Überlegungen in Bezug auf verschiedene Faktoren. Eine Studie aus dem Jahr 2021 ergab, dass 56 % der Kliniker, Radiologiemitarbeiter und des Managements einen Mangel an Wissen als Hauptbarriere für die Einführung von KI nannten [3]. Angesichts der umfangreichen und ständig wachsenden Anzahl an regulatorisch zugelassenen KI-Lösungen auf dem Markt ist ein zentraler Zugang zu unabhängigen Informationen für fundierte Entscheidungen von entscheidender Bedeutung. Quellen wie das Health AI Register, betrieben von Romion Health (ehemals AI for Radiology Grand Challenge der Radboud University Medical Center) [2], können wertvolle Einblicke in die Eigenschaften und den Vergleich kommerziell verfügbarer Lösungen bieten.

Die Nutzung einer Plattform, die Anbieterneutralität wahrt, ermöglicht einen unvoreingenommenen Zugang zu einer vielfältigen Auswahl kuratierter KI-Lösungen je nach Anwendungsfall und erleichtert eine umfassende Bewertung zur Identifizierung der optimalen Passung für lokale Daten.

Die Erkenntnisse aus den ECLAIR-Leitlinien [4] umfassen wichtige Überlegungen bei der Auswahl von KI-Lösungen:

Bounding Boxes: Markierung von Bereichen von Interesse mit rechteckigen Grenzen.

Segmentierung: Abgrenzen spezifischer Strukturen oder Abnormalitäten mit präzisen Grenzen.

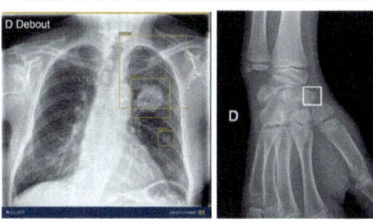 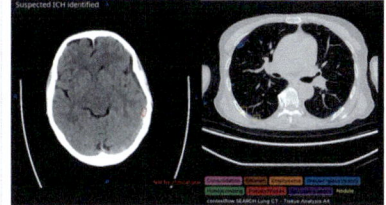

Heatmaps: Anzeige von Bereichen mit hoher Wahrscheinlichkeit für Abnormalitäten mit Farbverläufen.

Automatische Messungen: Ausgabe numerischer Quantifizierungen.

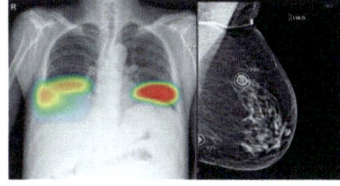 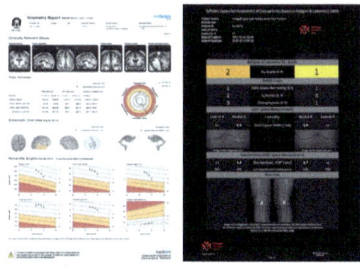

Abb. 1 Beispiele für grafische Ausgabeformate von KI-Anbietern. Von oben links nach unten rechts: Gleamer Chestview, AZmed Rayvolve, Avicenna ICH, Contextflow Advance Chest CT, Lunit CXR, Lunit MMG, mediaire mdbrain, Image Biopsy Lab KOALA

Überlegung	Beschreibung	Mehrwert einer anbieterneutralen KI-Plattform
Zielsetzung	Verständnis, welches Problem gelöst wird und welche Stakeholder involviert sind	Unabhängige Expertenberatung, um Probleme mit den auf dem globalen Markt verfügbaren KI-Lösungen abzugleichen.
Vergleichende Bewertung	Abwägung der Vor- und Nachteile vergleichbarer KI-Modelle hinsichtlich verschiedener Faktoren wie Effizienz, Sensitivität und Spezifität	Expertenberatung durch klinische Anwendungsspezialisten für einen Überblick über verschiedene KI-Produkte für denselben Anwendungsfall.
Datenvariabilität	Verschiedene KI-Modelle werden auf unterschiedlichen Datensätzen trainiert, was potenziell zu Unterschieden in ihrer Performance führt	Eine KI-Plattform hat typischerweise bereits einen Vortestlauf auf großen und diversen Holdout-Datensätzen durchgeführt und ermöglicht kundenspezifische Tests an Kundendaten.

Überlegung	Beschreibung	Mehrwert einer anbieterneutralen KI-Plattform
Kombinationstests	Testen mehrerer KI-Lösungen, um die beste Passung für die Abteilungsbedürfnisse zu bestimmen	Eine KI-Plattform ermöglicht typischerweise kundenspezifische Tests an Kundendaten, entweder vor der Bereitstellung oder in einem realen Bereitstellungsumfeld.
Gesetzliche Vorschriften	Untersuchung der Konformität, der Cybersicherheit und der Datensicherheit für die Zielregion	Als Distributor von Medizinprodukten muss eine KI-Plattform die gesetzlichen Anforderungen einhalten und die regulatorische Konformität der vertriebenen Produkte sicherstellen. Im besten Fall hält der KI-Plattformanbieter auch Informationssicherheitsstandards ein und vereinfacht das Cybersicherheitskonzept.
Hardware-Anforderungen	Untersuchung der Rechenressourcen, die eine KI-Lösung benötigt, um in einer klinischen Organisation eingesetzt zu werden	Im besten Fall bietet eine KI-Plattform ein skalierbares Hosting von KI-Lösungen, sodass sich Organisationen nicht um die dynamischen Hardwareanforderungen kümmern müssen.
ROI	Bewertung von Fallstudien, die den nachweislichen Wert der Workfloweffizienz und des klinischen Mehrwerts demonstrieren	Eine KI-Plattform kann typischerweise die relevanteste wissenschaftliche Evidenz liefern und Organisationen mit Expertenberatung bei der Berechnung ihres ROI unterstützen. Darüber hinaus kann die KI-Plattform eine ROI-Bewertung im klinischen Workflow unterstützen.
Integration in den Workflow	Bewertung, wie KI-Lösungen in den bestehenden klinischen Workflow integriert werden	Ein KI-Plattformanbieter sollte eine individuelle Beratung zur erforderlichen Integrationstiefe verschiedener KI-Lösungen anbieten. Typischerweise sind KI-Plattformen in der Lage, eine tiefere Integration in bestehende HIT-Systeme (HIT = Health IT) zu erleichtern, um jeden Anwendungsfall zu unterstützen (z. B. Worklisttriage, Befundtextintegration usw.).
Service und Support	Bewertung, wie jede KI-Lösung unterstützt wird und welche Service-Level-Agreements (SLA) vereinbart sind	Eine KI-Plattform harmonisiert typischerweise Service und Support und kann höhere SLA bieten als ein einzelner Anbieter.
Vertrag und Abrechnung	Bewertung, wie jede KI-Lösung vertraglich angebunden und wie für dieselbe bezahlt wird	Eine KI-Plattform harmonisiert typischerweise Vertrags- und Abrechnungsprozesse und ermöglicht maximale Flexibilität und Einfachheit.

Diese Schritte helfen, sicherzustellen, dass die ausgewählten KI-Tools den spezifischen Anforderungen aller Stakeholder, einschließlich Radiologen, nicht-radiologischer Ärzte, Krankenhausmanagements, IT-Administratoren und der lokalen Patientengemeinschaft, entsprechen. Ein KI-Plattformanbieter hilft Organisationen typischerweise dabei, diese Bewertung zu optimieren, indem er in jedem Schritt Expertenunterstützung bietet.

Bereitstellung von KI in der HIT-Infrastruktur

Die Implementierung von Künstlicher Intelligenz (KI) im Bereich der Radiologie erfordert die nahtlose Integration dieser Lösungen in die bestehende Gesundheitsinformations- und Technologielandschaft (engl. Health IT = HIT-Infrastruktur). Dieses Ziel wird am effektivsten erreicht, wenn alle KI-Lösungen über eine zentrale KI-Plattform bereitgestellt werden. Schlüsselelemente hierfür sind: strikte Einhaltung regulatorischer und compliancerelevanter Standards, Sicherstellung der Robustheit und Skalierbarkeit der zugrunde liegenden Architektur, Förderung der Interoperabilität in der Gesundheits-IT-Infrastruktur, Aufbau eines umfassenden Support-Frameworks für die integrierten KI-Lösungen und Plattform sowie die Gewinnung wertvoller Erkenntnisse aus der Implementierung der Plattform und ihrer integrierten KI-Lösungen. Jedes dieser Elemente ist entscheidend, um den effektiven und sicheren Betrieb von KI-Tools in klinischen Umgebungen zu gewährleisten.

Einheitliche Compliance
Compliance umfasst verschiedene Bereiche wie Datenverwaltung, Risikomanagement, Qualitätsmanagement, Informationssicherheit usw., die die Qualität, Sicherheit und Compliance der Verarbeitung von Gesundheitsdaten für KI-Anwendungen sicherstellen. Wichtige Aspekte können auf Plattformebene harmonisiert werden und umfassen:

- **Richtlinien für die Prozessierung:** Etablierung robuster Richtlinien für Datenerhebung, -speicherung, -zugriffskontrolle, -weitergabe und -prozessierung.
- **Patientendatenschutz:** Sicherstellung der Datenintegrität und Entfernung personenbezogener Gesundheitsinformationen gemäß DICOM-Standard.
- **Datensicherheit:** Vermeidung von Drittübertragungen von Daten zur KI-Verarbeitung. Berücksichtigung sicherer, verschlüsselter Cloud-Settings oder On-Prem-Hosting.
- **Benutzerauthentifizierung:** Mechanismen wie ADFS für Single Sign-On (SSO)-Zugriff, Nutzung bestehender Identitätsmanagementinfrastrukturen.
- **Gesetzliche Vorschriften:** Einhaltung von HIPAA, GDPR, ISO 13485:2016 und ISO/IEC 27001:2022-Standards.

Robustheit der Architektur

Eine robuste Plattformarchitektur gewährleistet die Sicherheit und bietet gleichzeitig Flexibilität und Skalierbarkeit. Eine Cloud-native-basierte KI-Plattform ist gut positioniert, um diese Ziele zu erreichen, indem sie die folgenden Funktionen und Fähigkeiten nutzt:

- **Kosteneffizienz:** Keine oder nur minimale Anfangsinvestitionen in die Infrastruktur oder laufende Wartungskosten.
- **Elastizität:** Skalierung von Hardware-Ressourcen entsprechend dem organisatorischen Bedarf, um einen Prozessierungsbacklog (Warteschleife) zu verhindern.
- **Effizienz:** Verarbeitung jeglichen Volumens von Bildgebungsstudien ohne Prozessierungsbacklog oder gar Leistungseinbußen.
- **Skalierbarkeit:** Nahezu unbegrenzte Kapazität, ideal für große Netzwerke und steigende Datenmengen.
- **Umweltfreundlichkeit und Nachhaltigkeit:** Eine in der Cloud laufende KI-Plattform fördert die Nachhaltigkeit, indem sie den Bedarf an physischen Servern eliminiert und so den Energieverbrauch deutlich reduziert.
- **Zukunftssicherheit:** Anpassungsfähigkeit in Bezug auf Innovationen, um Langfristigkeit und Investitionsschutz zu gewährleisten.

Abb. 2 gibt einen Überblick darüber, wie eine anbieterneutrale und Cloud-native KI-Plattform optimal in die bestehende HIT-Infrastruktur einer unternehmensorientierten Gesundheitsorganisation integriert wird.

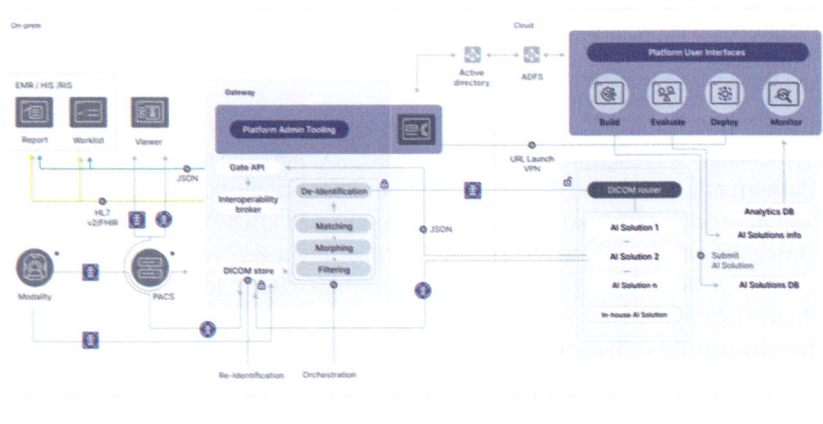

Abb. 2 Überblick über die Architektur einer anbieterneutralen, Cloud-nativen KI-Plattform

Die Abb. 2 zeigt den Überblick über Funktionen, Datenflüsse und Verbindungen zwischen der bestehenden HIT-Infrastruktur und den Komponenten der KI-Plattform.

Interoperabilität

Die nahtlose Integration in bestehende Krankenhausinfrastruktursysteme ist notwendig, um zusätzliche IT-Komplexitäten zu vermeiden. Wichtige Punkte umfassen:

- **Datenintegration:** Anpassung an verschiedene Modalitätensetups, PACS, HIT-Systeme und Datenrouting-Workflows.
- **Workflowintegration:** Sicherstellung, dass die KI-Ausgabedaten nahtlos in bestehende Workflows integriert werden, um Effizienz und Wertschöpfung zu maximieren.
- **Kompatibilität:** Sicherstellung, dass die Plattform mit verschiedenen Anbietersystemen und Softwareversionen funktioniert, um heterogene Umgebungen zu unterstützen.
- **Standardisierung:** Nahtloser Datenaustausch wird durch z. B. HL7-Kompatibilität erreicht, um eine ordnungsgemäße Kommunikation mit HIT-Tools zu gewährleisten und Datensilos zu reduzieren.

Support

Der Support und die Wartung individueller Integrationen von KI-Lösungen sind nicht nachhaltig skalierbar. Ein zentralisierter Support über eine KI-Plattform stellt einen reibungslosen Betrieb und die Wartung aller integrierten KI-Lösungen sicher. Wesentliche Elemente umfassen:

- **Anbietermanagement:** Ein Plattformanbieter sollte KI-Lösungen und -Integrationen sowie die Einhaltung gesetzlicher Vorschriften verwalten.
- **Regelmäßige Updates:** Eine Plattform, die Cloud-native Bereitstellung nutzt, ermöglicht schnelle, störungsfreie Updates.
- **Selbsthilfe:** Eine einfache Benutzeroberfläche für Plattformfehlerbehebung und Einblicke über ein Netzwerk kann Supporttickets reduzieren und die Betriebseffizienz steigern.

Verständnis des Benefits von KI

Das Verständnis des Einflusses von KI-Lösungen auf den laufenden Betrieb ist notwendig, um den Wert der KI-Lösungen über die Plattform optimal zu verstehen. Mit einer ganzheitlichen Sicht auf alle integrierten KI-Lösungen sind Plattformen gut positioniert, um Nutzungsarten zu monitoren, um wichtige Metriken zu bewerten, einschließlich:

- **Workfloweffizienz:** Vergleich von Durchlaufzeiten und Priorisierungen vor und nach der KI-Bereitstellung.

- **Klinischer Benefit:** Verfolgung von Parametern wie Diagnosegenauigkeit und nachgelagerten Behandlungen, um Einnahmen und Kosteneinsparungen besser zu verstehen.
- **Optimierung:** Datenauswertung zur Optimierung der KI-Nutzung und Verbesserung der Patientenergebnisse.

Sicherstellung der KI-Sicherheit über den gesamten KI-Lebenszyklus

Regulatorische Sorgfaltspflicht ist eine grundlegende Säule für die Integration von KI-Tools in der Radiologie. Regulierungsbehörden wie die FDA und EMA haben strenge Richtlinien für die Genehmigung und Nutzung KI-basierter Medizinprodukte, um die Patientensicherheit und Wirksamkeit zu gewährleisten [5]. Diese Vorschriften erfordern gründliche Tests, Validierung und Überwachung der Produkte, auch nach der Markteinführung.

Die Einhaltung regulatorischer Richtlinien ist entscheidend, aber nicht ausreichend. Umfassende Tests vor der Integration und Bereitstellung, Validierung und fortlaufende Überwachung nach der Bereitstellung sind notwendig, um potenzielle Sicherheitsprobleme zu adressieren und eine ethische Bereitstellung zu gewährleisten.

Validierung und Tests

Selbst bei ordnungsgemäßer regulatorischer Validierung können KI-Produkte auf Herausforderungen stoßen, wenn sie Daten verarbeiten, die sich von den Daten unterscheiden, die während ihrer Entwicklung zum Training verwendet wurden. Unterschiede können durch anatomische Variationen, Unterschiede in den Datenakquisitionsmethoden oder Populationsmerkmale entstehen. Daher müssen Plattformen Mechanismen bereitstellen, um sicherzustellen, dass KI-Produkte wie erwartet in den spezifischen Populationen und Datenumgebungen funktionieren, in denen sie bereitgestellt werden sollen.

Da Leistungsmetriken individuell vom KI-Anbieter festgelegt werden, ist ein vergleichendes Benchmarking unerlässlich. Wie von Konsortien wie SPIRIT und CONSORT AI [6] empfohlen, sollte ein Plattformanbieter für mehrere KI-Lösungen eine solche rigorose Validierung durchführen, indem er umfangreiche nicht-öffentliche Datensätze verwendet, um diverse Patientenpopulationen und realistische klinische Szenarien bereits im Vorfeld zu prüfen. Dieser Prozess dient dazu, Ausreißer und technische Probleme zu identifizieren und das Risiko von Ungenauigkeiten oder Verzerrungen/Bias zu minimieren. Vor der Implementierung im radiologischen Workflow können Radiologen auf diese Weise sicher die geeigneten KI-Lösungen auf ihren Daten testen und letztendlich das optimale Produkt für ihre Daten und Patientenpopulation auswählen.

Überwachung

Die Qualitätssicherung von KI-Produkten ist unerlässlich, um die sichere und effektive Nutzung von KI-Tools in der Radiologie sicherzustellen. Dies umfasst einen dreistufigen Qualitätssicherungsprozess, wie im RAISE-Leitlinienpapier (RAISE = Radiology AI Safety, an End-to-end lifecycle approach) beschrieben [7]:

KI-Sicherheitsstufe	Erklärung		
Qualitätssicherung der Software	Sicherstellung der korrekten Funktion der KI-Software durch Überprüfung von Zuverlässigkeit, Leistung und Einhaltung von Service-Level-Agreements, mit kontinuierlicher Validierung und Überwachung vor und nach der Bereitstellung		
Live-Überwachung	Sicherstellung der laufenden Sicherheit und Genauigkeit der KI-Algorithmen durch:		
	Datenqualitätskontrolle	Sicherstellung der Datenkorrektheit und -sauberkeit	
	Ausgabeschranken	Validierung der Ausgaben durch Konsistenzprüfungen und logische Einschränkungen	
	Verteilungsschichten	Verfolgung von Messungsänderungen im Laufe der Zeit zur Erkennung potenzieller Probleme	
	Humanes Feedback	Einbeziehung menschlichen Feedbacks für eine höhere Genauigkeit	
	Proaktiver Alarm	Proaktive Einbeziehung von Klinikern, wenn erforderlich	
	Ausführungsüberwachung	Verfolgung der KI-Produkt- und Plattformleistung sowie Effizienz, insbesondere in Notfallszenario	
Überwachung nach der Bereitstellung	Sicherstellung der langfristigen Sicherheit und Wirksamkeit der KI-Produkte durch:		
	Performancedrift und Modellneukalibrierung	Monitoring der KI-Performance über den Zeitverlauf und Neukalibrierung bei Bedarf	
	Biasüberwachung	Bewertung von KI-Bias in verschiedenen Populationen und Standorten	
	Bewertung des klinischen Nutzens	Bewertung des klinischen und wirtschaftlichen Gesamtnutzens des KI-Produkts für Patienten und Anwender	

Durch die Festlegung von Betriebsgrenzwerten und das Auslösen von Warnmeldungen für detektierte Probleme können radiologische Abteilungen KI-Modelle proaktiv verwalten und optimieren. Die Behandlung von Bias- und Fairnessproblemen von KI-Modellen ist entscheidend, um eine adäquate Leistung über verschiedene Bevölkerungsgruppen hinweg sicherzustellen, Vertrauen aufzubauen und die Patientensicherheit zu gewährleisten [7].

Der Überblick über die komplexen Elemente der KI-Sicherheit in der Radiologie ergibt, dass ein Plattformansatz als Dreh- und Angelpunkt für das kohärente Management von KI-Produkten und die Gewährleistung der Performance sowie zur Kontrolle der Sicherheit, Wirksamkeit und ethischen Bereitstellung fungieren kann.

Zusammenfassung – die Notwendigkeit eines KI-Plattformansatzes

Eine anbieterneutrale KI-Plattform bietet mehrere Vorteile gegenüber der Integration eines einzelnen Anbieters. Schon vor der Bereitstellung hilft sie, die Bewertung und Auswahl der richtigen KI-Lösungen zu optimieren, indem sie die richtigen Tools, Prozesse und Expertenberatung in jedem Prozessschritt ermöglicht. Nach der Installation liefert eine KI-Plattform einen umfassenden Überblick über alle integrierten KI-Lösungen und bietet die granulare und detaillierte Nachverfolgung von Nutzungs- und Leistungsmetriken. Sie erleichtert auch die Echtzeitüberwachung von Erfolgs- und Fehlerraten. Darüber hinaus gewährleistet eine KI-Plattform die nahtlose Integration von KI-Tools in die bestehende HIT-Infrastruktur, indem sie die Compliance-Standards für das Unternehmen, eine robuste Architektur, Interoperabilität und effektiven Support ermöglicht. Schließlich bietet eine Cloud-native Plattform Kosteneffizienz, Elastizität, Effizienz, Skalierbarkeit, Umweltfreundlichkeit und Zukunftssicherheit. Daher ist ein KI-Plattformansatz oft die überlegene Wahl für Radiologieabteilungen, die die Vorteile von KI nutzen möchten, während die Sicherheit, Wirksamkeit, Compliance und Skalierbarkeit gewährleistet ist.

Literatur

1. https://www.fda.gov/medical-devices/software-medical-device-samd/artificial-intelligence-and-machine-learning-aiml-enabled-medical-devices.
2. https://radiology.healthairegister.com/.
3. Huisman M, Ranschaert E, Parker W, Mastrodicasa D, Koci M, Pinto de Santos D, Coppola F, Morozov S, Zins M, Bohyn C, Koç U, Wu J, Veean S, Fleischmann D, Leiner T, Willemink MJ. An international survey on AI in radiology in 1041 radiologists and radiology residents part 2: expectations, hurdles to implementation, and education. Eur Radiol. 2021 Nov;31(11):8797–8806. https://doi.org/10.1007/s00330-021-07782-4. Epub 2021 May 11. PMID: 33974148; PMCID: PMC8111651.

4. Omoumi, P., Ducarouge, A., Tournier, A. et al. To buy or not to buy—evaluating commercial AI solutions in radiology (the ECLAIR guidelines). Eur Radiol 31, 3786–3796 (2021). https://doi.org/10.1007/s00330-020-07684-x.
5. Brady, A.P., Allen, B., Chong, J. et al. Developing, purchasing, implementing and monitoring AI tools in radiology: practical considerations. A multi-society statement from the ACR, CAR, ESR, RANZCR & RSNA. Insights Imaging 15, 16 (2024). https://doi.org/10.1186/s13244-023-01541-3.
6. https://www.clinical-trials.ai.
7. Cardoso, M. J., Moosbauer, J., Cook, T. S., Erdal, B. S., Genereaux, B., Gupta, V., Landman, B. A., Lee, T., Nachev, P., Somasundaram, E., Summers, R. M., Younis, K., Ourselin, S., & Pfister, F. MJ. (2023). RAISE – Radiology AI Safety, an End-to-end lifecycle approach.

KI Module in verschiedenen Einsatzgebieten

.

KI in der digitalen Röntgenmodalität und Optimierung klinischer Abläufe

Frank Barzen

Seit Jahren steht die Radiologie in einem Spannungsfeld zwischen einer immer größer werdenden Nachfrage nach diagnostischer Bildgebung, Kostendruck im Gesundheitswesen und einem Mangel an medizinischem Fachpersonal [1] – sowohl bei den Radiologen als auch bei den Radiologietechnologen (vormals MTRAs). In diesem Umfeld kann die Künstliche Intelligenz (KI) einen wichtigen und großen Beitrag zu mehr Effizienz und Produktivität leisten. In vielen Alltagsbereichen ist die KI bereits zu einem festen Bestandteil geworden. Auch im Gesundheitswesen etabliert sich die KI mehr und mehr in der klinischen Routine.

Ausgehend von der oben beschriebenen Ausgangslage hat Agfa Radiology Solutions 2 wesentliche Bereiche definiert, in denen die KI, integriert in die digitale Röntgenmodalität, signifikante Effizienz- und Produktivitätsteigerungen bewirken kann:

- **intelligente Assistenzsysteme zur Unterstützung und Begleitung des Bildgebungsprozesses,** welche es auch weniger erfahrenen Anwendern ermöglichen, eine konsistent hohe Aufnahme- und Bildqualität zu liefern
- **Systeme zur diagnostischen Bildauswertung am Untersuchungsort**
  - Frühwarnsysteme, die den Anwender unmittelbar nach erfolgter Bildakquisition über detektierte kritische Pathologien benachrichtigen
  - Systeme zur Priorisierung von Folgeuntersuchungen oder fundierten diagnostischen Entscheidungsfindung

F. Barzen (✉)
Agfa Healthcare Germany GmbH, Düsseldorf, Deutschland
E-Mail: frank.barzen@agfa.com

© Der/die Autor(en), exklusiv lizenziert an Springer-Verlag GmbH, DE, ein Teil von Springer Nature 2025
T. B. Möller et al. (Hrsg.), *KI in der Radiologie,*
https://doi.org/10.1007/978-3-662-70340-3_10

Intelligente Assistenz beim Röntgen

Betrachten wir zunächst den Bildgebungsprozess. Das Röntgen ist sowohl eine Wissenschaft als auch eine Kunst. Es gibt so viele Variablen, so viele Optionen, und alle erfordern Entscheidungen und Handlungen, die Zeit in Anspruch nehmen und sich auf den Arbeitsablauf auswirken. Aufgrund des seit Jahren akuten Mangels an gut ausgebildeten Radiologietechnologen werden Röntgenaufnahmen jedoch immer häufiger durch angelerntes Personal, beispielsweise Arzthelferinnen mit Röntgenschein, durchgeführt. Die in einem kompakten Strahlenschutzkurs erworbenen Kenntnisse können jedoch nicht mit der Fachkenntnis einer mehrjährigen Ausbildung gleichgesetzt werden. In der Routine kommt es daher durch verschiedenste Ursachen zu Aufnahmen, die für eine Diagnose nicht geeignet sind und wiederholt werden müssen.

Im Durchschnitt sind dies etwa 18 % aller Röntgenbilder, bei der mobilen Bildgebung liegt die Zahl noch höher [2]. Wiederholungsaufnahmen erhöhen die Patientendosis, sie verringern aber auch den Patientendurchsatz, führen zu einer zusätzlichen Arbeitsbelastung und dazu, dass Geräte stärker ausgelastet sind, was wiederum die Gemeinkosten steigen lässt. Dies ist eine Situation, die es in jeder medizinischen Einrichtung zu vermeiden gilt, und genau hier setzen die intelligenten Assistenzsysteme der SmartXR-Reihe an.

SmartXR soll Anwendern die Arbeit erleichtern und sie bei der Bilderfassung unterstützen: von der Ausrichtung des DR-Detektors (DR = Digital Radiography) über die Positionierung des Patienten bis hin zur Einstellung der optimalen Aufnahmeparameter, um nur einige Aspekte zu nennen. Die intelligenten Assistenzsysteme sollen dazu beitragen, die operative und klinische Leistung in der Abteilung zu optimieren, ohne dass Anwender den Überblick und die Kontrolle im Aufnahmeprozess abgeben.

Ist zum Beispiel eine so niedrige wie vernünftigerweise mögliche Strahlendosis (ALARA-Prinzip; „as low as reasonable achvievable") das Ziel aller, so passt aber eben ein Wert nicht für alle Patienten. Ohne Anpassung der Expositionsparameter an die Patientenkonstitution kann die Strahlendosis bei Röntgenaufnahmen auf einer Trage oder einem Bett schnell 6-mal höher als nötig sein [3]. Aber es ist nicht immer einfach, die optimale Dosis zu wählen, und die Anpassung der Expositionsparameter an die Konstitution des Patienten kann zeitaufwendig sein. SmartDose nutzt die Informationen, die die LiveVision-3D-Kamera übermittelt hat, um die Körperkonstitution des Patienten zu bestimmen, und ermittelt die erforderlichen Expositionsparameter auf der Grundlage wissenschaftlicher Standards. Die Hinweise am System geben dem Anwender eine Belichtungsempfehlung. Dies spart Zeit gegenüber manuellen Einstellungen und vermeidet gleichzeitig Wiederholungsaufnahmen, die durch mögliche falsche Belichtungseinstellungen entstehen.

Ob Fraktur, Läsion oder Tumor: Für die Beurteilung des Krankheitsverlaufs ist eine konsistente Bildqualität von größter Bedeutung. Eine abweichende Positionierung, Winkeleinstellung oder Belichtung kann jedoch zu subtilen Unterschieden

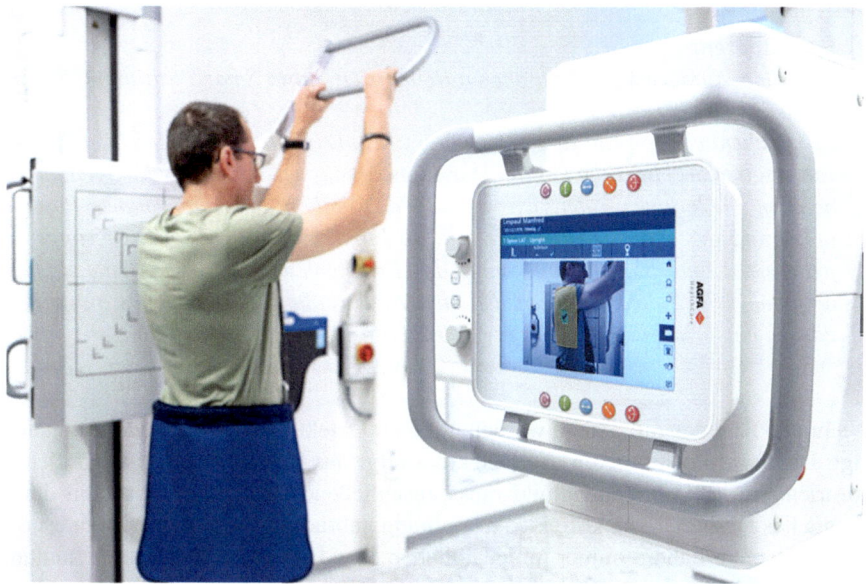

Abb. 1 SmartPositioning. Live-Kamerabild mit virtueller Projektion des eingestellten Kollimationsfeldes und Anzeige der aktiven Messkammer

zwischen aktuellen und Voraufnahmen führen. Dies mindert die Vergleichbarkeit und erschwert die Verlaufskontrolle – trotz guter Bildqualität.

Die präzise Ausrichtung von Röntgenröhre und DR-Detektor reduziert die Parallaxenbilddeformation und liefert eine konsistente Bildqualität. Mit hochmoderner Sensorik gibt SmartAlign bei Bettaufnahmen oder Untersuchungen außerhalb der Buckylade in Echtzeit die Rückmeldung, ob Röntgenröhre und DR-Detektor optimal zueinander ausgerichtet sind. So erfolgt die Ausrichtung schneller, einfacher und präziser. Wiederholungsaufnahmen aufgrund von Fehlausrichtungen werden vermieden.

Die exakte Positionierung des Kollimationsbereichs kann schwierig sein, beispielsweise bei adipösen Patienten oder bei seitlichen Aufnahmen. Tatsächlich ist eine unzulängliche Positionierung für 68 % [2], [4] der Bildabweisungen verantwortlich. SmartPositioning ergänzt das LiveVision-Kamerabild mit einer virtuellen Projektion des eingestellten Kollimationsfeldes (Overlay) auf den Körper des Patienten. Das daraus resultierende Augmented Reality-Bild zeigt zusätzlich auch die Position der aktiven Belichtungskammer(n) des Systems, um Wiederholungsaufnahmen zu vermeiden (Abb. 1). Muss die Positionierung des Patienten angepasst werden? Für diesen Fall weist das blinkende Overlay den Anwender auf Optimierungspotenzial hin.

Einsparpotenzial
Wie viele Wiederholungsaufnahmen ließen sich durch SmartPositioning vermeiden?
Ein Rechenbeispiel: Ein Röntgenraum im Krankenhaus hat an 365 Tagen pro Jahr täglich 50 Patienten [2]. Im Durchschnitt müssen 18 % aller Röntgenaufnahmen wiederholt werden, was in 68 % der Fälle an einer ungenauen Positionierung des Patienten liegt. Durch die Eliminierung von Positionierungsfehlern mit SmartPositioning könnte das Krankenhaus 2.233 Wiederholungsaufnahmen im Jahr vermeiden. Da eine Wiederholungsaufnahme etwa 3 min dauert, entspricht dies einer Zeitersparnis von 111 h pro Jahr.

Nicht alle Röntgenaufnahmen werden mit dem Detektor in der Buckylade angefertigt. Das freie Positionieren des Detektors birgt das Problem der falschen Detektororientierung. Das Röntgenbild muss anschließend an der Arbeitsstation durch manuelles Drehen in die korrekte Ausrichtung gebracht werden. SmartRotate stellt die Röntgenaufnahme immer in der üblichen Standardausrichtung zur Befundung bereit – vollautomatisch. Mithilfe spezieller Algorithmen (Künstliche Neuronale Netze) wird der Inhalt der Aufnahme interpretiert und das Bild entsprechend gedreht. Das Assistenzsystem ermöglicht es dem Anwender, sich auf das Wesentliche zu fokussieren. Eine vordefinierte Detektorpositionierung oder Nachbearbeitung entfallen. Darüber hinaus ist sichergestellt, dass alle Aufnahmen, die an das PACS (Picture Archiving and Communication System) übertragen werden, in derselben Standardausrichtung vorhanden sind. Dies ermöglicht ebenfalls eine bessere Vergleichbarkeit mit Voraufnahmen.

Einsparpotenzial
Wie viel Zeit lässt sich durch SmartRotate einsparen?
Neuesten Daten zufolge müssen 83 % aller am Bett aufgenommenen Thoraxröntgenbilder manuell gedreht werden. Jahr für Jahr müssen MTRAs in mittelgroßen und großen Krankenhäusern über 70.000 Mal klicken, um Thoraxbilder auf mobilen Röntgengeräten zu drehen [5]. So kommen pro Jahr im Durchschnitt knapp 20 h oder 3 volle Arbeitstage zusammen. Und das gilt nur für Thoraxröntgenbilder. Neben Thoraxaufnahmen ist SmartRotate für 16 Körperregionen, wie beispielsweise auch für Hand-, Fuß- oder Abdomenuntersuchungen, einsetzbar.

Frühwarnsystem für kritische Erkrankungen
In Zeiten zunehmender Personalknappheit im Gesundheitswesen nehmen die Verzögerungen bei radiologischen Befunden tendenziell zu. Die Priorisierung von Patienten, bei denen das Risiko einer lebensbedrohlichen Pathologie besteht, kann

den entscheidenden Unterschied ausmachen, um die besten Behandlungsergebnisse zu erzielen. CriticalScan, integriert in die MUSICA Acquisition Workstation, identifiziert vermutete kritische Pathologien in Thoraxaufnahmen und alarmiert das Pflegeteam an vorderster Front, damit das lokale Eskalationsprotokoll befolgt wird (Abb. 2).

In einem radiologischen Arbeitsablauf ist der Radiologietechnologe in der Regel das erste Mitglied des Behandlungsteams, das ein Röntgenbild beurteilt. CriticalScan nutzt diese Organisation und bietet Krankenhäusern ein Werkzeug zur einfachen Einrichtung eines Röntgenanomalie-Detektionssystems (RADS) [6] zur Verfügung. Detektiert die KI eine suspekte Struktur, wie beispielsweise einen Pneumothorax, erfolgt automatisch eine direkte Benachrichtigung an den Radiologietechnologen, sodass dieser der RADS-Prozedur folgend umgehend den behandelnden Arzt informiert und erste Behandlungsschritte unmittelbar eingeleitet werden können. Dadurch können wertvolle Minuten gewonnen und die Behandlungsprognose für den Patienten verbessert werden.

Diese KI-Software basiert auf Deep Learning und wurde mit über 250.000 Thoraxröntgenbildern trainiert; sie erreicht eine Genauigkeit von 98,5 %. CriticalScan, powered by Lunit Insight CXR, erkennt und identifiziert automatisch 11 radiologische Befunde, darunter Pneumothorax, Pneumoperitoneum, Pleuraerguss, Atelektase, Knoten, Konsolidierung, Verkalkung und Tuberkulose.

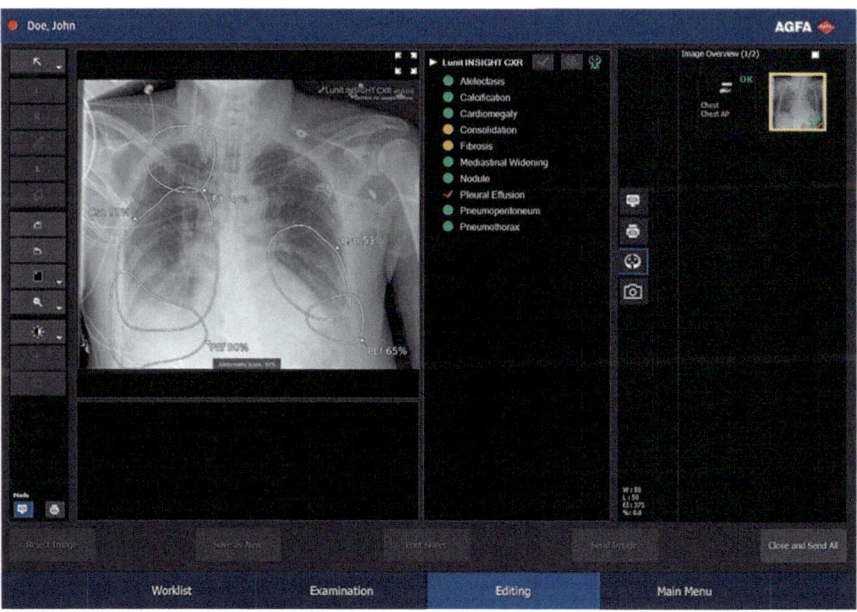

Abb. 2 CriticalScan. Markierte suspekte Areale im Röntgenbild (links) und Ergebnis detektierter kritischer Pathologien (Ampelsymbole)

Routineröntgenaufnahmen als Chance für die Osteoporosediagnose

Osteoporose ist eine der häufigsten Erkrankungen, aber auch eine „stille Krankheit", die allzu oft nicht diagnostiziert und daher auch nicht behandelt wird. Sie ist eine der Hauptursachen für Fragilitätsfrakturen, die besonders anfällige Patienten wie ältere Menschen treffen können. Man geht davon aus, dass die Hälfte aller Frauen über 50 eine osteoporosebedingte Fraktur erleiden wird. Dennoch erleiden Patienten oft mehrere Frakturen, bevor die Diagnose Osteoporose gestellt wird, was zu unnötigen Schmerzen und Leid und sogar zu einem vorzeitigen Tod führen kann.

DensityScan, integriert in die MUSICA Acquisition Workstation, ermöglicht die frühzeitige Identifizierung von Patienten mit hohem Osteoporoserisiko während einer normalen Röntgenaufnahme. Es trägt dazu bei, die diagnostische Lücke bei Osteoporose zu schließen, um die Lebensqualität der Patienten zu verbessern, eine gerechtere Gesundheitsversorgung zu gewährleisten und Kosteneinsparungen auf breiter Front zu ermöglichen.

Knochendichtemessungen (DEXA oder DXA [Dual Energy X-ray Absorptiometry]) sind für die Diagnose von Osteoporose unerlässlich, aber diese Untersuchungen sind nicht für alle Patienten leicht zugänglich und können nur unter bestimmten Voraussetzungen als Kassenleistung in Anspruch genommen werden. Mit DensityScan werden Standardröntgenaufnahmen zu einem opportunistischen Screeninginstrument, um Patienten zu identifizieren, die von einer Knochendichtemessung profitieren könnten. DensityScan fügt dem Röntgenbild des Patienten automatisch einen Bericht über die Knochengesundheit hinzu, ohne dass das Röntgenpersonal speziell geschult werden muss. DensityScan misst präzise die areale Knochenmineraldichte (aBMD) und berechnet T-Scores mit einer Genauigkeit von 98 % für die Osteoporosevorhersage am Handgelenk. Der Bericht wird im PACS archiviert, wo er vom Radiologen und dem überweisenden Arzt eingesehen oder vom Fracture Liaison Service weiterverfolgt werden kann. Diese können dann über die weitere Abklärung oder Behandlung entscheiden.

Fazit

Zusammenfassend lässt sich festhalten, dass die in die Modalitäten integrierte Künstliche Intelligenz für die Radiologie sehr vielversprechend ist und in mancher Hinsicht bereits heute die Gesundheitsversorgung revolutioniert, sei es durch optimierte Arbeitsabläufe, höhere Produktivität und konsistente Aufnahmeergebnisse, die durch intelligente Assistenzsysteme ermöglicht werden, oder eine verbesserte Patientenversorgung durch schnelleres Erkennen verdächtiger Pathologien, die häufig unterdiagnostiziert werden oder eine sofortige Behandlung erfordern. Künstliche Intelligenz ist somit ein wertvolles Werkzeug, das in Kombination mit der menschlichen Erfahrung von Radiologen und Klinikern ein enormes Potenzial für das Gesundheitswesen bietet.

Literatur

1. The Royal College of Radiologists, Clinical radiology: UK workforce census 2019 report (April 2020).
2. Little, Kevin J., et al. „Unified database for rejected image analysis across multiple vendors in radiography." Journal of the American College of Radiology 14.2 (2017): 208–216.
3. Yanch, Jacquelyn C., et al. „Increased radiation dose to overweight and obese patients from radiographic examinations." Radiology 252.1 (2009): 128–139.
4. Kaplan, Summer L., et al. „Female gonadal shielding with automatic exposure control increases radiation risks." Pediatric radiology 48.2 (2018): 227–234.
5. http://newsroom.gehealthcare.com/positioning-head-heart-research-finds-ai-feasible-tool-saving-x-ray-techs/#_ftn1.
6. https://radiopaedia.org/articles/radiographer-abnormality-detection-system-1. Zugegriffen: 29.08.2024.

Die Revolution der Radiologie mittels Künstlicher Intelligenz im täglichen Einsatz

Julia de Jong

Die Radiologie spielt eine zentrale Rolle bei der Diagnose und Behandlung von Krankheiten. Mit der ständig wachsenden Bildmaterialmenge sowie der zunehmenden Komplexität von Krankheitsbildern ist eine Unterstützung durch innovative Technologien inzwischen unerlässlich. Hier wird immer häufiger Künstliche Intelligenz (KI) als ein leistungsstarkes Werkzeug eingesetzt, was die radiologische Analyse und Interpretation sowie den Workflow unterstützt und revolutioniert. Das französische Unternehmen Gleamer (www.gleamer.ai) setzt sich dafür ein, den Radiologen mit KI-Applikationen zu unterstützen. Die kontinuierliche Weiterentwicklung der KI-Algorithmen, basierend auf foundation models (fundamentale neuronale Netzwerkarchitekturen), erfolgt fortlaufend mit neuem, pathologisch validiertem Datenmaterial, das aus strategischen Partnerschaften mit Kliniken, öffentlich zugänglichen Datenbanken sowie gezielten Datenkäufen stammt. Ziel ist es, die diagnostische Präzision, Generalisierbarkeit und klinische Anwendbarkeit der KI-Lösungen stetig zu verbessern.

Neben Präzision auch Effizienz gefordert
Die radiologische Bildgebung erfordert nicht nur Präzision von der KI, sondern auch gesteigerte Effizienz. Radiologen werden immer häufiger mit einer enormen Menge an Bilddaten geflutet, die sorgfältig analysiert werden müssen. Diese Aufgabe ist zeitaufwendig und erfordert Konzentration, um selbst die subtilsten Pathologien zu erkennen. Unsicherheiten können durchaus vorkommen, was die Notwendigkeit einer präzisen und zügigen Analyse mittels einer KI unterstreicht. Mit KI wird die Genauigkeit der Diagnosen verbessert, und der Radiologe erfährt auch bei schwierigen Fällen Unterstützung. Dazu müssen in das DCNN, damit es zu einer

J. de Jong (✉)
Gleamer, Paris, Frankreich
E-Mail: julia.dejong@gleamer.ai

T. B. Möller et al. (Hrsg.), *KI in der Radiologie,*
https://doi.org/10.1007/978-3-662-70340-3_11

KI-Applikation wird, mehrere Tausend Daten eingespeist werden; hier sind positiv als auch negativ gelabelte Bilddaten mit beispielsweise verschiedenen Pathologien vonnöten. Es wird zwischen Trainings-, Test- und Validationsdaten unterschieden, und es wird auch das Alter der Datensets und damit die Grundlage des KI-Altersspektrums definiert. Die Ground Truth dieser Daten basiert auf Schnittbilddaten oder auf Seniorität der Befunder (mindestens 3 Radiologen). Außerdem sollte über die Herkunft der Daten klare Angaben gemacht werden können, verschiedene Ethnizitäten bieten die weitere Verbreitung der KI-Applikationen weltweit an.

Gleamer hat sich als Unternehmen in der Entwicklung von KI-basierten Lösungen für die konventionelle radiologische Bildgebung etabliert. Die dafür genutzte cloudbasierte Plattform wird in Europa betrieben. Zusätzlich sind mittels datenschutzkonformer Cloudnutzung zügig Updates ohne größeren Planungsaufwand und Nutzungsunterbrechungen stets zeitnah verfügbar. Dies wirkt sich auch auf Energieeinsparungen und Investitionen der IT-Abteilung aus; Stichwort Nachhaltigkeit.

KI in der Radiologie (Gleamer-Copilot) bietet eine Vielzahl von Vorteilen für Klinken bzw. Praxen, Radiologen und Patienten. Für Radiologen steigern die KI-Algorithmen die Effizienz, z. B. durch schnelleres Interpretieren von Röntgenbildern, was durch einen kürzeren Zeitaufwand für die Befundung [2], eine höhere Sensitivität [3], die verbesserte Analyse und Detektion von Pathologien und eine geringere Arbeitsbelastung [4] erreicht wird, da Pathologien durch KI aufgezeigt werden. Für Patienten bedeutet die Verwendung von KI eine zügigere Diagnose und somit schnellere Behandlung. Dies kann dazu beitragen, die Wartezeiten zu verkürzen und eine frühzeitige Intervention bzw. Therapie zu ermöglichen, was letztendlich die Patientenversorgung verbessert und positive Behandlungsergebnisse fördert. Für Kliniken und Praxen ergibt sich der Mehrwert bei der Personalgewinnung und -bindung, Verlierer werden diejenigen sein, die keine KI für die radiologische Abteilung verfügbar machen. KI macht Radiologen und anderes ärztliches oder technisches Personal schneller, und die Befundungszeit [5, 6] wird nachweislich reduziert, eine Worklistsortierung (Triage) und ein vorausgefüllter Befund schließen den Workflow. Verfahrenskosten wegen Rückruf (bei Fehldiagnose) verringern sich ebenfalls, die Patientenzufriedenheit und die Reputation der Radiologie verbessern sich.

KI wird zum ständigen Begleiter in der Radiologie

Derzeit werden neue Algorithmen und Techniken (weiter-)entwickelt, um die bestehende Leistungsfähigkeit von KI-basierten Lösungen zu verbessern und den radiologischen Workflow noch effizienter zu gestalten. Die automatisierte Übernahme des Befundes bedarf weiterer Öffnungen der PACS- (Picture Archiving and Communication System) bzw. RIS-Systeme (Radiologieinformationssystem), alle Stakeholder arbeiten auf Hochtouren um eine Standardkommunikation zwischen den Herstellern herzustellen Derzeit wird außerdem an Systemen zur Nutzungsverbesserung, wie longitudinale und intermodale Verlaufskontrollen (z. B. konventionelle Röntgenaufnahmen/Schnittbilddiagnostik CT und MRT) gearbeitet, die automatische Vergleiche erzeugen, und Wünschen von Kunden für neue KI oder Verbesserungen gearbeitet. Die KI wird ein ständiger Begleiter in der Radiologie und den interdisziplinären Abteilungen werden.

Die Entwicklung der radiologischen Bildgebung mit KI schreitet stetig voran. Wird heute an einer tieferen Integration für den verbesserten Workflow zusammen mit PACS- und RIS-Herstellern gearbeitet bzw. getestet, ist morgen schon eine nächste Vision von KI in der gesamtheitlichen und zentrierten Nutzung von medizinischen Daten und einer Prognose für die Wahrscheinlichkeit des Auftretens einer Erkrankung oder Pathologie zu erahnen.

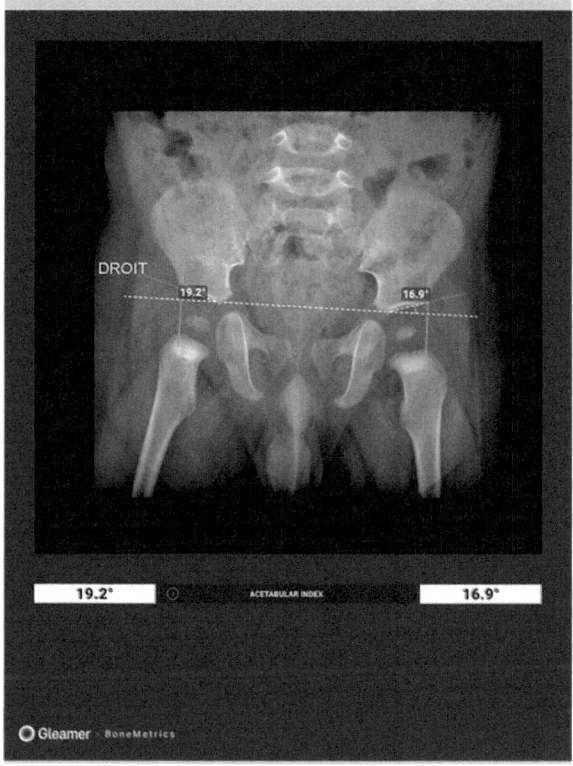

Pädiatrische Vermessung – Azetabularindex. (Quelle: Gleamer, BoneMetrics)

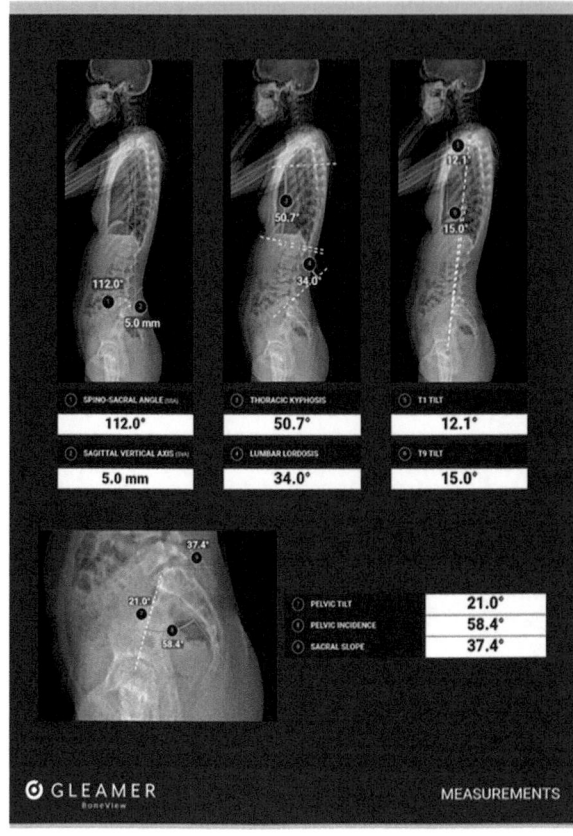

Vermessungen an der gesamten Wirbelsäule seitlich. (Quelle: Gleamer)

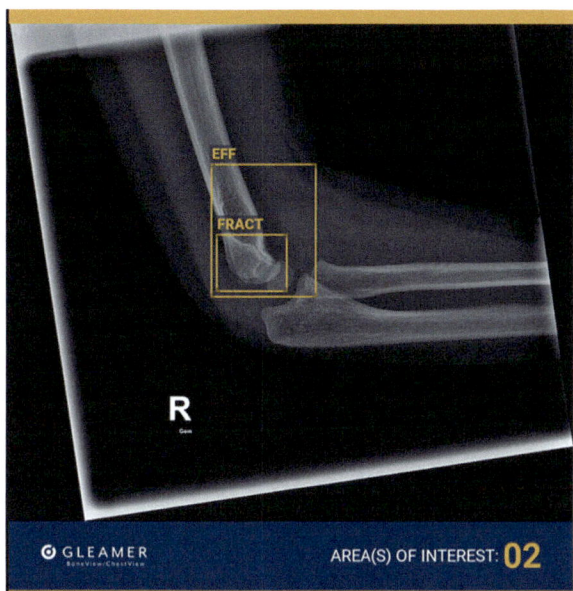

Rechter Ellenbogen, z.N. Sturz. (Quelle: Gleamer, BoneView Trauma)

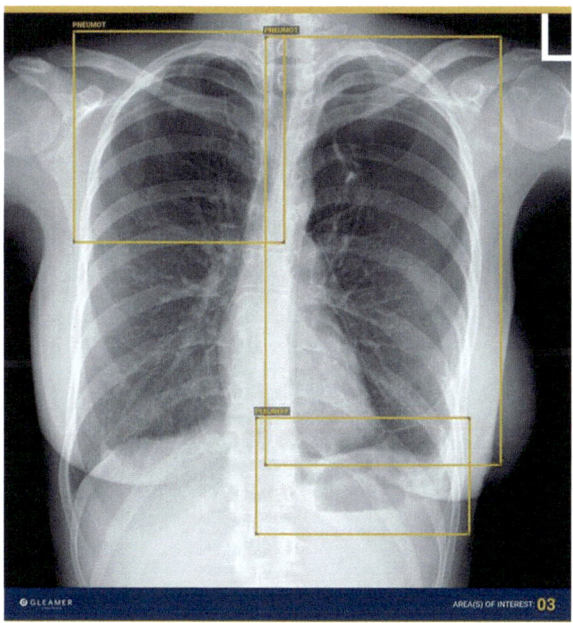

Pneumothorax rechts und links sowie Pleuraerguss links. (Quelle: Gleamer, ChestView)

Literatur

1. www.gleamer.ai
2. Guermazi et al. "Improving radiographic fracture recognition performance and efficiency using artificial intelligence. Radiology, 2022.
3. Regnard, Nor-Eddine et al. "Assessment of performances of a deep learning algorithm for the detection of limbs and pelvic fractures, dislocations, focal bone lesions, and elbow effusions on trauma X-rays." European journal of radiology, 2022.
4. Lantsman et al. "Trend in radiologist workload compared to number of admissions in the emergency department." European journal of radiology, 2022
5. RCR, 2023: https://www.pslhub.org/learn/patient-safety-in-health-and-care/diagnosis/diagnostic-radiology/clinical-radiology-workforce-census-2022-report-rcr-8-june-2023-r9594/.
6. Bennani, Souhail et al. „Using AI to Improve Radiologist Performance in Detection of Abnormalities on Chest Radiographs." Radiology, 2023.

Integrierte KI-Lösungen in CT und MRT

Jan Beger und David Hahn

„Künstliche Intelligenz kann uns das Denken nicht abnehmen." – mit diesem Zitat spielt der Autor und Technologiejournalist Thomas Range die fehlende Fähigkeit von KI an, das große Ganze zu sehen. In der Radiologie ist das große Ganze die Patientenzufriedenheit, die an oberster Stelle steht. Sie beginnt mit der schnellen Terminvereinbarung, setzt sich fort bei einer persönlichen, individuellen Betreuung vor Ort und mündet in einer präzisen Diagnose, die idealerweise verständlich und empathisch übermittelt wird.

Die steigende Bedeutung von Schnittbildverfahren wie der Computertomografie und Magnetresonanztomografie in der medizinischen Landschaft unterstreicht die Notwendigkeit, Effizienz und diagnostische Sicherheit zu optimieren. Insbesondere in einem Umfeld, in dem Untersuchungszahlen steigen und Erlöse sinken, wird die Rolle der Technologie immer entscheidender. GE HealthCare nimmt hier eine Vorreiterrolle ein, indem es eine Vielzahl von Produkten mit integrierter Künstlicher Intelligenz auf den Markt gebracht hat.[1] Diese Technologien ermöglichen nicht nur eine präzisere und schnellere Diagnose, sondern tragen auch dazu bei, den Workflow zu optimieren und die Effizienz in der Bildgebung zu steigern. Auch trägt technologischer Fortschritt dazu bei, die Patientenzufriedenheit zu verbessern. Durch präzisere Diagnosen, verkürzte Wartezeiten und eine insgesamt effizientere Behandlung erfahren Patienten eine höhere Qualität der Versorgung.

---

[1] Vgl. https://www.fda.gov/medical-devices/software-medical-device-samd/artificial-intelligence-and-machine-learning-aiml-enabled-medical-devices.

J. Beger (✉) · D. Hahn
GE HealthCare GmbH, Düsseldorf, Deutschland
E-Mail: jan.beger@gehealthcare.com

D. Hahn
E-Mail: david.hahn@gehealthcare.com

95

Mehr Zeit für die Patienten
Je weniger Interaktion mit der Technologie erforderlich ist, desto mehr Zeit bleibt für Interaktionen mit den Patienten. Mit den aktuellen GE HealthCare-Systemen sind für eine CT-Untersuchung lediglich 2 Klicks erforderlich, um die Untersuchung vorzubereiten.

Ein Barcode-Scanner an der Gantry zur Registrierung der Patienten schließt Verwechslungen aus. Ist kein Barcode-System vorhanden, kann die Patientin bzw. der Patient bequem aus der RIS-Worklist an einem der beiden Touchscreen-Displays an der CT Gantry ausgewählt werden. Patientenname und Alter können unmittelbar verifiziert werden.

Basierend auf den Anforderungen aus dem Radiologieinformationssystem (RIS) empfiehlt das System automatisch das ideale Untersuchungsprotokoll. Dieser Vorschlag wird von einem Machine-Learning-Algorithmus generiert, der die Auswahlmuster von Medizinischen Technologen für Radiologie (MTRs) analysiert und eine Treffsicherheit von bis zu 95 % erreicht. Mit nur einem Klick kann das vorgeschlagene Protokoll übernommen werden, wodurch Auswahlfehler minimiert und der Zeitaufwand reduziert werden. Dies ermöglicht mehr Zeit für Interaktion mit den Patienten. Sollte der Vorschlag nicht adäquat sein, lässt sich das Protokoll unkompliziert anpassen.

Bei der Durchführung einer CT-Untersuchung ist die korrekte Positionierung des Patienten entscheidend. Früher wurde dieser Schritt manuell mithilfe von Lasern vorgenommen. Allerdings kann schon eine geringfügige Abweichung vom Isozentrum in der Höhenpositionierung die Strahlendosis für den Patienten signifikant erhöhen, weshalb eine exakte isozentrische Positionierung unerlässlich ist.[2] In einem Umfeld, das durch Personalknappheit, hohen Zeitdruck und einen Mangel an Ausbildungsmöglichkeiten geprägt ist, erhöht sich die Fehleranfälligkeit dieses Prozesses beträchtlich.

Die Lösung bietet eine KI-gestützte Autopositionierung: Die Patienten werden automatisch vermessen und präzise im Isozentrum positioniert. Der empfohlene Scanbereich wird direkt auf das Bild des Patienten auf dem Touchscreen projiziert und bedarf nur noch einer Bestätigung (siehe Abb. 1). Diese Bestätigung des Vorschlags ist der 2. und letzte Klick in der Vorbereitung des Scans. Anschließend wird der Patient automatisch zur Startposition für den 1. Scan gefahren. Nach 2 Klicks auf dem Touchscreen und viel Zeit für den Patienten kann der Scan vom Bedienraum aus gestartet werden. Auch dort unterstützt die KI die MTR weiterhin, beispielsweise durch automatische Vorschläge des Scanbereichs basierend auf der Patientenanatomie.

Im Bereich der Magnetresonanztomografie (MRT) hat die Einführung intelligenter KI-Unterstützung den Komfort für Patientinnen und Patienten sowie Anwenderinnen und Anwender erheblich gesteigert. Nach der Auswahl des

[2] Vgl. Al-Hayek Y., Zheng X. et al. (2022). The influence of patient positioning on radiation dose in CT imaging: A narrative review. J Med Imaging Radiat Sci. 2022 Dec;53(4):737–747. https://doi.org/10.1016/j.jmir.2022.09.027.

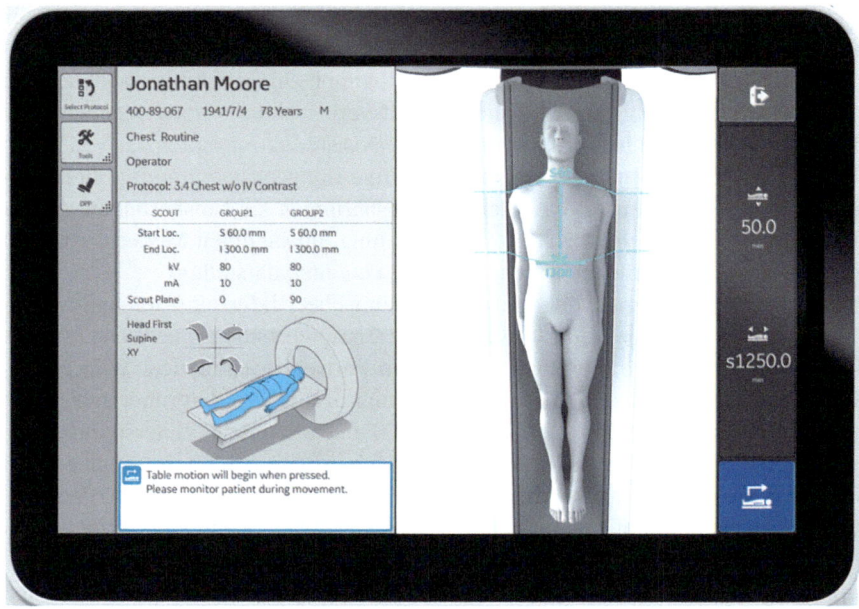

Abb. 1 Tabletansicht der automatischen Patientenpositionierung

Scanbereichs an einer in den Untersuchungstisch integrierten Touch-Leiste wählt das MRT-Gerät automatisch die erforderlichen Spulenelemente aus. Dieser automatisierte Prozess plant zudem die Schichten, was den Zeitaufwand deutlich reduziert und Fehler minimiert. Zusammen mit neuer Technik wie z. B. einfach anzulegenden, flexiblen Spulen (AiR Coils™) werden die MRT-Untersuchungen so schneller und für den Patienten und für das medizinische Personal weniger belastend.

Revolution im Bereich Bildrekonstruktion
GE HealthCare hat einen signifikanten Fortschritt in der medizinischen Bildgebung gemacht, indem es von traditionellen iterativen und modellbasierten Rekonstruktionsmethoden zu Deep Learning-basierten Rekonstruktionsverfahren in den Bereichen CT und MRT übergegangen ist. Diese Technologien verwenden Deep Neural Networks (DNNs), die speziell darauf trainiert sind, Bildrauschen von echten Signalen zu unterscheiden, wodurch das Rauschen effektiv unterdrückt wird, ohne die Darstellung anatomischer und pathologischer Strukturen zu beeinträchtigen. Ein Schlüsselelement ist, dass die integrierten Algorithmen die Rohdaten verarbeiten und dabei spezifische Geräteeigenschaften wie Physik und Aufbau berücksichtigen.

Seit Einführung der 1. Generation von TrueFidelity™, der Deep Learning-Bildrekonstruktion von GE HealthCare im CT-Bereich im Jahr 2019 wurden über 100 Studien "peer-reviewed" veröffentlicht. Diese Studien belegen, dass TrueFidelity™ die Detektion von Läsionen auch bei niedrigeren Dosiswerten erleichtert und die diagnostische Präzision und Vertrauenswürdigkeit in der Beurteilung signifikant verbessert.[3]

Die Anwendung von TrueFidelity™ ermöglicht eine effektive Dosisoptimierung, bei der die Strahlendosis ohne Qualitätsverlust um 38–96 % reduziert werden kann. Besonders hervorzuheben ist das Dosisreduktionspotenzial von bis zu 96 % im Bereich der Lunge,[4] was für zukünftige Lungenscreeningprogramme von großer Bedeutung sein wird. Diese Dosiseinsparungen sind insbesondere für pädiatrische Untersuchungen von großer Bedeutung, da sie einen Meilenstein in der Verringerung der Strahlenbelastung für junge Patienten darstellen.

GE HealthCare wird weiterhin die medizinische Bildgebung mit innovativen Lösungen revolutionieren, die sowohl in der Computertomografie als auch in der Magnetresonanztomografie einen erheblichen Fortschritt darstellen. Während die Strahlendosiseinsparung in der Computertomografie im Vordergrund steht, eröffnet AiR™ Recon DL MRT die Möglichkeit für eine erhebliche Zeitersparnis.

AiR™ Recon DL reduziert effektiv Rauschen und Artefakte, darunter auch Gibbs-Ringing-Artefakte, und erhöht dadurch das Signal-Rausch-Verhältnis (SNR) sowie die räumliche Auflösung der Bilder. Dies resultiert in klareren und detailreicheren Bildern, was für die präzise Diagnose feiner anatomischer Strukturen essenziell ist. Dadurch wird das einst geltende Paradigma der MRT umgestoßen, nach dem eine hohe Bildqualität mit langen Untersuchungszeiten erkauft werden musste. Mit AiR™ Recon DL wird eine hohe Bildqualität bei deutlich verkürzten Untersuchungszeiten erreicht, was den Patientendurchsatz erhöht und die Belastung für die Patienten senkt – insbesondere für solche, die Schwierigkeiten haben, stillzuliegen.

Darüber hinaus hat GE HealthCare spezielle Lösungen für die besonderen Herausforderungen in der Herzbildgebung entwickelt. Sonic DL™ Cine, ein auf Deep Learning basierender Algorithmus, optimiert die Herz-MRT durch schnelle Bildgebung, die es ermöglicht, lediglich einen Herzzyklus pro Schicht zu benötigen. Dies minimiert Bewegungsartefakte und reduziert die Notwendigkeit von wiederholten Scans erheblich. Selbst bei Patienten mit hohen Herzfrequenzen oder Arrhythmien ermöglicht diese Technologie robuste und erfolgreiche Untersuchungen, was sowohl die diagnostische Präzision verbessert als auch die Patientenerfahrung wesentlich angenehmer gestaltet.

Weniger Geräteausfälle dank KI

Im Bereich des technischen Service und der Wartung von medizinischen Geräten wird KI immer wichtiger und spielt eine entscheidende Rolle in der Präventivwartung und Fehlervermeidung. Ein herausragendes Beispiel hierfür ist die Anwendung des Konzepts „Digital Twin", das ursprünglich aus dem Flugzeugbau stammt und nun erfolgreich in der medizinischen Gerätewartung eingesetzt wird.

---

[3] Pasquier, H., Huayang Liu, E (2023), TrueFidelity DL's Impact on CT Image Quality, Diagnostic Performance and Radiation Dose Optimization.

[4] Wang, H., Li, L.-L. et.al. (2022), Application of deep learning image reconstruction in low-dose chest CT scan. Br. J. Radiol. 95, 20210380.

Ein Digital Twin ist ein virtuelles Modell eines physischen Geräts. Im Falle medizinischer Geräte wie Computertomografen oder Magnetresonanztomografen werden kontinuierlich Daten wie Röhrenparameter, Pixelfehler oder Tischbewegungen gesammelt und in Echtzeit ausgewertet. Diese Daten dienen als Grundlage für die KI, um Muster zu erkennen und Abnutzungserscheinungen sowie potenzielle Fehler frühzeitig zu identifizieren. Aufgrund der enormen Datenmengen, die von der Vielzahl weltweit installierter Geräte generiert werden, ist die Mustererkennung besonders präzise.

Durch den Abgleich mit dem digitalen Zwilling können potenzielle Ausfälle erkannt und Wartungsmaßnahmen eingeleitet werden. Komponenten können also proaktiv ersetzt werden, bevor sie ausfallen. Der Vorteil liegt klar auf der Hand: Ungeplante Ausfallzeiten werden signifikant reduziert. Erfahrungen zeigen, dass die Ausfallzeiten um mehr als 40 % verringert werden können.

Dieser präventive Ansatz erhöht nicht nur die Betriebsbereitschaft der Geräte, sondern auch die Effizienz im Klinikalltag, da Ausfallzeiten minimiert und die Geräteverfügbarkeit maximiert wird. Indem KI hilft, die Zuverlässigkeit und Wartung der medizinischen Geräte zu optimieren, trägt sie direkt zur Verbesserung der Patientenversorgung bei.

Jedem Anfang wohnt ein Zauber inne
Die integrierten KI-Lösungen in der medizinischen Bildgebung, wie sie beispielsweise von GE HealthCare vorangetrieben werden, zielen darauf ab, den Klinikalltag zu vereinfachen, das Patientenerlebnis zu verbessern und die diagnostische Qualität zu erhöhen. Weniger Interaktion mit den Geräten bedeutet mehr Zeit für die persönliche Betreuung der Patientinnen und Patienten, was in einer humaneren und effektiveren Medizin resultiert.

Die heutige Künstliche Intelligenz ist lediglich der Ausgangspunkt; sie stellt die am wenigsten fortgeschrittene Version dar, die wir jemals erleben werden. Mit zeitlichem Voranschreiten wird sich KI stetig weiterentwickeln und zunehmend in jeden Lebensbereich integrieren. Besonders im Gesundheitswesen wird die enge Verzahnung mit KI-Technologien eine zentrale Rolle spielen. Im Mittelpunkt dieser Transformation stehen die Entwicklung und Implementierung grundlegender KI-Technologien in medizinische Prozesse. Die Konzentration auf flexible und universell einsetzbare KI-Modelle erlaubt eine schnelle Anpassung an diverse Aufgaben und Datentypen und verringert die Abhängigkeit von umfangreich annotierten Daten. Dies ist besonders im Gesundheitswesen von Vorteil, wo Datensammlung oft kostspielig und zeitaufwendig ist.

Die Radiologie ist wie das gesamte Gesundheitswesen ein streng regulierter Bereich, insbesondere bei der Einführung neuer Technologien wie der Künstlichen Intelligenz. Die Gewährleistung der Patientensicherheit und die Einhaltung des medizinischen Grundsatzes „Nicht schaden" sind dabei von höchster Priorität. Das Konzept der „verantwortungsvollen KI" unterstreicht die Notwendigkeit, dass KI-Systeme ethisch, transparent und verantwortungsvoll gestaltet sein müssen. Diese Ausrichtung soll sicherstellen, dass technologische Fortschritte die Gesundheitsversorgung verbessern, ohne die Patientensicherheit zu gefährden.

Das Bewusstsein für diese Aspekte ist entscheidend, um das Vertrauen in die Technologie zu stärken und ihre Akzeptanz zu fördern.

Die Integration von KI in radiologische Prozesse eröffnet weitreichende Möglichkeiten zur Effizienzsteigerung, Verbesserung von Zugänglichkeit und Präzision im diagnostischen Ökosystem. Diese technologische Wende erfordert allerdings ein signifikantes Umdenken bei allen Beteiligten – von den Radiologen über das technische Personal bis hin zum Management und der Politik. Eine breite Akzeptanz von KI in der Radiologie ist essenziell, um die bestehenden Herausforderungen zu überwinden und eine zukunftsorientierte, effektive medizinische Bildgebung zu gewährleisten. Zu diesen Herausforderungen zählen unter anderem die enorme Datenmenge, die durch moderne Bildgebungsverfahren generiert wird, der Fachkräftemangel in vielen Regionen sowie die ständig steigenden Anforderungen an die diagnostische Genauigkeit.

Durch KI-gestützte Systeme können Bilddaten schneller und genauer analysiert werden, was zu einer verbesserten Diagnosestellung führt. Darüber hinaus ermöglicht der Einsatz von KI in der Radiologie eine personalisierte Medizin, bei der Behandlungspläne effizienter und patientenorientierter gestaltet werden können. Auch die Reproduzierbarkeit von Untersuchungsergebnissen wird durch automatisierte und standardisierte Prozesse verbessert.

Radiologisches Fachpersonal spielt eine zentrale Rolle bei der Integration von KI in die medizinische Bildgebung. Durch das Entwickeln von KI-Kompetenzen können sie die Technologie effektiv nutzen, die diagnostische Qualität verbessern und auch weiterhin eine führende Rolle in ihrer Adaption übernehmen. Ihre Befürwortung und Vorbildfunktion sind entscheidend, um die Vorteile von KI zu veranschaulichen und Skepsis abzubauen. Eine offene und neugierige Herangehensweise hilft, die Potenziale der KI voll auszuschöpfen und das Patientinnen- und Patientenerlebnis zu bereichern. Durch Engagement und aktive Förderung von KI ist und kann die Radiologie der Treiber des technologischen Wandels bleiben.

KI im täglichen radiologischen Einsatz

Ein Werkzeugkoffer zur Einführung von KI in der Radiologie: Strategische Maßnahmen für IT- und Klinikmanagement

Anna Martina Bröhan und Gino Liguori

Einleitung

„Building an AI algorithm can be surprisingly easy, but converting an algorithm into a sophisticated product that works consistently in clinical use is very complex", ein Zitat von Keith Dreyer aus Anfang 2018 [1]

Schon seit vielen Jahren wird viel über die Potenziale von Künstlicher Intelligenz (KI) in der Radiologie diskutiert. Positive, aus heutiger Sicht sicherlich häufiger auch überzogene Erwartungen standen nicht selten diffusen Ängsten um den Berufsstand gegenüber [4], die vielleicht auch durch das viel beachtete Zitat *„We should stop training radiologists now"* des KI-Pioneers Geoff Hinton aus dem Jahr 2016 beeinflusst wurden [3].

Im Segment der bildgebenden Diagnostik hat der Technologietreiber KI eine Vielzahl an Softwareprodukten und neuen Unternehmen hervorgebracht. Gleichzeitig haben sich die anfänglichen Befürchtungen zu einer differenzierteren Betrachtung verschoben, wie KI-Anwendungen potenziell die Fähigkeiten von Radiologen[1]

---

[1] Zur besseren Lesbarkeit wird in diesem Beitrag das generische Maskulinum verwendet. Die hier verwendeten Personenbezeichnungen beziehen sich – sofern nicht anders kenntlich gemacht – auf alle Geschlechter.

A. M. Bröhan (✉)
Vivantes Netzwerk für Gesundheit GmbH, Ressort IT & Digitalisierung, Berlin, Deutschland
E-Mail: annamartina.broehan@vivantes.de

G. Liguori
Vivantes Netzwerk für Gesundheit GmbH, Ressort Geschäftsprozesse und Versorgungsinnovation, Berlin, Deutschland
E-Mail: gino.liguori@vivantes.de

© Der/die Autor(en), exklusiv lizenziert an Springer-Verlag GmbH, DE, ein Teil von Springer Nature 2025
T. B. Möller et al. (Hrsg.), *KI in der Radiologie*,
https://doi.org/10.1007/978-3-662-70340-3_13

103

ergänzen und erweitern können. Die Verfügbarkeit von CE-zertifizierter KI-basierter Software für die medizinische Bildauswertung ist in den letzten Jahren stark gewachsen. Bei Beitragserstellung waren auf dem Radiology Health AI Register rund 220 Produkte gelistet, was einen ebenfalls deutlichen Anstieg der Nutzung von KI-Anwendungen in der Routine vermuten lassen könnte. Jedoch beobachten wir in unserem Gesundheitskonzern eine recht große Diskrepanz zwischen der Verfügbarkeit und der tatsächlichen Nutzung von KI-Anwendungen im klinischen Regelbetrieb. Dieser Eindruck wird auch durch den Austausch mit anderen Klinikgruppen in Deutschland bestätigt. Im europäischen Ausland scheint die klinische Routinenutzung möglicherweise etwas höher zu sein [10].

Ist die klinische Qualität vieler Produkte für die breite Anwendung wirklich noch nicht ausgereift oder ist es am Ende eine Vielzahl von Aspekten, die zusammenkommen müssen, damit KI-Anwendungen für die bildgebende Diagnostik in größerem Umfang erfolgreich in den Regelbetrieb überführt werden können und dort für eine effizientere und qualitativ bessere Patientenversorgung wirksam werden können?

Als interdisziplinäres Projektteam haben wir zum Ziel, aus dem „KI-Potenzial" und dem schon vorhandenen „KI-Anwendungsmarkt" mehr klinische Nutzung und dadurch auch mehr Nutzen zu generieren und aktiv das dynamische Feld der KI-Anwendungen in der bildgebenden Diagnostik mitzugestalten. Was müssen wir innerhalb unseres Konzerns nun dafür tun? Welche Rahmenbedingungen müssen wir schaffen, damit mehr KI-Anwendungen in unseren Kliniken routinemäßig genutzt werden können?

Wir möchten in diesem Beitrag einige Einblicke zu unseren bisherigen Erkenntnissen, Strategien und Maßnahmen zur Etablierung von KI-Anwendungen für die bildgebende Diagnostik in den klinischen Regelbetrieb geben.

Was ist neu durch KI und erfordert neue Maßnahmen?

Was ist im Themenfeld der KI-Anwendungen in der bildgebenden Diagnostik eigentlich alles neu oder anders als bisher im Vergleich zur Einführung anderer Software als Medizinprodukt? Diese Frage haben wir uns aus Betreiber- und Anwenderperspektive gestellt, um abzuleiten, was wir folglich auch neu bzw. anders machen müssten.

Für uns hat sich gezeigt, dass ein ganzer **„Werkzeugkoffer" mit neuen Maßnahmen und Prozessen** zur Etablierung von KI-Anwendungen für die bildgebende Diagnostik in den klinischen Regelbetrieb notwendig ist. Dieser Werkzeugkoffer an Maßnahmen ergänzt die bereits etablierten und notwendigen Schritte für die Inbetriebnahme von Software als Medizinprodukt, wie z. B. die Freigabe durch den Datenschutz und die Informationssicherheit sowie die Einweisung in die fachgerechte Nutzung gemäß Verordnung über das Errichten, Betreiben und Anwenden von Medizinprodukten (Medizinprodukte-Betreiberverordnung, MPBetreibV).

In Hinblick auf die die aus unserer Sicht wesentlichen Kernaspekte – neuer Markt und neuartige Softwareprodukte – möchten wir ausgewählte Beobachtungen

Beobachtungen – Neuer Markt/Neuartige Produkte	Maßnahmen für Werkzeugkoffer
▪ Hohe Dynamik und Veränderungen an verfügbaren Produkten und Funktionalitäten ▪ Unternehmen sind neu als Medizinprodukte-Hersteller und haben mit der KI-Anwendung häufig ihr erstes Medizinprodukt auf dem Markt ▪ Produktdokumentation teilweise unzureichend ▪ Verarbeitungs- und Entscheidungsprozess der KI-Auswertungen ist für die klinischen Nutzer intransparent ▪ DICOM-basierte Ergebnisformate der KI-Anwendungen, Parameter und Bezeichnungen sind sehr heterogen und führen zu unterschiedlich schneller Interpretierbarkeit im PACS, müssen individuell berücksichtigt und geschult werden ▪ Ergebnisse (Annotationen, Konturen) in der Regel nicht editierbar für weitere klinische Nutzung ▪ Testungen auf Bilddaten an unseren Kliniken zeigen schlechtere klinische Leistungsfähigkeit als in publizierten Validierungen zum Produkt ▪ Informationen zu KI-Ergebnissen und Ergebnisparametern sind in unseren genutzten RIS-Arbeitslisten aktuell noch nicht integriert, aber Wunsch der klinischen Anwender ▪ KI-Anwendungen („Narrow AI") müssen in größerer Anzahl in den klinischen Workflow integriert werden, um ein breites diagnostisches Auswertespektrum abbilden zu können ▪ Erwartungshaltung und Wissen der Anwender sind sehr divers aufgrund der generellen Hype- und Angstszenarien rund um KI und der unterschiedlichsten neuen Begrifflichkeiten und Produktarten ▪ Mehrwert einer KI-Anwendung und in welche dauerhaft investiert werden sollte, ist zunächst unklar	✓ Stetige **Marktbeobachtung** durchführen ✓ Prozess für **Bedarfsanalyse** und Produktbewertung definieren ✓ Proaktive **Feedback-Kultur an Hersteller** etablieren zum gegenseitigen Lernen ✓ **Mehrstufiges Validierungskonzept** bei der Auswahl und Testung von KI-Anwendungen zur Sicherstellung der klinischen Nutzbarkeit im eigenen Klinikumfeld und Aufbau von Vertrauen in Leistungsfähigkeit und Wissen um Limitationen ✓ **Skalierbare IT-Infrastruktur** für die effiziente Testung und Integration weiterer KI-Anwendungen in den klinischen Arbeitsablauf ✓ **Integration** der **Informationen** und **Ergebnisse** der KI-Anwendungen an den richtigen Stellen im Arbeitsablauf und in bestehenden IT-Systemen ✓ Change Management, welches insbesondere **Wissens- und Schulungsangebote** mit Hintergrundinformationen generell zu KI-Technologien und dem speziellen Leistungsumfang und Limitationen der einzelnen eingesetzten Produkte bereitstellt ✓ Multifaktorielle **Mehrwert-Auswertung** um u.a. auch wirtschaftlichen Mehrwert auch ohne Abrechnungsmöglichkeit zu bewerten

Abb. 1 Überblick unserer Beobachtungen und der abgeleiteten Maßnahmen für den "Werkzeug-koffer" zum Management von KI-Projekten

und Herausforderungen für uns als Gesundheitskonzern sowie den daraus abgeleiteten „Werkzeugkoffer" darstellen (Abb. 1).

Ausgewählte Elemente des „Werkzeugkoffers" im Detail

Mehrstufiges Validierungskonzept
Innerhalb unseres Gesundheitskonzerns haben wir bereits einige KI-Anwendungen getestet und Anwendern zur Verfügung gestellt. Dabei haben wir hinsichtlich der klinischen Qualität der KI-Ergebnisse nicht immer gute Erfahrungen gemacht und mussten auch schon auf Bitten unserer Anwender KI-Anwendungen nach kürzester Zeit wieder außer Betrieb nehmen.

Eine Testung und Validierung von KI-Anwendungen für bildgebende Untersuchungen ist daher entscheidend, um die Zuverlässigkeit, Genauigkeit und Sicherheit – und damit die klinische Qualität – dieser Systeme zu gewährleisten. Wir haben dazu einen mehrstufigen, obligatorischen Prozess etabliert, um sicherzustellen, dass die KI-Anwendungen den Anforderungen an einen klinischen Einsatz in der Regelversorgung gerecht werden. Dieser Validierungsprozess ist deshalb Teil unseres "Werkzeugkoffers" geworden.

Die Einschätzung der Radiologen im Rahmen der Validierung ist der entscheidende Faktor für die spätere Bewertung der klinischen Nutzbarkeit. Um die zeitlichen Aufwände für die Validierung möglichst gering zu halten, versuchen wir, die Bewertungsoptionen direkt im Radiologieinformationssystem (RIS) zu integrieren. So kann bei Befunderstellung direkt bewertet werden, ob und wie das KI-Ergebnis berücksichtigt wurde, und uns die notwendige Datenbasis für eine quantitative Evaluation geliefert werden.

Ein häufiges Problem bei der Testung und Validierung von KI-Anwendungen ist die begrenzte Verfügbarkeit von Trainings- und Validierungsdaten mit ausreichender Varianz [6]. Die Daten, die für das Training und die Validierung von KI-Systemen verwendet werden, müssen repräsentativ für die tatsächliche Patientenpopulation sein und ein großes Spektrum an Scanprotokollen und Bildqualitätsunterschieden abdecken, um eine angemessene Leistungsfähigkeit zu gewährleisten. Dies erklärt, wieso eine externe Validierung (also durch einen Betreiber) gegenüber der internen Validierung (also des Herstellers) häufig schlechtere Ergebnisse zeigt [6].

Unser eigener Validierungsprozess vor Einführung einer KI-Anwendung ist zentral, um fundierte Entscheidungen über deren Einsatz in der klinischen Praxis zu treffen. Ein vierstufiger Prozess hat sich hierbei als hilfreich erwiesen (Abb. 2):

Aus unserer Sicht ist es wichtig, die Validierung von KI-Anwendungen als kontinuierlichen und iterativen Prozess zu betrachten: KI-Anwendungen sollten nach ihrer Einführung in die klinische Praxis weiterhin überwacht und Anwendern im Idealfall integrierte Feedbackmöglichkeiten gegeben werden, um sicherzustellen, dass Ergebnisse auch über die anfängliche Validierung hinaus den klinischen Anforderungen entsprechen.

Stufe der Validierung	Beschreibung
1. Vortest mit einer stratifizierten Patientenkohorte	Den klinischen Anwendern wird ein semi-quantitativer Bewertungsbogen zur Verfügung gestellt, der eine erste Bewertung der KI-Ergebnisse auf Untersuchungsebene zulässt („sehr schlecht" – „sehr gut"). Um die Aussagekraft der Kohorte zu gewährleisten, enthält diese dabei zwingend positive und negative Befunde für die relevanten Pathologien und repräsentiert die Gesamtheit der Patient*innen. Dieser auf retrospektiven Daten basierende Vortest dient dem Einfangen eines ersten Meinungsbildes der Anwender hinsichtlich der Darstellung und Qualität der KI-Ergebnisse.
2. Strukturierte Validierung und statistische Auswertung im klinischen Einsatz an einer Pilot-Klinik	Dazu wird im RIS (Befunderstellung) eine Bewertungsfunktion basierend auf „radio buttons" freigeschaltet. So können Anwender KI-Ergebnisse parallel zum regulären Befundungsprozess auf Validität überprüfen und mit sich als Goldstandard vergleichen („KI hat Pathologie detektiert" – „KI hat Pathologie nicht detektiert", „NI[1] hat Pathologie detektiert" – „NI hat Pathologie nicht detektiert"). Diese prospektive Datenerhebung mit statistisch valider Stichprobengröße ermöglicht die Kalkulation einer Konfusionsmatrix und sukzessive entscheidender Parameter wie Sensitivität und Spezifität.
3. Tiefergehende Analyse falsch-positiver/negativer KI-Ergebnisse	Hierbei werden in der strukturierten Validierung aufgekommene, vom Goldstandard abweichende KI-Ergebnisse im Detail analysiert. Dies erfolgt durch ein Expertenkollektiv, welche die KI-Anwendung zukünftig einsetzen werden. Diese feinkörnige Betrachtung ermöglicht die differenzierte Identifikation etwaiger Schwächen und Limitierungen der KI-Software.
4. Prozessevaluation durch gestaffelte Erhebung des Meinungsbilds der Anwender vor und nach Nutzung der KI-Anwendung	Hierbei werden mithilfe eines Fragebogens Veränderungen im Meinungsbild der Anwender aufgenommen. Relevante Abfrageparameter sind u.a. „Vertrautheit mit KI im klinischen Einsatz", „Vertrauen in die KI-Ergebnisse" und „Zeitersparnis durch Verwendung der KI". Auch findet hierbei eine qualitative Erhebung potentieller Verbesserungsmöglichkeiten statt, um die weitere Implementierung von KI-Anwendungen im klinischen Alltag bestmöglich zu begleiten.

[1] NI = „Natural Intelligence", also die Einschätzung eines Fachanwenders

Abb. 2 Vierstufiger Validierungsprozess

Skalierbare IT-Infrastruktur

Ein weiterer elementarer Bestandteil des "Werkzeugkoffers" ist die Auswahl und Definition der zugrunde liegenden IT-Infrastruktur, um KI-Anwendungen effizient testen und in der klinischen Routine verfügbar zu machen.

Im Bereich der KI-Anwendungen in der bildgebenden Diagnostik haben wir es aktuell mit „Narrow AI"-Produkten zu tun, die für sehr spezifische Anwendungsfälle entwickelt wurden. Um perspektivisch ein breiteres Spektrum an KI-gestützter Auswertefunktionalität umsetzen zu können, muss somit eine Vielzahl von KI-Anwendungen verschiedener Hersteller verfügbar gemacht werden können. Zudem müssen effiziente Testungen von KI-Anwendungen mit unterschiedlichen klinischen Nutzergruppen und Standorten möglich sein. Des Weiteren sollten

KI-Anwendungen aufgrund des sich aktuell dynamisch verändernden Produktportfolios einfach austauschbar sein.

Ein Szenario, bei dem für die Integration von KI-Anwendungen eines jeden Herstellers jeweils eigene IT-Infrastrukturkomponenten inkl. Server, Schnittstellen, Regeln und Kommunikationswegen für die Bildverteilung oder alternativ separate Cloudanbindungen mit separaten Pseudonymisierungskomponenten für den Bilddatentransfer nach extern umgesetzt werden müssten, erzeugt einen sehr hohen Umsetzungs-, Konfigurations-, Wartungs- und Kostenaufwand und ggf. auch ein höheres Sicherheitsrisiko.

In unserem Gesundheitskonzern setzen wir eine herstellerübergreifende, cloudbasierte KI-Plattform ein – mit dem Ziel, dadurch Skalierbarkeit und Flexibilität bei Auswahl, Testung und Betrieb von KI-Anwendungen in der bildgebenden Diagnostik zu ermöglichen und gleichzeitig die Integrations-, Wartungs- und Kostenaufwände vergleichsweise zu minimieren. Eine gute Übersicht wichtiger Aspekte zum herstellerübergreifenden Deployment von KI-Anwendungen gibt beispielsweise das Review von Leiner et al. [8].

Uns ist bewusst, dass wir jetzt und voraussichtlich auch in Zukunft nicht alles über eine einzige Plattform integrieren werden können. Dennoch kann aus unserer heutigen Sicht eine auf Flexibilität und Skalierbarkeit ausgelegte IT-Infrastruktur maßgeblich zum Übergang zur KI-gestützten Diagnostik in der Radiologie beitragen.

Effektive Workflowintegration

Ein weiterer wesentlicher Aspekt ist die Integration der KI-Ergebnisse in den Arbeitsablauf – schnell interpretierbar zum richtigen Zeitpunkt am richtigen Ort. Auch das ist ein Element unseres Werkzeugkoffers, das wir aktuell gemeinsam mit den relevanten Partnern bearbeiten.

Nach unseren bisherigen Erfahrungen mit getesteten und eingesetzten KI-Anwendungen sind die KI-Ergebnisformate sehr herstellerspezifisch. Die Heterogenität der Ergebnisformate, insbesondere bei Nutzung einer Vielzahl von KI-Anwendungen, kann aus unserer Sicht die schnelle Interpretierbarkeit im PACS (Picture Archiving and Communication System) mindern und den Schulungs- und Dokumentationsaufwand für jede KI-Anwendung aufgrund der individuellen Darstellungsformen der Ergebnisse erhöhen. Einheitliche Ergebnisformate können KI-Ergebnisse schneller interpretierbar und effizienter als Zusatzinformation für die Befunderstellung nutzbar machen.

Der Zeitpunkt im Arbeitsablauf, zu dem das KI-Ergebnis genutzt werden kann, ist ggf. noch wichtiger, insbesondere bei der potenziellen Erkennung eines Notfalls. Natürlich ist hierbei prinzipiell die Gesamtlaufzeit der KI-Anwendung relevant, bis ein Ergebnis verfügbar ist, jedoch ist die flexible, konfigurierbare Integration von zusätzlichen Informationen in den genutzten Arbeitslisten wichtig. So kann die Kennzeichnung von Untersuchungen mit durch die KI-Anwendung detektierten und von Anwenderseite als relevant definierten Befunden in der Priorisierung unterstützen. Unseres Erachtens können absehbar nicht alle potenziell lebensbedrohlichen Pathologien über eine KI-Anwendung in gleicher Qualität und

Verlässlichkeit abgedeckt werden. Somit sollten diese Zusatzinformationen durch KI-Auswertungen auch mit größter Sorgfalt in der Priorisierung genutzt werden.

Der mehrwertstiftende Einsatz von KI-Anwendungen in der Radiologie im Sinne von Erhöhung der Befundqualität und schnellerer Erkennung von Notfällen bei idealverweise gleichzeitiger Entlastung von Mitarbeitern kann aus unserer Sicht nur gelingen, wenn die relevanten Akteure über die eigenen Produkt- und Unternehmensgrenzen hinweg denken und sich auf ein gemeinsames Ziel fokussieren: Informationen und Ergebnisse von KI-Anwendungen an geeigneter Stelle in standardisierter Form in den etablierten klinischen Primärsystemen in der bildgebenden Diagnostik integrieren, die Notwendigkeit der Nutzung von separaten Benutzeroberflächen minimieren und somit den Radiologen ein effizientes KI-Management ermöglichen.

Wissens- und Schulungsangebote

Uns ist es wichtig, die KI-Projekte in der bildgebenden Diagnostik mit unterschiedlichen Schulungs- und Wissensangeboten zu begleiten und diese Angebote stetig weiterzuentwickeln, so wie alle weiteren Bausteine des "Werkzeugkoffers". Wir möchten kontinuierlich Schulungs- und Wissensangebote anbieten, die nicht nur auf die spezifischen KI-Anwendungen und konzernspezifische Integration und Abläufe eingehen, sondern auch grundlegende Informationen über KI vermitteln.

Das Thema KI treibt uns alle in vielen Lebensbereichen um. Viele Begrifflichkeiten sind im Umlauf, und es herrscht ein unterschiedliches Verständnis. Um allen Beteiligten, vom medizinischen Personal bis zu den Projektteams, das erforderliche Wissen für die effektive Nutzung von KI-Anwendungen zu vermitteln, setzen wir auf eine Vielzahl von Schulungsformaten. Neben der gesetzlich vorgeschriebenen Einweisung gemäß der Medizinprodukte-Betreiberverordnung (MPBetreibV) bieten wir unseren Anwendern spezialisierte Schulungen durch Hersteller oder beauftragte Medizinprodukteberater an. Darüber hinaus entwickeln wir eigene Wissensmodule in Form von E-Learning-Kursen. Diese Module geben spezifische Anleitungen zur Handhabung einzelner Produkte. Wir legen besonderen Wert auf die Darstellung des Funktionsumfangs, der Leistungsfähigkeit, aber insbesondere auch der Limitationen der einzelnen KI-Anwendungen. Unsere Schulungs- und Wissensangebote werden kontinuierlich durch Anwenderfeedback weiterentwickelt.

Für weitere Wissens- und Schulungsangebote greifen wir auch sehr gern auf die vielfältigen Inhalte des KI-Campus (AI Campus) zurück, insbesondere auf Lernmodule für die Medizin (z. B. Dr.med. KI – Basics).

Auswertung des Mehrwerts

Für die Ermittlung des Mehrwerts einer KI-Anwendung haben wir ebenfalls einen strukturierten Ansatz entwickelt und dem „Werkzeugkoffer" hinzugefügt. Eine der grundlegenden Fragen bei der Mehrwertbewertung ist, welche spezifischen Vorteile der KI-Einsatz gegenüber den herkömmlichen diagnostischen Prozessen bietet. Dies können verbesserte Genauigkeit und Effizienz bei der Interpretation von Bildern, schnellere Diagnosestellung oder bessere Unterstützung bei der

Mehrwert-dimension	Beschreibung	Gewichtung
Nutzen	z.B. Entlastung des Personals, Steigerung der Effizienz, Verbesserung des Behandlungsergebnisses, Steigerung des Erlöspotentials	30%
Nutzung	z.B. Verwendung von allen relevanten Anwendern, Verwendung in allen relevanten Situationen, Akzeptanz durch Anwender	30%
Qualität	z.B. Ergebnisqualität, Konsistenz, Entsprechung fachlicher Anforderungen, intuitive Nutzbarkeit, Mangel an kritisch falschen Ergebnissen	20%
Integration	Skalierbarkeit, Integrierbarkeit in aktuell genutzte Systeme	10%
Support	Kommunikation mit dem Hersteller, Verlässlichkeit des Herstellers	10%

Abb. 3 Dimensionen zur Mehrwertevaluation

Entscheidungsfindung für den behandelnden Arzt sein. Um Mehrwerte zu bestimmen, legen wir daher je KI-Anwendung individuelle, eindeutige und messbare Endpunkte fest, die den klinischen Nutzen und die Auswirkungen auf die Versorgung widerspiegeln. Dies kann die Reduktion von Fehldiagnosen, die Verbesserung des Behandlungsergebnisses, die Senkung der Wartezeiten oder die Optimierung der Ressourcennutzung in der Klinik umfassen.

Ein wichtiger Aspekt für die Mehrwertanalyse ist die Berücksichtigung der Nutzerperspektive. Dies beinhaltet die Bewertung der Benutzerfreundlichkeit, Akzeptanz und Zufriedenheit der klinischen Anwender mit der KI-Anwendung. Hierzu setzen wir ebenfalls einen auf die jeweilige KI-Anwendung abgestimmten Fragebogen ein.

Darüber hinaus ist die wirtschaftliche Bewertung ein wichtiger Bestandteil der Mehrwertanalyse. Hierbei schätzen wir finanzielle Auswirkungen ab, z. B. die Kostenersparnis durch effizientere Arbeitsabläufe oder Möglichkeiten zusätzlicher Erlösgenerierung.

Um den Mehrwert insgesamt möglichst umfassend zu definieren, wenden wir eine strukturierte Bewertungsmatrix an. Dabei werden vom Projektteam und einem klinischen Expertenkollektiv folgende Parameter und Fragestellungen auf einer Skala im Rahmen von Umfragen und/oder Interviews bewertet (0–10) (Abb. 3):

Nach Gewichtung der einzelnen Bewertungsdimensionen wird der quantifizierte Mehrwert den Kosten für den Einsatz bzw. Weiterbetrieb der KI-Anwendung gegenübergestellt. Auf diese Weise treffen wir eine objektivierte Entscheidung über die Aufnahme bzw. den Verbleib einer KI-Anwendung in unserem Portfolio.

Zusammenfassung

In diesem Beitrag haben wir einige Einblicke in unseren „Werkzeugkoffer" gegeben und wie wir als Projektteam eines Gesundheitskonzerns aus Beobachtungen, Erfahrungen und durch Wissensaufbau rund um KI-Anwendungen in der bildgebenden Diagnostik Maßnahmen abgeleitet haben, um möglichst gute Voraussetzungen dafür zu schaffen, dass KI-Anwendungen für die bildgebende Diagnostik den Weg in den klinischen Regelbetrieb finden.

Dabei sind wir als Gesundheitskonzern, in dem KI-Anwendungen betrieben und genutzt werden, nur ein Zahnrad innerhalb eines größeren „KI-Systems". Damit das „Ökosystem" der KI-Anwendungen weiter zum Fliegen kommt, müssen viele Zahnräder ineinandergreifen, um diese vergleichsweise neuartigen Lösungen in einem hochregulierten Umfeld etablieren zu können. Daher möchten wir unseren Beitrag leisten, die Zusammenarbeits- und Feedbackkultur auszubauen und das Bestreben nach definierten Standards voranzutreiben. Denn „complex work and interaction by multidisciplinary community is needed to have clinical AI take place on a broader scale" [1].

Wir haben zum jetzigen Zeitpunkt bereits einige KI-Anwendungen im klinischen Regelbetrieb, eine KI-Anwendung steht kurz vor dem flächendeckenden Roll-out, zwei weitere KI-Anwendungen möchten wir einem Vortest unterziehen. Wir sind sehr gespannt auf die weiteren Entwicklungen, welche KI-Anwendungen sich durchsetzen werden, welche Verbesserungen wir in der Patientenversorgung durch KI erreichen werden, welche neuen KI-Ansätze sich aus der Wissenschaft zu neuen Produkten entwickeln und wie wir unsere eigenen Projekte und Prozesse innerhalb unseres Gesundheitskonzerns gemeinsam mit den klinischen Kollegen weiterentwickeln werden. Auch wir schließen uns der Auffassung an „Radiologen, die KI verwenden, werden diejenigen Radiologen ersetzen, die keine KI verwenden" [7].

Literatur

1. *AI – Radiology's next frontier.* (27. Februar 2018). Von https://healthcare-in-europe.com/en/news/ai-radiology-s-next-frontier.html abgerufen.
2. *AI Campus.* (kein Datum). Von https://ki-campus.org abgerufen.
3. Creative Destruction Lab. (24. November 2016). *Geoff Hinton: On Radiology.* Von https://www.youtube.com/watch?v=2HMPRXstSvQ abgerufen.
4. Davenport, T. H. (27. März 2018). *AI Will Change Radiology, but It Won't Replace Radiologists.* Von https://hbr.org/2018/03/ai-will-change-radiology-but-it-wont-replace-radiologists abgerufen.
5. *Health AI Register.* (kein Datum). Von https://healthairegister.com/ abgerufen.
6. Kelly, B. e. (2022). Radiology artificial intelligence: a systematic review and evaluation of methods (RAISE). *European radiology.* Von https://healthcare-in-europe.com/en/news/ai-radiology-s-next-frontier.html abgerufen.
7. Langlotz, C. P. (1. Mai 2019). Will artificial intelligence replace radiologists? *Radiology. Artificial intelligence.*
8. Leiner, T., Bennink, E., Mol, C. P., Kuijf, H. J., & Veldhuis, W. B. (2. Februar 2021). Bringing AI to the clinic: blueprint for a vendor-neutral AI deployment infrastructure. *Insights into imaging.*
9. *MPBetreibV.* (kein Datum). Von https://www.gesetze-im-internet.de/mpbetreibv/index.html abgerufen.
10. Van Leeuwen, K. G. (2023). Clinical use of artificial intelligence products for radiology in the Netherlands between 2020 and 2022. *European Radiology,* 348–354.

Praktische Erfahrungen mit der KI-unterstützten radiologischen Arbeit

Torsten B. Möller

Inzwischen hat die routinemäßige Anwendung von KI-Algorithmen als Unterstützung für die Software moderner radiologischer Gerätschaften breiten Einzug in die praktische Arbeitswelt gehalten [1]. Neue Geräte, insbesondere Großgeräte, werden heute überwiegend mit KI-Anwendungen ausgestattet und ausgeliefert.[1] KI-Anwendungen als Unterstützung für die radiologische Befundung sind dagegen noch die Ausnahme. Trotzdem gibt es auch hier schon erste mehrjährige Erfahrungswerte [3, 6, 7].

Die ersten deutschlandweiten Erfahrungen mit der KI-unterstützten Befundung wurden in einem teleradiologischen Netzwerk gemacht. In den Jahren 2020 und 2021 wurde gerade in diesem Bereich teilweise auch durch Vorträge auf der Internetplattform „Zukunft Teleradiologie" [2] immer deutlicher, dass mehrere Firmen im Bereich KI bei der Befundungsunterstützung schon marktreife Produkte anbieten können [4, 5].

Nach ersten Vortests in den Jahren 2019 bis 2021 und einer Testphase im Frühjahr 2022 hatte sich der Teleradiologieanbieter reif & möller entschlossen, als erstes Teleradiologienetzwerk in Deutschland routinemäßig bei allen Untersuchungen KI anzuwenden. Da kein KI-Anbieter in der Lage ist, eine „allumfassende" Software für alle Pathologien anzubieten, war für die Teleradiologiefirma die genaue Identifizierung geeigneter Softwaremodule, die auf die Erkennung ganz bestimmter Pathologien trainiert wurden, eine Voraussetzung für eine erfolgreiche KI-Anwendung.

---

[1] Siehe Beiträge von Beger und Hahn (GE), sowie Heimann und Sebald (Siemens Healthineers) in diesem Buch.

T. B. Möller (✉)
reif & möller diagnostic network ag, Dillingen/Saar, Deutschland
E-Mail: moeller@reif-moeller.de

T. B. Möller et al. (Hrsg.), *KI in der Radiologie,*
https://doi.org/10.1007/978-3-662-70340-3_14

Notfallmedizin im Vordergrund

Da die Teleradiologie schwerpunktmäßig notfallmedizinische Fragestellungen, vor allem bei computertomografischen Untersuchungen, abdeckt, lag der Fokus auch auf dem Sektor der Notfallmedizin: Erkennung von Hirnblutungen, von intra- und extrakraniellen Gefäßverschlüssen, zentralen und peripheren Lungenembolien, Frakturen und abdominellen Gefäßverschlüssen. Darüber hinaus sind leistungsfähige Softwaremodule, die den Notfallbereich abdecken, auch bei konventionellen Röntgenaufnahmen und MRT kommerziell erhältlich. Weitere Module sind an vielen Stellen in der Entwicklung und warten auf den Einsatz in der Routine. Wenn man die Software als Tool für die befundenden Radiologen einsetzen will – und dies ist derzeit nicht zuletzt auch aus rechtlichen Gründen anzuraten –, ist in gewissen Grenzen die Sensitivität wichtiger als die Spezifizität. Für die Spezifität können wiederum die Radiologen sorgen. Die Entwicklung und die Lernkurven der Softwaremodule verlaufen aber rasant.

Bei der routinemäßigen Anwendung der KI und dem derzeit noch beschränkten Erfahrungsschatz im Umgang mit dieser KI ist zudem eine kontrollierte Anwendung ratsam. Eine Möglichkeit liegt darin, die Anwendungen wissenschaftlich zu begleiten. Hierzu hatte man sich auch bei reif & möller entschieden – nicht zuletzt auch, um sicher zu sein, dass man sich mit der Überzeugung für den Einsatz von KI nicht „verrennt". Aus diesem Grund hat man eines der Softwaremodule, die Hirnblutungserkennung, ausgewählt und untersucht, wie viele Blutungen die Software und wie viele die befundenden Teleradiologen innerhalb eines bestimmten Zeitraums erkannt haben, ob es Diskrepanzen gab und wer richtig oder falsch mit seiner Diagnose lag.

Begleitende wissenschaftliche Studie zum KI-Einsatz

Im Zeitraum von Mai bis Juni 2022 wurden insgesamt 3200 Patienten mit einem nativen (ohne Kontrastmittelunterstützung) angefertigten Schädel-CT (CCT) in eine Studie einbezogen. 2950 der Patientenbilder wurden anonymisiert von der KI-Software untersucht. Nicht in die Studie aufgenommen werden konnten 250 Untersuchungen, die teils wegen unterschiedlicher Untersuchungsparameter oder ungenügender Daten von der Software zumindest zu diesem Zeitpunkt nicht als Schädel-CT identifiziert werden konnten. Auf der anderen Seite befundeten die Radiologen ganz normal. Keiner kannte die Befunde des anderen.

Ergebnisse

Anschließend wurden die Ergebnisse miteinander verglichen. Bei den 2950 Patienten fand die KI-Software 220 Hirnblutungen. Die Radiologen hatten nur 189 Blutungen in ihren Befunden beschrieben.

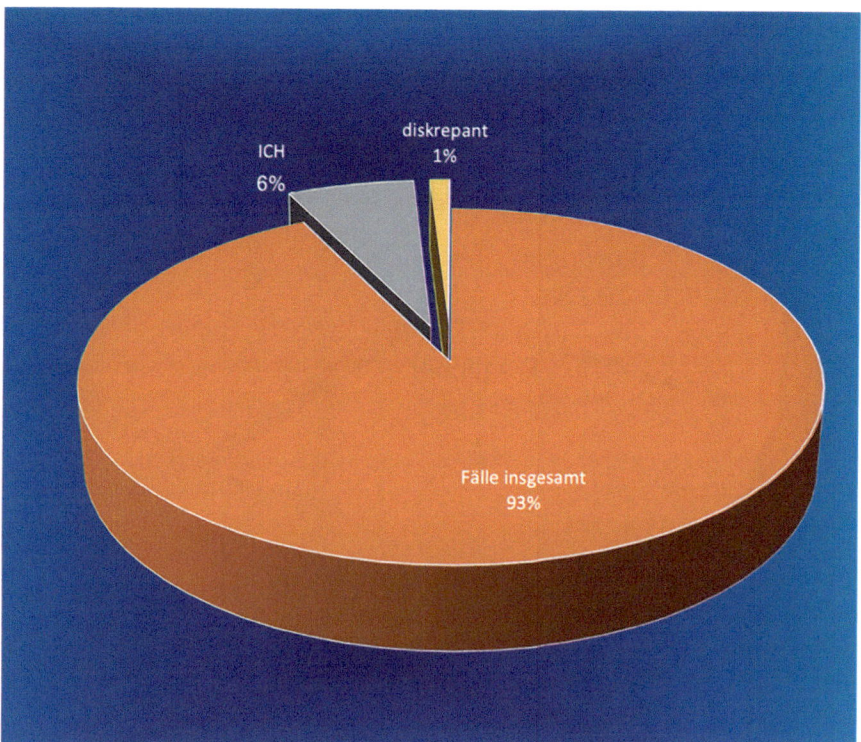

Bei einem Vergleich der diskrepanten Befunde ergab sich, dass die Software in 12 Fällen falsch-positiv entschieden hatte und auch Verkalkungen oder Gefäßmissbildungen für Blutungen gehalten hatte. In 10 Fällen hatten die Radiologen Blutungen übersehen, die im Nachhinein eindeutig zu identifizieren waren. 8 Fälle waren auch unter Zuhilfenahme möglicher Kontrolluntersuchungen etc. nicht weiter abklärbar, meistens durch Geräteartefakte oder Bewegungsartefakte.

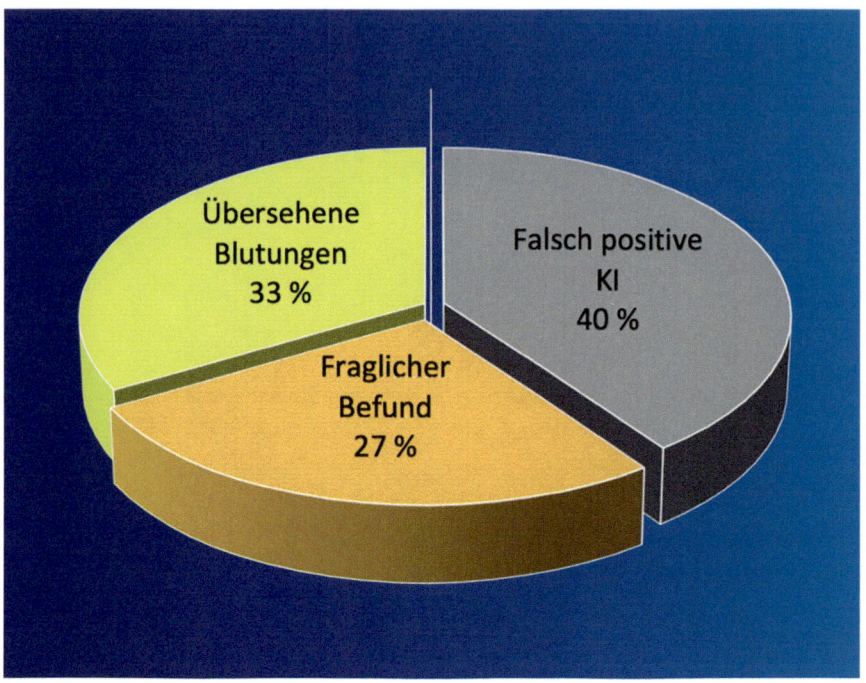

Diskussion

Als Resultat der Studie bleibt festzuhalten, dass einerseits die KI-Software – zumindest derzeit noch – mehr Fehler als die Radiologen gemacht hat, andererseits aber die Radiologen zumindest im Nachtdienst 5 % der Blutungen übersehen haben. Auch wenn – betrachtet man die Gesamtzahl der untersuchten Patienten – damit weniger als 1 % Fehler seitens der Radiologen zu verzeichnen sind, ist aufgrund der Bedeutung der Pathologie jede übersehene Blutung eine zu viel und die KI damit ein wichtiger Qualitätsgewinn, und zwar dann, wenn sie vom Radiologen als Tool für einen Hinweis auf eine Blutung genutzt wird und er die Entscheidung darüber trifft, ob die Blutung real oder nur ein Fehler der Software ist. Die Kombination von Radiologe und KI ist der Qualitätsgewinn für die Befundung.

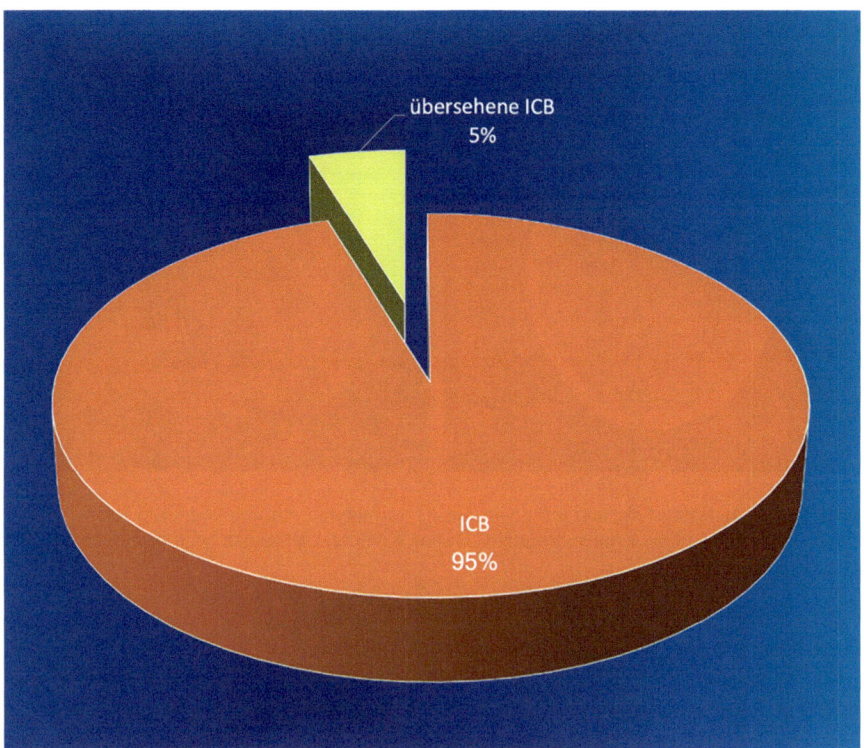

Weitere Vorteile für Befunder

Ein anderer Vorteil der KI-Befundung hat sich jedoch nach Abschluss der Studie schon direkt nach der routinemäßigen Einführung der KI-Unterstützung bei allen Befundern von reif & möller als fast noch bedeutsamer herausgestellt. Die KI gibt dem Radiologen ihre Information über eine mögliche gefundene Blutung bereits nach 3–5 min nach Übermittlung der Bilder. Damit ist zum ersten Mal aufgrund einer superschnellen bildlichen Vorauswahl eine routinemäßige Priorisierung von Pathologien möglich. Die Radiologen bekommen die Untersuchungen herausge-filtert, die eine sofortige Befundung benötigen. Dies geht an Bedeutung noch über die 5 %ige Verbesserung der Detektionsrate von Hirnblutungen hinaus, profitieren doch auch die anderen 95 % der Patienten mit Hirnblutungen von der schnelleren Befundung.

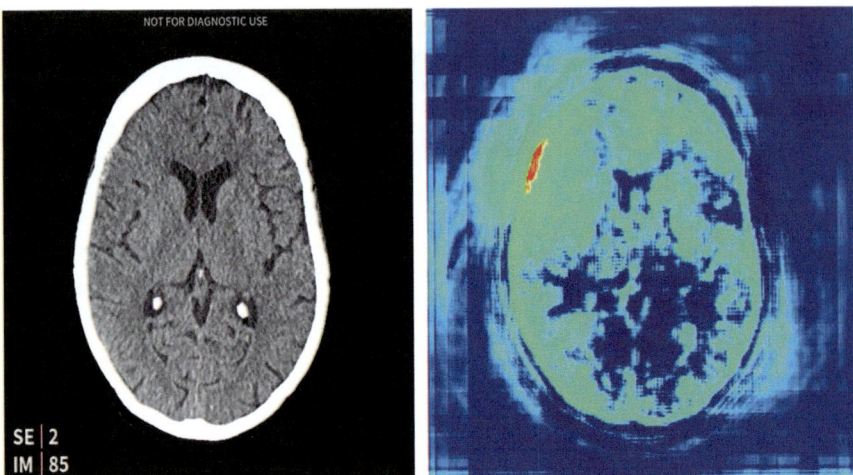

Abb. 1 Rot markierter Befund einer von der KI vermuteten Hirnblutung (Bild rechts) und das Originalbild (Bild links, axiales Schädel-CT ohne KM) zum Vergleich (mit freundlicher Genehmigung von AIDOC)

Ausblick und eine nicht mehr so kühne These

Deshalb wurde schon 2022 die heute nicht mehr kühne These aufgestellt, dass es in naher Zukunft von den Leitlinien der Fachgesellschaften vorgeschrieben werden wird, radiologische Notfalldiagnostik mithilfe von KI zu machen, weil durch die Befundbeschleunigung durch KI und die dadurch früher einsetzende Behandlung insbesondere bei den zeitsensitiven Schädelpathologien (Schlaganfall, Blutung) das Patienten-Outcome deutlich besser sein wird als bei Patienten, die herkömmlich befundet wurden [6, 7].

Literatur

1. Stueckle C A, Haage P. Der Arzt im Radiologen – künstliche Intelligenz als Möglichkeit, das Spannungsfeld zwischen Patienten, Technik und Zuweisern zu lösen – ein narratives Review. Fortschr Röntgenstr 2024. Thieme.
2. https://zukunft-teleradiologie.de/veranstaltung/ki-systeme/. Zugegriffen: 31. Juli 2024.
3. Möller T. Künstliche Intelligenz im Praxistest: Sie hält was sie verspricht. In: E-Health-Com 5/2022, S. 76.
4. https://zukunft-teleradiologie.de/veranstaltung/ki-im-netzwerk-einsatz/. Zugegriffen: 31. Juli 2024.
5. Feuerecker B et al. Artificial Intelligence in Oncological Hybrid Imaging. Fortschr Röntgenstr 2023; 195: 105–114 2022. Thieme.
6. Moeller T B, Sögner P F. AI in routine Teleradiology Use – Results of a large-scale Test across Germany and Austria, ECR24 Oral Presentation, Session: RPS 1305, Strategic deployment of AI, 2024-03-01 09:30–11:00.
7. Moeller T B, Sögner P F, Taboué M C. AI in routine Use – Results of a large-scale Test across Germany and Austria RSNA 24 Oral Presentation, Session Number: R6-SSNR16, Date/Time of Session: 12/5/2024 1:30:00 PM-12/5/2024 2:30:00 PM.

Fortgeschrittene Anwendungen Künstlicher Intelligenz in der Radiologie: Verbesserung der Bildpräzision und klinischer Ergebnisse

Paul Martin Bansmann

Dieses Kapitel bietet eine eingehende Untersuchung von Anwendungen künstlicher Intelligenz (KI) im Bereich der Radiologie, wobei der transformative Einfluss auf die medizinische Bildgebung hervorgehoben wird. Wir beginnen mit einer Untersuchung von TrueFidelity, einem hochmodernen Bildrekonstruktionsalgorithmus, der in der Computertomografie (CT) verwendet wird. Diese KI-gesteuerte Technik verbessert die Bildqualität erheblich, indem sie Rauschen reduziert und die räumliche Auflösung verbessert, wodurch Radiologen eine genauere Diagnosestellung ermöglicht wird. Effekte auf Behandlungs- und Diagnosepfade sowie die Arbeitsweise von Radiologen werden beleuchtet.

Im Übergang zur Magnetresonanztomografie (MRT) vertieft sich das Kapitel in die innovativen Algorithmen "Air Recon DL" und "Sonic DL". Diese KI-basierten Lösungen optimieren den Bildrekonstruktionsprozess, um klarere und detailliertere MRT-Aufnahmen zu produzieren. Durch die Nutzung von Deep-Learning-Modellen erleichtern diese Technologien schnellere Bildgebungszeiten und verbessern den Komfort für die Patienten, ohne die Bildqualität zu beeinträchtigen. Auch hier soll der Effekt dieser neuartigen Rekonstruktionsalgorithmen auf klinische Behandlungs- und Diagnosepfade sowie deren Auswirkung auf die Arbeitswelt von Radiologen untersucht werden.

Darüber hinaus untersucht das Kapitel die Anwendung von KI in der kardiovaskulären Bildgebung, insbesondere durch die Nutzung der FFR-CT-Technologie von HeartFlow. Diese nichtinvasive Diagnosemethode kombiniert computergestützte Fluiddynamik und KI, um eine detaillierte physiologische Beurteilung der

P. M. Bansmann (✉)
Krankenhaus Porz am Rhein, Köln, Deutschland
E-Mail: P.Bansmann@khporz.de

T. B. Möller et al. (Hrsg.), *KI in der Radiologie,*
https://doi.org/10.1007/978-3-662-70340-3_15

koronaren Herzkrankheit zu bieten, und stellt eine wertvolle Alternative zu herkömmlichen invasiven Verfahren dar.

Abschließend bietet das Kapitel einen umfassenden Überblick über die derzeit relevantesten und einflussreichsten KI-Algorithmen, die die Radiologie neu gestalten. Es werden ihre Rollen bei der Verbesserung der diagnostischen Genauigkeit, der Optimierung der Workfloweffizienz und der Personalisierung der Patientenversorgung diskutiert. Durch die Integration von KI in verschiedene Bildgebungsmodalitäten erleben Radiologieabteilungen weltweit einen Paradigmenwechsel hin zu präziseren, datengesteuerten medizinischen Bewertungen.

Dieses Kapitel zielt darauf ab, nicht nur die aktuellen Fähigkeiten der KI in der Radiologie zu beleuchten, sondern auch ihr zukünftiges Potenzial zur Revolutionierung des Feldes durch schnellere, genauere und weniger invasive diagnostische Verfahren zu verdeutlichen.

Einleitung

Künstliche Intelligenz (KI) hat in den letzten Jahren in der medizinischen Bildgebung erhebliche Fortschritte gemacht. Radiologen stehen heute vor der Herausforderung, immer größere Mengen an Bilddaten zu verarbeiten und gleichzeitig eine hohe diagnostische Genauigkeit zu gewährleisten. Die 4 KI-Anwendungen, die in diesem Text behandelt werden, "TrueFidelity", "SonicDL", "Air ReconDL" und "Heartflow FFR-CT", bieten innovative Lösungen, die Radiologen unterstützen können, indem sie die Bildqualität verbessern, die Arbeitsabläufe beschleunigen und diagnostische Unsicherheiten verringern. In diesem Zusammenhang wird untersucht, wie jede dieser Anwendungen insbesondere in Hinblick auf die kardiovaskuläre Bildgebung funktioniert, welche Vorteile sie bietet und in welchen klinischen Szenarien sie am effektivsten eingesetzt werden kann.

TrueFidelity: Verbesserung der Bildqualität und Diagnostik

Funktionsweise und Technologie

"TrueFidelity" ist eine KI-gestützte Technologie, die entwickelt wurde, um die Bildqualität in der Computertomografie zu optimieren [1]. Sie nutzt fortschrittliche Algorithmen des maschinellen Lernens, um Rauschen zu reduzieren und gleichzeitig die strukturellen Details im Bild zu erhalten oder sogar zu verbessern. Diese Technologie wurde speziell entwickelt, um die typischen Einschränkungen der Bildrekonstruktion zu überwinden, wie sie bei der traditionellen Filtered Back Projection (FBP) oder iterativen Rekonstruktionsmethoden auftreten. Kombiniert mit modernen Bewegungsartefaktreduktionsalgorithmen ergeben sich folgende Vorteile:

Vorteile für Radiologen

Für Radiologen bietet "TrueFidelity" mehrere entscheidende Vorteile [2]:

1. **Verbesserte Bildqualität:** Durch die Reduktion von Rauschen ohne Verlust an diagnostisch relevanten Informationen können Radiologen klarere und detailreichere Bilder betrachten, was die Erkennung und Charakterisierung von Pathologien erleichtert.
2. **Reduzierte Strahlendosis:** Die Technologie ermöglicht eine zuverlässige Bildrekonstruktion auch bei niedriger Strahlendosis, was besonders in der pädiatrischen Bildgebung und bei Patienten mit hohem Untersuchungsaufkommen von Vorteil ist.
3. **Konsistenz und Reproduzierbarkeit:** "TrueFidelity" liefert konsistente Bildqualität über verschiedene CT-Scanner und Untersuchungseinrichtungen hinweg, was die Vergleichbarkeit von Studien verbessert und das Vertrauen in diagnostische Entscheidungen stärkt.

Anwendungsbeispiele
- **Kardiologische Diagnostik:** In der kardialen CT-Angiografie kann "TrueFidelity" dabei helfen, die Darstellung der Koronararterien zu verbessern, was für die Beurteilung von Stenosen von großer Bedeutung ist. Die mit "TrueFidelity" rekonstruierten Bilder zeigen eine Verbesserung der Bildqualität mit reduziertem Bildrauschen, besser definierten anatomischen Kanten und Grenzen sowie einer verbesserten Darstellung feiner Details im Vergleich zu konventionellen Methoden der Filtered Back Projection (FBP) und iterativen Rekonstruktion (ASiR-V).

SonicDL: Beschleunigung der MR-Bildgebung

Funktionsweise und Technologie

"SonicDL" ist eine revolutionäre Technologie zur Beschleunigung der Magnetresonanztomografie durch den Einsatz von Deep Learning. Die Methode nutzt einen kombinierten Ansatz aus paralleler Bildgebung und KI-basierten Rekonstruktionsalgorithmen, um die Scanzeit erheblich zu verkürzen, ohne die Bildqualität zu beeinträchtigen. Dies wird durch die Integration von KI in die Bildrekonstruktionspipeline erreicht, wodurch komplexe Datenverarbeitungsaufgaben in Echtzeit durchgeführt werden können.

Vorteile für Radiologen [3]

"SonicDL" bietet Radiologen eine Reihe von Vorteilen:

1. **Schnellere Scans:** Die Reduzierung der Scanzeit ermöglicht eine höhere Patientenanzahl pro Tag und verbessert den Patientenkomfort, insbesondere bei Patienten, die Schwierigkeiten haben, lange Zeit stillzuliegen.

2. **Hohe Bildqualität:** Trotz der kürzeren Scanzeit bleibt die Bildqualität auf einem hohen Niveau, was eine genaue Diagnostik ermöglicht.
3. **Vielseitigkeit:** "SonicDL" ist für verschiedene Arten von MRT-Untersuchungen anwendbar, einschließlich kardiologischer, neurologischer und muskuloskelettaler Bildgebung.

Anwendungsbeispiele
- **Kardiologische MRT:** Bei der kardialen MRT ist die Scanzeit oft ein limitierender Faktor, insbesondere bei Patienten mit Herzrhythmusstörungen. "SonicDL" ermöglicht schnellere Untersuchungen bei gleichbleibend hoher Bildqualität. Mit Deep Learning konnte durch eine bis zu 12-fache Beschleunigung die Scandauer von Minuten auf Sekunden reduziert werden, wodurch Bewegungsartefakte und die Notwendigkeit von erneuten Scans reduziert wurde. Beispielsweise kann für eine Funktionsuntersuchung des Herzens eine Schicht des linken Ventrikels in einem Herzschlag akquiriert werden (Abb. 1).

Air ReconDL: Optimierung der MR-Bildgebung durch Rauschreduktion

Funktionsweise und Technologie
"Air ReconDL" ist eine weitere KI-Anwendung, die sich auf die Verbesserung der Bildqualität in der MRT konzentriert. Sie nutzt Deep Learning, um Rauschen und Artefakte zu reduzieren, die in MRT-Bildern häufig auftreten, insbesondere bei Hochfeldgeräten oder schnellen Bildgebungsprotokollen. Durch die Integration

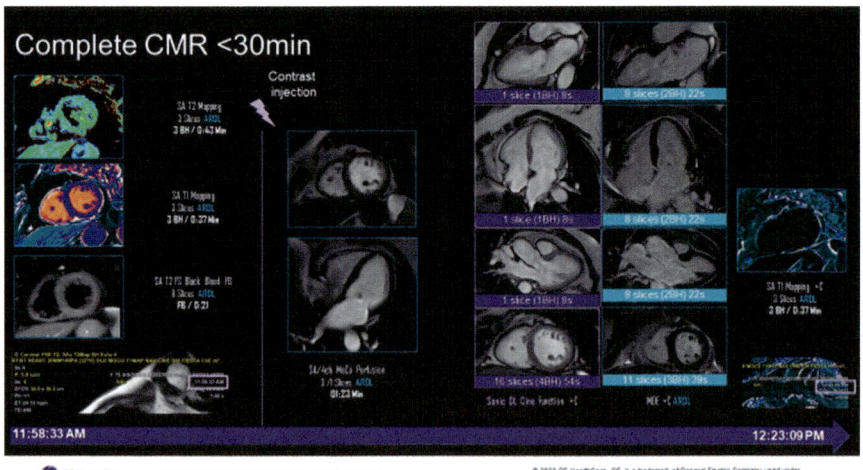

Abb. 1 Anwendungsbeispiel einer kompletten Herzuntersuchungen unter Zuhilfenahme von "SonicDL"

dieser Technologie in die Bildrekonstruktionskette können klarere und schärfere Bilder erzeugt werden.

Vorteile für Radiologen

"Air ReconDL" bringt mehrere Vorteile für Radiologen:

1. **Erhöhte Bildklarheit:** Durch die Reduktion von Rauschen können auch subtile Pathologien besser erkannt werden, was die diagnostische Sicherheit erhöht.
2. **Verbesserte Effizienz:** Durch die Reduktion von Artefakten wird die Notwendigkeit für wiederholte Scans minimiert, was die Gesamteffizienz des klinischen Workflows verbessert.
3. **Flexibilität bei der Protokollgestaltung:** Radiologen können aggressivere Bildgebungsprotokolle anwenden, da "Air ReconDL" dazu beiträgt, die resultierenden Bilder zu optimieren.

Anwendungsbeispiele
- **Neurologische Bildgebung:** Bei der MRT des Gehirns kann "Air ReconDL" dazu beitragen, die Darstellung von feinen Hirnstrukturen zu verbessern, was besonders bei der Untersuchung von neurodegenerativen Erkrankungen wichtig ist.
- **Abdominale Bildgebung:** In der abdominellen MRT kann "Air ReconDL" die Bildqualität verbessern, indem es Bewegungsartefakte reduziert, die häufig bei Patienten mit Atemproblemen auftreten.
- **Muskel-Skelett-Bildgebung:** Bei der MRT von Gelenken und Weichteilen, wo hohe Auflösung und Kontrast wichtig sind, trägt "Air ReconDL" dazu bei, klare und detailreiche Bilder zu liefern.

Heartflow FFR-CT: Nichtinvasive Beurteilung der Koronararterien

Funktionsweise und Technologie
"Heartflow FFR-CT" ist eine fortschrittliche Anwendung, die auf der Analyse von Computertomografie-Angiografien (CTA) basiert und die hämodynamische Relevanz von Koronararterienstenosen nichtinvasiv beurteilt. Diese Technologie kombiniert CTA-Bildgebung mit strömungsdynamischen Berechnungen, die durch KI unterstützt werden, um die "fractional flow reserve" (FFR) zu bestimmen, einen Wert, der angibt, wie stark der Blutfluss durch eine verengte Arterie eingeschränkt ist.

Vorteile für Radiologen [4, 5]
"Heartflow FFR-CT" bietet Radiologen und Kardiologen mehrere bedeutende Vorteile:

1. **Nichtinvasive Diagnostik:** Anstelle einer invasiven Herzkatheteruntersuchung ermöglicht "Heartflow FFR-CT" die Beurteilung der Koronararterien mit einer nichtinvasiven Bildgebungsmodalität.

2. **Präzise hämodynamische Bewertung:** Die Technologie liefert nicht nur anatomische Informationen, sondern auch funktionelle Daten, die bei der Entscheidungsfindung über therapeutische Maßnahmen helfen können.
3. **Reduzierte Notwendigkeit für invasive Eingriffe:** Durch die präzise Bestimmung des FFR können unnötige invasive Eingriffe vermieden werden, was das Risiko für den Patienten verringert.

Anwendungsbeispiele

- **Beurteilung von Koronarstenosen:** "Heartflow FFR-CT" ist besonders nützlich bei Patienten mit intermediären Stenosen, wo die Entscheidung für eine Intervention unklar ist. Durch die zusätzliche hämodynamische Information kann die Notwendigkeit für eine Revaskularisierung besser eingeschätzt werden.
- **Planung von Interventionen:** Bei Patienten, die eine perkutane Koronarintervention (PCI) benötigen, kann "Heartflow FFR-CT" helfen, den Eingriff genauer zu planen, indem es zeigt, welche Läsionen am wahrscheinlichsten klinisch relevant sind.
- **Verlaufsbeobachtung:** Nach einer PCI kann "Heartflow FFR-CT" zur Überwachung der behandelten Arterien verwendet werden, um das Risiko von Restenosen frühzeitig zu erkennen (Abb. 2).

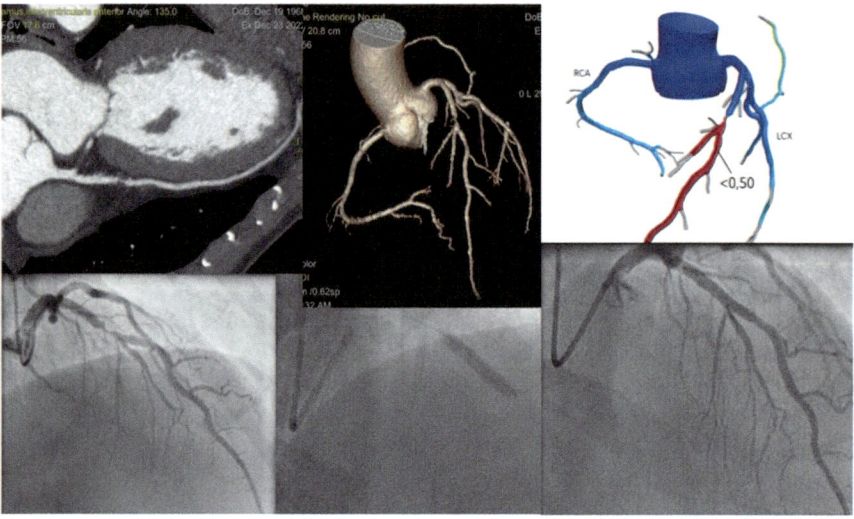

Abb. 2 Beispiel einer konventionellen CTA mit multiplanarer Rekonstruktion der linken Kranzarterie (oben links) mit "volume rendering" (oben Mitte) und FFR-CT-Analyse mit Nachweis einer hämodynamisch relevanten Stenose (oben rechts). Korrespondierende Herzkatheteraufnahmen (untere Reihe)

Fazit

Die Integration von KI in die Radiologie hat das Potenzial, die Art und Weise, wie medizinische Bildgebung betrieben wird, grundlegend zu verändern. Die Anwendungen "TrueFidelity", "SonicDL", "Air ReconDL" und "Heartflow FFR-CT" bieten spezifische Vorteile, die dazu beitragen können, die diagnostische Genauigkeit zu erhöhen, die Effizienz zu verbessern und letztlich die Patientenversorgung zu optimieren. Jede dieser Technologien bringt innovative Ansätze in den klinischen Alltag und bietet Radiologen leistungsstarke Werkzeuge, um die wachsenden Anforderungen der modernen Medizin zu bewältigen. Durch die kontinuierliche Weiterentwicklung und Anpassung dieser Technologien an die klinischen Bedürfnisse wird erwartet, dass KI einen immer größeren Einfluss auf die Radiologie und die gesamte medizinische Bildgebung haben wird.

Literatur

1. Deep Learning Image Reconstruction for CT: Technical Principles and Clinical Prospects. Koetzier LR, Mastrodicasa D, Szczykutowicz TP, van der Werf NR, Wang AS, Sandfort V, van der Molen AJ, Fleischmann D, Willemink MJ. Radiology. 2023 Mar;306(3):e221257. https://doi.org/10.1148/radiol.221257. Epub 2023 Jan 31.
2. The influence of a deep learning image reconstruction algorithm on the image quality and auto-analysis of pulmonary nodules at ultra-low dose chest CT: a phantom study. Yue Yao, Baobin Guo, Jianying Li, Quanxin Yang, Xiaohui Li , Lei Deng. Quant Imaging Med Surg. 2022 May;12(5):2777–2791. https://doi.org/10.21037/qims-21-815.
3. Clinical utility of a rapid two-dimensional balanced steady-state free precession sequence with deep learning reconstruction. Eyre K, Rafiee MJ, Leo M, Ma J, Hillier E, Amini N, Pressacco J, Janich MA, Zhu X, Friedrich MG, Chetrit M. J Cardiovasc Magn Reson. 2024 Jul 28;26(2):101069. https://doi.org/10.1016/j.jocmr.2024.101069. Online ahead of print.
4. Comparison of Coronary Computed Tomography Angiography, Fractional Flow Reserve, and Perfusion Imaging for Ischemia Diagnosis. Driessen RS, Danad I, Stuijfzand WJ, Raijmakers PG, Schumacher SP, van Diemen PA, Leipsic JA, Knuuti J, Underwood SR, van de Ven PM, van Rossum AC, Taylor CA, Knaapen P. J Am Coll Cardiol. 2019 Jan 22;73(2):161–173. https://doi.org/10.1016/j.jacc.2018.10.056.
5. CT FFR in stable heart disease and Coronary Computed Tomographic Angiography helps improve patient care and societal costs. Fairbairn T, FISH and CHIPS investigators. European Heart Journal, Volume 44, Issue Supplement_2, November 2023.

Die Rolle ärztlicher Metakognitionen in der KI-unterstützten Diagnostik

Ekaterina Jussupow

Einleitung: KI-Systeme als Entscheidungsunterstützung

KI-basierte Anwendungen finden zunehmend Einsatz in der medizinischen Diagnostik. Dabei werden häufig Algorithmen des maschinellen Lernens genutzt, um Bilddaten aus Verfahren wie Röntgen, Magnetresonanztomografie oder Computertomografie zu analysieren. Diese Algorithmen lernen mithilfe von Trainingsdaten, die von medizinischen Fachleuten aufbereitet werden, spezifische Erkrankungen zu erkennen. Trotz der hohen Präzision dieser Technologien bleibt die endgültige diagnostische Entscheidung jedoch bei den menschlichen Expertinnen und Experten, da die Systeme nicht fehlerfrei sind und solche Entscheidungen stets mit Risiken verbunden sind. Ärzte und Ärztinnen nutzen die Klassifikationen der Algorithmen als Unterstützung, indem sie deren Ergebnisse mit ihrer eigenen Expertise abgleichen. In diesem Zusammenhang spricht man nicht von Automatisierung, sondern von Entscheidungsunterstützung, auch bekannt als Augmented Decision-Making, Human-in-the-Loop oder hybride Intelligenz [3].

Erstveröffentlichungsnachweis: Dieses Kapitel ist eine überarbeitete und erweiterte Fassung des Artikels *Jussupow 2024* (Jussupow, Ekaterina. 2024. Kognitive Prozesse in der KI-unterstützen diagnostischen Entscheidungsfindung. In: Klein, B. (Hrsg.) Künstliche Intelligenz im Healthcare-Sektor. Frankfurt University of Applied Sciences, Frankfurt am Main. https://doi.org/10.48718/1cw9-3c06).

E. Jussupow (✉)
Fachgebiet Wirtschaftsinformatik, Fachbereich Rechts- und Wirtschaftswissenschaften, Technische Universität Darmstadt, Darmstadt, Deutschland
E-Mail: ekaterina.jussupow@tu-darmstadt.de

T. B. Möller et al. (Hrsg.), *KI in der Radiologie,*
https://doi.org/10.1007/978-3-662-70340-3_16

Metakognition in der Mensch-Maschine-Interaktion

Während solche Systeme kognitive Aufgaben übernehmen, entstehen gleichzeitig neue Herausforderungen auf einer metakognitiven Ebene.[1] Nehmen wir an, dass eine KI eine bestimmte Klassifikation durchführt und dann einen Vorschlag über das Vorliegen einer Erkrankung erstellt (z. B. Patientin A hat eine Hirnblutung). Diese Einschätzung kann richtig oder falsch sein. Nun trifft die KI-Einschätzung auf die Einschätzung menschlicher Experten, die ebenfalls richtig oder falsch sein kann. Dann müssen die Experten ihre Einschätzung mit der Klassifikation der KI abgleichen. In diesem Prozess spielen sogenannte Metakognitionen eine sehr wichtige Rolle. Metakognitionen sind Kognitionen, die sich auf einer Metaebene abspielen [7] – das bedeutet, auf dieser Ebene wird z. B. darüber nachgedacht, ob man gerade sicher oder unsicher ist, ob man jetzt Hilfe bei der Aufgabe braucht oder welche Problemlösestrategien am effektivsten sein könnten. Dabei reflektieren Menschen nicht nur über ihre eigenen Fähigkeiten und die eigene Sicherheit bei der bestimmten Aufgabe, sondern entwickeln auch ein mentales Modell des KI-Systems. In unserem Beispiel führt eine Einschätzung des KI-Systems zu metakognitiven Aktivitäten, wenn diese von der eigenen Einschätzung des Falls abweicht oder wenn die Experten gelernt haben, dass das KI-System nicht vertrauenswürdig ist, weil es in der Vergangenheit häufig Fehler gemacht hat. Kurzum, wenn eine Diskrepanz entsteht, wird auch mehr metakognitiv reflektiert.

Vier Interaktionsformen mit unterschiedlichen metakognitiven Auswirkungen

Wenn wir nun die finale menschliche Entscheidung mit der KI-Einschätzung vergleichen, ergeben sich folgende vier Interaktionsformen [6], die unterschiedliche metakognitive Auswirkungen haben.

Mehr Sicherheit durch KI-Bestätigung

Im Fall 1 treffen Menschen mithilfe des KI-Systems eine richtige Entscheidung. Basierend auf unseren Experimenten [6] können wir sagen, dass es 2 Wege gibt, wie man mithilfe eines korrekten Vorschlags zur richtigen finalen Entscheidung kommt. Erstens erfolgt medizinische Diagnostik häufig unter Unsicherheit. Vor allem für Ärzte mit wenig Erfahrung in der Bildgebung oder unter Zeitdruck ist es schwierig, eine Diagnoseentscheidung selbst zu treffen. Allerdings haben auch unerfahrene Ärzte oft ein erstes Gefühl dafür, dass eine bestimmte Erkrankung vorliegen könnte, sind sich aber metakognitiv zu unsicher, um bei dieser Entscheidung zu bleiben. Dieses erste richtige Gefühl oder die Tendenz, die allein noch nicht für eine Diagnosestellung ausreicht, kann durch ein KI-System bestätigt werden. Damit erhält man die notwendige Bestätigung durch eine "Zweitmeinung" und ist sich dadurch in der eigenen Einschätzung sicherer.

---

[1] Reflektion eigener kognitiver Prozesse.

In der Tat können wir empirisch sehen, dass eine Bestätigung durch ein KI-System zu mehr diagnostischer Sicherheit führt und dass die bestätigten Ärzte sich in ihrer Entscheidung sicherer fühlen als diejenigen, die keine KI-Unterstützung haben [6]. Insbesondere Ärzte mit wenig Erfahrung profitieren sehr von der "Zweitmeinung" des KI-Systems [2]. Dies hilft ihnen, schneller und auch bessere Entscheidungen zu treffen. Wenn sie z. B. selbst nichts Auffälliges in der Diagnostik des Bildes sehen und das KI-System auch nichts entdeckt hat, können sie recht schnell zum nächsten Fall wechseln [5]. Mit zunehmender Expertise wird oft eine reine Bestätigung durch das KI-System als wenig hilfreich empfunden, vor allem, wenn dies keinen metakognitiven Vorteil hat (z. B. im Falle höherer Expertise, da Diagnostikentscheidungen dann sehr schnell getroffen werden [5]). In diesem Fall reicht die Bestätigung nicht aus, um die Nutzung als hilfreich zu empfinden. Zweitens zeigen Experimente (z. B. [2, 6]), dass eine richtige KI-Einschätzung auch helfen kann, wenn man selbst eine andere Ersteinschätzung hat. Zum Beispiel denkt man in einem bestimmten Fall, dass keine Pathologie vorliegt. Die KI findet jedoch einen kleinen pathologischen Bereich, den man selbst übersehen hätte. Wenn dieser Befund validiert werden kann (indem man sich z. B. die Erklärungen des Systems genauer anschaut), führt dies dazu, dass man die eigene Meinung ändert und dem richtigen KI-Vorschlag folgt. Dies ist genau der Fall, den wir uns durch den vermehrten Einsatz von KI-Systemen wünschen – dass die Systeme Pathologien finden, die Menschen sonst übersehen. Da in diesem Fall der KI-Befund validiert werden kann, entsteht kein metakognitiver Konflikt, und die Nutzung wird als hilfreich empfunden.

Metakognitive Konflikte bei fehlender Übereinstimmung

Zu metakognitiven Herausforderungen kommt es vor allem in den Fällen, in denen das KI-System mit der eigenen Ersteinschätzung nicht übereinstimmt oder wenn es schwierig ist, die Angabe des Systems zu überprüfen, weil z. B. Erklärungen fehlen. In solchen Fällen führt der Widerspruch oft zu Unsicherheit, zum erneuten Überprüfen der Fälle und ggf. zur Frustration, wenn man nicht nachvollziehen kann, warum das System eine bestimmte Einschätzung getroffen hat. All dies sind Aktivitäten auf der metakognitiven Ebene, die viele kognitive Ressourcen kosten und entsprechend anstrengend sind. Wenn man ein gutes mentales Modell des KI-Systems hat und genau weiß, wo die Stärken und Schwächen des Systems liegen, kann man gut Fehler des Systems erkennen (Fall 3, Abb. 1) und den fehlerhaften Systemvorschlag überstimmen. Dennoch hinterlässt dieses Überstimmen oft einen Beigeschmack, da es trotzdem verunsichernd wirken und die Nutzung nachhaltig beeinflussen kann, z. B. dadurch, dass man in Zukunft das System generell ablehnt, wenn es etwas anderes postuliert, als man selbst denken würde. Das kann langfristig zu Fall 2, Abb. 1 – fälschliches Überstimmen oder sogar Ignorieren der KI-Einschätzung – führen, wodurch man natürlich auch keinen Vorteil aus der KI-Nutzung zieht.

Hierbei muss man allerdings anmerken, dass es oft schwierig ist, die Fehler von KI-Systemen auch richtig zu erkennen und abzulehnen. In einigen Experimenten wurde gezeigt, dass eine Fehleinschätzung durch ein KI-System die diagnostische

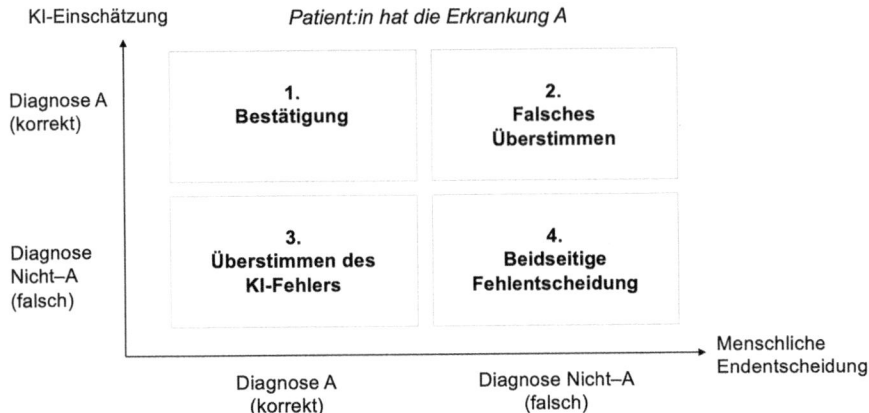

Abb. 1 Angepasste Entscheidungskonflikte in der Interaktion zwischen Ärzten und KI-Systemen in der Diagnostik basierend auf der Tabelle 1 in Jussupow et al. [6]. Im Original wird zwischen der menschlichen Ersteinschätzung und der KI-Einschätzung unterschieden. Diese Abbildung bezieht sich stattdessen explizit auf die menschliche Endeinschätzung

Genauigkeit drastisch senken kann [1, 2, 6] und dass es menschlichen Entscheidern sehr schwerfällt, falsche Vorschläge zu erkennen und abzulehnen (Fall 4, Abb. 1). Das hat verschiedene Gründe. Vor allem mit weniger eigener Expertise neigen Entscheider dazu, sich selbst keine eigene Meinung zu bilden, sondern die Meinung komplett auf das KI-System zu stützen. Dann kommt es zu selektivem, konfirmatorischem Suchen, indem man nur noch gezielt Informationen sucht und verarbeitet, die zur Einschätzung des KI-Systems passen. Dabei entsteht gar kein metakognitiver Konflikt, da kein Widerspruch entstehen kann! Das ist das gefürchtete Problem der „overreliance", da sich zu sehr auf das KI-System verlassen wird, ohne es kritisch zu hinterfragen. Das ist bei Weitem nicht der einzige Grund, warum es zu Fall 4 kommen kann. Man kann z. B. auch zu einer Fehlentscheidung kommen und dabei einen Entscheidungskonflikt erleben, da das KI-System zu Unsicherheit führt und man sich nicht sicher ist, ob man selbst oder das System die richtige Diagnose gestellt hat. Wenn man sich dann selbst unsicher ist und gleichzeitig dem System viel Vertrauen schenkt, kann es dazu kommen, dass man sich überstimmen lässt und dem falschen Systemvorschlag folgt.

Schlussfolgerung

Zusammenfassend kann man festhalten, dass die Nutzung von KI-Systemen in der Diagnostik nicht nur vereinfachend und verbessernd ist. Die Konfrontation mit einer abweichenden Einschätzung des Systems kann dazu führen, dass man sich und/oder das System hinterfragt und über das eigene Vorgehen reflektieren muss. Das braucht Zeit und kognitive Energie – die man natürlich im klinischen Alltag nur in geringem Ausmaß hat. Jedoch sind metakognitive Konflikte bei der Nutzung von KI-Systemen essenziell! Nur durch das bewusste Erleben solcher metakognitiven Konflikte können wir Probleme wie das übermäßige Vertrauen („overreliance") oder das fälschliche Ignorieren ohne nähere Betrachtung („underreliance") verhindern. Diese Konflikte regen zum kritischen Nachdenken an. Es ist aber auch gut, dass dem KI-System selektiv vertraut wird, wenn das System hinreichend validiert ist – das ist dann kein Anzeichen von „overreliance", sondern vielmehr von einer adaptiven Nutzung der technischen Möglichkeiten, um zu besseren Diagnosen zu kommen.

Literatur

1. Dratsch, Thomas, Xue Chen, Mohammad Rezazade Mehrizi, Roman Kloeckner, Aline Mähringer-Kunz, Michael Püsken, Bettina Baeßler, Stephanie Sauer, David Maintz, and Daniel Pinto Dos Santos. 2023. „Automation Bias in Mammography: The Impact of Artificial Intelligence BI-RADS Suggestions on Reader Performance." *Radiology* 307 (4): e222176.
2. Gaube, Susanne, Harini Suresh, Martina Raue, Alexander Merritt, Seth J. Berkowitz, Eva Lermer, Joseph F. Coughlin, John V. Guttag, Errol Colak, and Marzyeh Ghassemi. 2021. „Do as AI Say: Susceptibility in Deployment of Clinical Decision-Aids." *NPJ Digital Medicine* 4 (31). https://doi.org/10.1038/s41746-021-00385-9.
3. Jussupow, Ekaterina. 2024. Kognitive Prozesse in der KI-unterstützen Diagnostischen Entscheidungsfindung. In: Klein, B. (Hrsg.) Künstliche Intelligenz im Healthcare-Sektor. Frankfurt University of Applied Sciences, Frankfurt am Main. https://doi.org/10.48718/1cw9-3c06.
4. Jussupow, Ekaterina, Izak Benbasat, and Armin Heinzl. 2020. „Why Are We Averse Towards Algorithms? A Comprehensive Literature Review." *Twenty-Eigth European Conference on Information Systems (ECIS2020)*, 1–16.
5. Jussupow, Ekaterina, Kai Spohrer, and Armin Heinzl. 2022. „Radiologists' Usage of Diagnostic AI Systems." *Business & Information Systems Engineering* 64 (3): 293–309.
6. Jussupow, Ekaterina, Kai Spohrer, Armin Heinzl, and Joshua Gawlitza. 2021. „Augmenting Medical Diagnosis Decisions? An Investigation Into Physicians' Decision Making Process With Artificial Intelligence." *Information Systems Research* 32 (3): 713–735.
7. Nelson, Thomas O., and Louis Narens. (1990). „Metamemory: A Theoretical Framework and New Findings." *Psychology of Learning and Motivation* 26: 125–173.

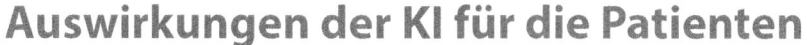

Auswirkungen der KI für die Patienten

Vorteile für radiologische Abteilungen und Patienten durch KI-Anwendungen

Torsten B. Möller

Die KI verspricht gerade in der Radiologie eine Umwälzung bzw. grundlegende Modifizierung zahlreicher Anwendungen. Viele der zu erwartenden Verbesserungen sind schon kommerziell erhältlich, teilweise kurz vor Markteinführung oder in der Entwicklung [15, 17]. Zu den wichtigsten zu erwartenden Vorteilen der KI gehören die im Folgenden beschriebenen Aspekte.

Aus Sicht der radiologischen Abteilung

Vor der Untersuchung
Erhöhung der Telefonannahmefrequenz im Vergleich zu radiologischen Anmeldungen oder Callcentern; Sortierung der Patiententermine evtl. mit Triage; optimierte Verteilung der Terminvergabe nach Leistungsfähigkeit der zur Verfügung stehenden Gerätschaften bzw. der verschiedenen Standorte; automatisierte, intelligente Auffüllung von Terminlücken bei Terminabsagen und -verschiebungen; automatisierte Terminerinnerungen [1–5].

Während der Untersuchung
Vermeiden von Patientenverwechslungen mit Verifizierung von Patientendaten und gewünschter Untersuchung; Optimierung der Untersuchungswahl und des Untersuchungsverlaufes und hieraus resultierend: Verkürzung der Untersuchungszeit; automatische Erkennung der Patientenlagerung und Anpassung der Scaneinstellungen; Erkennung von Artefakten (z. B. Bewegung) und deren automatisierte Reduzierung bzw. Untersuchungswiederholung; Verringerung der

T. B. Möller (✉)
reif & möller diagnostic network ag, Dillingen/Saar, Deutschland
E-Mail: moeller@reif-moeller.de

© Der/die Autor(en), exklusiv lizenziert an Springer-Verlag GmbH, DE, ein Teil von Springer Nature 2025
T. B. Möller et al. (Hrsg.), *KI in der Radiologie*,
https://doi.org/10.1007/978-3-662-70340-3_17

Strahlenexposition durch verbesserte Wahl der Parameter; Verringerung der elektromagnetischen Energie; Verbesserung der Bildqualität bzw. Auflösung durch optimierte Parameterwahl [6–9, 17, 18, 19].

Nach der Untersuchung

Beschleunigung der Befundung durch automatisierte KI-gestützte Nachbearbeitung der Bilddaten [17, 18]; automatisierte Erkennung anatomischer Strukturen (z. Gefäße, Knochen usw.) und deren Bezeichnung; Freistellen von Strukturen; optimierte 3-D-Darstellungen; Detektion von Pathologien, z. B. Kopf (MS, Blutungen, Gefäßverschlussen usw.), Lunge (Lungenembolien, Tumoren, interstitielle Erkrankungen, usw.), Knochen (Frakturen usw.), Mamma (Tumoren), Abdomen (Tumoren, Gefäßverschluss, freie Luft, Perforation, Entzündungen usw.); automatisches Einladen von Voraufnahmen mit quantifiziertem Größenvergleich zum schnelleren Erkennen von Größenänderungen [10, 11, 16, 12, 15]; Erstellung eines strukturierten Vorbefundes mit erleichterter Les- und Vergleichbarkeit [20].

Aus Sicht der Patienten

Vorteil bei der Terminvergabe

Erhöhung der Telefonannahmefrequenz im Vergleich zu radiologischen Anmeldungen oder Callcentern; Vorbeurteilung der Schwere der Beschwerden des Patienten (Triage) und so krankheitsgerechte Terminvergabe; schnellere Terminvergabe durch optimierte Planung; automatisierte, intelligente Auffüllung von Terminlücken bei Terminabsagen und -verschiebungen; automatisierte Terminerinnerungen [1–5].

Vorteil der KI für die Patientenuntersuchung

Optimierung der Untersuchung; Verkürzung der Untersuchungszeit; automatische Erkennung der Patientenlagerung und Anpassung der Scaneinstellungen; Erkennung von Artefakten (z. B. Bewegung) und automatisierte Reduzierung; Verringerung der Strahlenexposition durch verbesserte Wahl der Parameter; Verringerung der elektromagnetischen Energie; Verbesserung der Bildqualität bzw. Auflösung [6–9].

Vorteil der KI nach Abschluss der Untersuchung

Beschleunigung der Befundung durch automatisierte KI-gestützte Nachbearbeitung der Bilddaten; direkte Befundungsunterstützung durch Erkennung von Pathologien mit der Möglichkeit der Priorisierung dringender Befunde [12, 13, 14]; schnellere und sichere Erkennung von Befundänderungen im Vergleich zu Voruntersuchungen; Strukturierung der Befundung mit erleichterter Les- und Vergleichbarkeit; Anfertigung eines zusätzlichen Laienbefundes für den Patienten [20].

Literatur

1. Digitale Innovationen im Praxistest: Die Ergebnisse in KBV Zukunftspraxis. Herausgeber: Kassenärztliche Bundesvereinigung, Berlin, Dez 2022, Zugegriffen: 31.7.2024.
2. https://www.unite.ai/de/Beste-KI-Planungsassistenten *aktualisiert am 2.7.2024 von A. McFarland.*
3. https://www.medical-tribune.de/praxis-und-wirtschaft/praxismanagement/artikel/drei-ki-anwendungen-fuer-die-arztpraxis: 24.09.20: Aaron.ai: Künstlicher Mitarbeiter am Telefon Zugegriffen: 31.7.2024.
4. „Künstliche Intelligenz kann Wartezimmer aufräumen", Ch. Ahlers16.02.2022 in: KI in der Medizin, Ge Healthcare (https://www.gehealthcare.de/insights/artikel/ki-in-der-medizin-%23pulse) Zugegriffen: 31.7.2024.
5. https://www.arzt-wirtschaft.de/digital-health/kbv-zukunftspraxis-aerzte-machen-den-techniktest-im-praxisalltag *16.03.2021* Zugegriffen: 31.7.2024.
6. https://www.siemens-healthineers.com/de-ch/medical-imaging/digital-transformation-of-radiology/ai-in-radiology: (exakte Patientenpositionierung durch 3D- und Infrarotbild-Dateninput, Bio;atrix Selsct&Go-intelligentes Körpermodell in MRT, MR Dot Engines – AutoAlign, automatische Erkennung von Bewegungsartefakten) Zugegriffen: 31.7.2024.
7. https://zukunft-teleradiologie.de/wp-content/uploads/2023/04/KI-Teleradiologie_CT-und-MRT.pdf Zugegriffen: 31.7.2024.
8. https://www.gehealthcare.de/products/computed-tomography/revolution-family/ Zugegriffen: 31.7.2024.
9. https://zukunft-teleradiologie.de/veranstaltung/ki-systeme/ Zugegriffen: 31.7.2024.
10. https://www.siemens-healthineers.com/de-ch/medical-imaging/digital-transformation-of-radiology/ai-in-radiology: Zugegriffen: 31.7.2024.
11. https://zukunft-teleradiologie.de/veranstaltung/integration-von-ki-systemen-der-bildgebenden-diagnostik/ Zugegriffen: 31.7.2024.
12. https://zukunft-teleradiologie.de/veranstaltung/ki-im-netzwerk-einsatz/. Zugegriffen 16.6.2025.
13. "Early experience utilizing artificial intelligence shows significant reduction in transfer times and length of stay in a hub and spoke model", AE Hassan et al. in Interv Neuroradiol. 2020 Oct;26(5):615–622.
14. The implementation of artificial intelligence significantly reduces door-in-door-out times in a primary care center prior to transfer", AE Hassan et al., Interv Neuroradioly. 2023 Dec;29(6):631–636.
15. https://zukunft-teleradiologie.de/veranstaltung/whats-new-ki-innovationen-in-der-radiologie/. Zugegriffen:16.6.2025.
16. Feuerecker B et al. Artificial Intelligence in Oncological Hybrid Imaging Fortschr Röntgenstr 2023; 195: 105–114 2022. Thieme.
17. van Leeuwen. Kommerzielle KI-Lösungen – Marktentwicklung und Auswahlkriterien. In diesem Buch.
18. Heimann und Sebald. KI in der Radiologie: Workflow Integration, Plattformen und der Weg in die Zukunft. In diesem Buch.
19. Beger und Hahn. Integrierte KI-Lösungen MRT und CT. In diesem Buch.
20. Toker I. Strukturierte Befundung: Definierte Protokolle in der Befunderstellung. In diesem Buch.

KI in der Neuroradiologie – Chancen für die Therapie

Daniel Veit

Die zunehmende Bedeutung und das enorme Potenzial, aber auch die Risiken der künstlichen Intelligenz (KI) werden uns gerade in der Neuroradiologie und hier besonders in der Notfalldiagnostik allgegenwärtig vor Augen geführt.

Der Faktor Zeit in der Schlaganfalltherapie

In der Neuroradiologie, speziell in der Schlaganfallbildgebung, bestimmt der Faktor Zeit das Ergebnis für den Patienten entscheidend mit. Der Leitsatz „time is brain" unterstreicht die Dringlichkeit, da nach einem akuten, meist thromboembolischen Verschluss der Hirngefäße ein kritisches Zeitfenster besteht. Bis vor etwa 15 Jahren galt die 3 h-Marke als kritisches Zeitfenster, nach dem eine intravenöse Lyse keinen Nutzen mehr brachte. Diese Marke wurde später auf 4,5 h erweitert. Den entscheidenden Durchbruch brachte jedoch die mechanische Thrombektomie, die einen Paradigmenwechsel in der Therapie einleitete. Die ersten Studien zu diesem Thema (3 DAWN und 4 DEFUSE) revolutionierten die Schlaganfalltherapie, und die Überlegenheit der Methode wurde vielfach bestätigt, wodurch die alleinige intravenöse Thrombolyse, zumindest bei zentralen Verschlüssen, zunehmend in den Hintergrund trat. Dennoch behält die intravenöse Lyse als „bridging Lyse" ihren festen Platz in der Schlaganfalltherapie, indem sie als erste Thrombolysetherapie vor der nachfolgenden Thrombektomie eingesetzt wird.

D. Veit (✉)
Bundeswehrkrankenhaus Koblenz, Koblenz, Deutschland
E-Mail: BWZK.Radiologie@gmail.com

© Der/die Autor(en), exklusiv lizenziert an Springer-Verlag GmbH, DE, ein Teil von
Springer Nature 2025
T. B. Möller et al. (Hrsg.), *KI in der Radiologie*,
https://doi.org/10.1007/978-3-662-70340-3_18

Entwicklung der Stroke Units in Deutschland

Die Bedeutung der Thrombektomie spiegelt sich auch in der Entwicklung der Stroke Units in Deutschland wider [1]. Im Juli 2024 waren insgesamt 351 zertifizierte Stroke Units registriert, davon 173 regional, 150 überregional und 28 telemedizinisch vernetzt (Quelle: Deutsche Schlaganfall-Gesellschaft). Die Tendenz zu überregionalen Stroke Units zeigt das Bestreben, eine möglichst umfassende Versorgung der Patienten sicherzustellen. Die telemedizinisch vernetzten Zentren verdeutlichen, dass eine zuverlässige telemedizinische Anbindung auch in hochkomplexe und zeitkritische klinische Abläufe erfolgreich integriert werden kann. Für Zentren ohne Thrombektomiemöglichkeiten ist eine Anbindung an Thrombektomiezentren gewährleistet.

Zertifizierungskriterien und Bedeutung des Faktors Zeit

In jedem Fall ist der Faktor Zeit entscheidend, wie die folgenden Kennzahlen der Zertifizierungskriterien zeigen. Ein wesentlicher Punkt einer zertifizierten Stroke Unit ist die permanente Verfügbarkeit bildgebender Diagnostik. Diese muss 24 h am Tag, 7 Tage die Woche verfügbar sein. Die CTA sollte bei über 30 % der Patienten in der Initialphase durchgeführt werden. Die CT-Perfusion bleibt speziellen Fragestellungen vorbehalten [4–6].

Die Bedeutung des Faktors Zeit zeigt sich besonders in den Kennzahlen der „Door-to-needle"-Zeit, die sowohl bei regionalen als auch bei überregionalen Stroke Units unter 60 min nach Einlieferung in das Krankenhaus liegen muss. Die mechanische Thrombektomie hat ein erweitertes Zeitfenster und sollte unter 90 min nach Einlieferung erfolgen. Die mediane Verlegungszeit sollte unter 75 min liegen.

Standardisierter Ablauf bei Schlaganfallpatienten

Diese engen Zeitfenster verdeutlichen, dass es insbesondere in kleineren oder telemedizinisch angebundenen Häusern essenziell ist, die Prozesse zügig abzuarbeiten [11].

Der standardisierte Ablauf eines Schlaganfallpatienten in der Notaufnahme sieht nach einer ersten neurologischen Einschätzung eine unverzügliche, zunächst native Computertomografie des Neurokraniums vor, um eine Blutung auszuschließen. Unmittelbar nach Ausschluss einer Blutung wird in der Regel der erste Bolus einer intravenösen Lyse (Actilyse) injiziert, wobei ab Injektion die Zeit gestoppt wird, um sicherzustellen, dass die vorgegebenen Zeitfenster eingehalten werden („door-to-needle time") [6–9].

Im Anschluss an den nativen Blutungsausschluss erfolgt in der Regel eine CT-Angiografie der Halsgefäße mit der Fragestellung nach zentralen Gefäßverschlüssen oder Thrombusnachweisen. Die CT-Perfusion oder MRT-Bildgebung bleibt speziellen Fragestellungen vorbehalten, wie etwa im Rahmen eines Wake-up-Strokes oder bei unklaren Zeitfenstern [8–10].

Thrombektomie als effektive Therapiemethode

Die Thrombektomie, ein mechanisch rekanalisierendes Verfahren, ist eine evidenzbasierte Methode zur effektiven Schlaganfallbehandlung bei thromboembolischen Gefäßverschlüssen. Zielgruppe sind klinisch schwer betroffene Patienten mit Verschlüssen großer zerebraler Arterien innerhalb der ersten 6 h nach Symptombeginn. In individuellen Fällen kann auch bei Patienten im erweiterten Zeitfenster von bis zu 24 h nach Symptombeginn eine Thrombektomie sinnvoll sein [3, 4].

Verfahren zur Identifikation von Patienten für rekanalisierende Therapie

Neben dem primären Ziel eines Blutungsausschlusses in der initialen Bildgebung gibt es etablierte Verfahren, um das Ausmaß bereits demarkierter Infarktareale näher einzugrenzen und zu klassifizieren. Ziel ist es, Patienten zu identifizieren, die von einer rekanalisierenden Therapie profitieren. Eine etablierte Klassifizierungsmethode hierfür ist der ASPECT-Score (Alberta Stroke Program Early CT Score), der 10 Hirnareale des Mediastromgebietes analysiert [8, 9].

Einsatz von KI in der Schlaganfallbildgebung

Aufgrund der überragenden Bedeutung des Faktors Zeit müssen in der Neuroradiologie alle Möglichkeiten genutzt werden, die Zeit bis zur Therapie des Patienten zu verkürzen. Als effektives Werkzeug scheint sich in diesem Zusammenhang die KI-Unterstützung zu erweisen (siehe Möller: Praktische Erfahrungen mit der KI-unterstützten radiologischen Arbeit in diesem Band). Hier kann die KI unterstützen, indem sie eine Priorisierung vornimmt und kritische Befunde automatisiert in den Vordergrund hebt, sodass eine fokussierte Befundung erfolgen kann [10]. Neuere Veröffentlichungen belegen bereits, dass durch den Einsatz von KI bei der Befundung wichtige Zeit für den Patienten insbesondere in der „time to needle" gewonnen werden kann [2]. Hinzu kommt die Qualitätsverbesserung.

Für die Schlaganfallbildgebung sind insbesondere zwei KI-Algorithmen von besonderem Interesse: die Erkennung blutungssuspekter Areale und die Detektion von Verschlüssen der basalen hirnversorgenden Gefäße.

Herausforderungen der Notfalldiagnotik

Die KI-Befundungsunterstützung kann gleich in mehrfacher Hinsicht hilfreich sein. Während in kontrollierten Umgebungen mit exzellenten klinischen Informationen die Fragestellung nach Blutung oder Gefäßverschluss für den erfahrenen Befunder in der Regel zuverlässig zu beantworten ist, stellt sich das Szenario im Notfalldienst anders dar. Bei höherem Patientenaufkommen, beispielsweise in Maximalversorgern oder telemedizinischen Notfallbefundungen, ist die Bewältigung der Befundung oftmals schwieriger. Häufig laufen mehrere Untersuchungen gleichzeitig auf, größere Datenmengen müssen gleichzeitig befundet werden. Hinzu kommen noch die Anforderungen des Radiologen an die Kommunikation z. B. über das Telefon. Priorisierung durch KI ist hier hilfreich. Hinzu kommt aber auch die Qualitätsverbesserung, die über übersehene Befunde infolge Stress oder Müdigkeit hinausgehen. Ein Phänomen in der radiologischen Fehlerkultur ist es, dass Zweitbefunde insbesondere dann überproportional häufig übersehen werden, wenn es einen Hauptbefund – in dem Schlaganfallsetting beispielsweise eine Blutung oder einen zentralen Gefäßverschluss – gibt. Das Phänomen erklärt sich teilweise über "succession of finding", also die positive Bestärkung, wenn eine Pathologie gefunden wurde. Hier können teilweise auch entscheidende Befunde zunächst übersehen werden, beispielsweise eine Fraktur, die im Rahmen eines Stroke-assoziierten Sturzereignisses aufgetreten ist. Bei der Umlagerung oder spätestens bei der Intubation des Patienten vor beispielsweise einer Thrombektomie sollte die Information über eine Wirbelkörper- bzw. im ungünstigsten Fall sogar instabile Densfraktur vorliegen bzw. diese ausgeschlossen sein (Abb. 1 und 2).

Abb. 1 Stroke mit M1/2-Verschluss links und Detektion durch die KI (Circulus A. willisii-Tool)

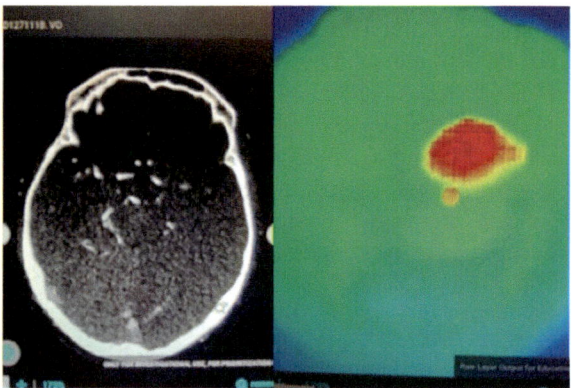

Abb. 2 Dens-axis-Fraktur, Anderson-D'Alonzo Typ I

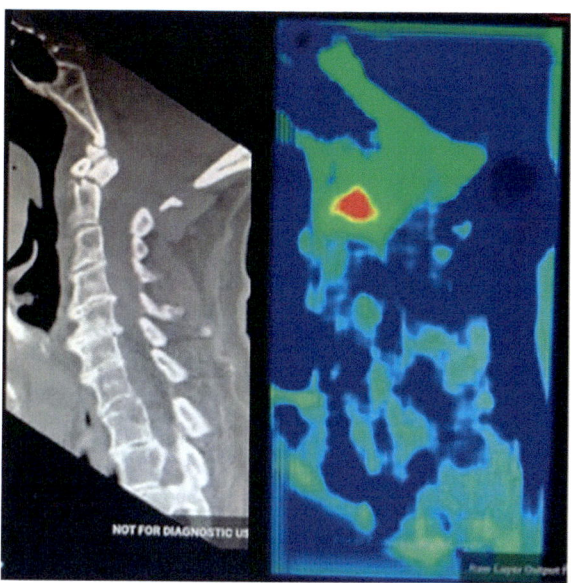

Fazit: Zeitkritische Diagnostik mit Unterstützung von KI

Wie der neurologische Leitspruch „time is brain" verdeutlicht, ist eine schnelle und zuverlässige Befundübermittlung in der Schlaganfallbildgebung entscheidend und hat direkte Auswirkungen auf das Patientenoutcome. Eine verspätete oder falsch eingeleitete Therapie kann im Falle eines Schlaganfalls schwere Behinderungen nach sich ziehen, während eine schnelle und präzise Diagnostik im besten Fall zu einer vollständigen Genesung des Patienten führen kann.

KI hat das Potenzial, durch Priorisierung der Befunde und eine zuverlässige „Alarmfunktion" kritische Befunde zu filtern und zur Entscheidung durch den Teleradiologen in den Vordergrund zu rücken und zusätzlich die Qualität zu verbessern.

Literatur

1. www.register.awmf.org; S23-Leitlinie Akuttherapie des ischämischen Schlaganfalls; Registriernummer 030–046.
2. Ameer Hassan, V Ringheanu, G Wondwossen The implementation of artificial intelligence significantly reduces door-in-door-out times in a primary care center prior to transfer. Interv Neuroradiol. 2023 Dec;29(6):631–636.
3. Campbell BCV, Khatri P. Stroke. Lancet. 2020;396(10244):129–142. https://doi.org/10.1016/S0140-6736(20)31179-X
4. Nogueira RG, Jadhav AP, Haussen DC, et al. Thrombectomy 6 to 24 Hours after Stroke with a Mismatch between Deficit and Infarct. N Engl J Med. 2018;378(1):11–21. https://doi.org/10.1056/NEJMoa1706442

5. Albers GW, Marks MP, Kemp S, et al. Thrombectomy for Stroke at 6 to 16 Hours with Selection by Perfusion Imaging. N Engl J Med. 2018;378(8):708–718. https://doi.org/10.1056/NEJMoa1713973

6. Powers WJ, Rabinstein AA, Ackerson T, et al. 2018 Guidelines for the Early Management of Patients With Acute Ischemic Stroke: A Guideline for Healthcare Professionals From the American Heart Association/American Stroke Association [published correction appears in Stroke. 2018 Mar;49(3):e138] [published correction appears in Stroke. 2018 Apr 18;:]. Stroke. 2018;49(3):e46-e110. https://doi.org/10.1161/STR.0000000000000158.

7. Bhan C, Koehler TJ, Elisevich L, et al. Mechanical Thrombectomy for Acute Stroke: Early versus Late Time Window Outcomes. J Neuroimaging. 2020;30(3):315–320. https://doi.org/10.1111/jon.12698

8. Tsivgoulis G, Katsanos AH, Schellinger PD, et al. Advanced Neuroimaging in Stroke Patient Selection for Mechanical Thrombectomy. Stroke. 2018;49(12):3067–3070. https://doi.org/10.1161/STROKEAHA.118.022540

9. Hellier KD, Hampton JL, Guadagno JV, et al. Perfusion CT helps decision making for thrombolysis when there is no clear time of onset. J Neurol Neurosurg Psychiatry. 2006;77(3):417–419. https://doi.org/10.1136/jnnp.2005.067363

10. Knoepfli AS, Sekoranja L, Bonvin C, et al. Evaluation of perfusion CT and TIBI grade in acute stroke for predicting thrombolysis benefit and clinical outcome. J Neuroradiol. 2009;36(3):131–137. https://doi.org/10.1016/j.neurad.2008.10.003

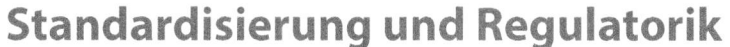

Standardisierung und Regulatorik

Strukturierte Befundung

Igor Toker

„Lieber Dr. Stieglitz, die Röntgenaufnahme zeigt deutlich, dass kein Stein von beträchtlicher Größe in der Niere vorhanden ist. Die Hüftknochen sowie die unteren Rippen und Lendenwirbel sind sichtbar, aber kein Konkrement. Der Bereich der Nieren wird gleichmäßig von den Röntgenstrahlen durchdrungen, und es gibt kein Anzeichen für eine Unterbrechung durch einen Fremdkörper. Ich habe das Negativ erst heute erhalten und konnte daher nicht früher berichten. Ich werde morgen einen Abzug machen lassen. Das Bild ist nicht so stark, wie ich es mir wünschen würde, aber es ist stark genug, um die Teile zu unterscheiden."

Diesen radiologischen Befund schrieb Dr. James Morton im Jahr 1886. Es handelt sich um einen der ersten dokumentierten radiologischen Befunde. Auch heute erkennt ein Radiologe in diesem Bericht die Textstrukturen, die wir immer noch verwenden. Der Befund beginnt mit einer Beurteilung, gefolgt von der Beschreibung einzelner Befunde. Am Ende findet sich ein Kommentar zur Technik und eine kurze Nachricht an den Überweiser. Seit 128 Jahren hat sich die Methodik der Befunderstellung nicht wesentlich verändert. Freitextberichte sind immer noch die gängigste Methode in der radiologischen Praxis [8]. Bereits seit 1922 wird die Freitextbefundung hinterfragt, und strukturierte Befundung wird als Alternative vorgeschlagen. Dennoch gibt es weiterhin große Schwierigkeiten, sich darauf zu einigen, was genau ein strukturierter Befund ist.

Was ist ein strukturierter Befund?
Im Jahr 2008 hat der nordamerikanische Röntgenkongress RSNA einen Workshop veranstaltet, um die Zukunft des radiologischen Reportings zu planen. Dabei wurde ein globaler Standard vorgeschlagen. Daraufhin veröffentlichte die RSNA

I. Toker (✉)
NEO Q Quality in Imaging GmbH, Berlin, Deutschland
E-Mail: igor.toker@neo-q.de

T. B. Möller et al. (Hrsg.), *KI in der Radiologie,*
https://doi.org/10.1007/978-3-662-70340-3_19

unter großer Zustimmung die ersten Sets von Berichtsvorlagen, die kostenlos zum Download bereitstanden. Auch die Europäische Gesellschaft für Radiologie (ESR) hat daran gearbeitet, diese Vorlagen in europäische Sprachen zu übersetzen und zu verbreiten, um eine breitere Akzeptanz und Nutzung zu fördern.

Trotzdem gibt es immer noch keine Einigung, was die strukturierte Befundung eigentlich ist. Sind es die ausgefüllten Vorlagen? Braucht man dafür eine spezielle Software? Soll die Terminologie vereinheitlicht werden? Oder reicht es, wenn der Befund eine bestimmte Struktur und Formatierung aufweist?

In der Literatur findet sich eine Kurzfassung zur Unterteilung der strukturierten Befundung in folgende 4 Levels [9]:

Level 1: Standardisiertes Format
Berichte mit vordefinierten Überschriften zur einheitlichen und klaren Strukturierung.
Level 2: Strukturierte Inhalte
Nutzung von Checklisten zur einheitlichen Erfassung und besseren Datenanalyse.
Level 3: Kodifizierte und standardisierte Terminologie
Verwendung kontrollierten Vokabulariums und standardisierter Terminologie (z. B. RadLex, SNOMED CT).
Level 4: Fortgeschrittene strukturierte Berichterstellung
Einsatz fortschrittlicher IT-Tools wie Entscheidungsunterstützungssysteme, automatisierte Datenextraktion und Integration klinischer Entscheidungsmodelle.

Diese Fragen verdeutlichen, warum trotz der zahlreichen Bemühungen von Fachgesellschaften und Arbeitsgruppen sowie vieler Publikationen, die die Vorteile der strukturierten Befundung hervorheben, diese in der klinischen Routine kaum angewandt wird. Es ist schlichtweg zu umständlich, strukturierte Befunde manuell zu erstellen. Mittlerweile ist man sich auch einig, dass die strukturierte Befundung mit Softwareunterstützung [5] sinnvoll ist.

Alternative zu den Befundvorlagen
Vielleicht ist es auch wichtig, zwischen dem strukturierten Befund und der Methode, mit der man diesen Befund erstellt, zu unterscheiden? Diese Fragestellung führte dazu, nach Alternativen zu den bisher verwendeten Vorlagen zu suchen. Angesichts der rasanten technologischen Entwicklungen im KI-Bereich wird diese Frage immer relevanter.

Eine der Alternativen könnte das Guided Reporting sein – Abfragen mit einem Entscheidungsbaum im Hintergrund.

Diese Methode basiert nicht auf festen Vorlagen, sondern auf Entscheidungsbäumen, die mithilfe einer speziellen Software visualisiert werden. Mit diesen Entscheidungsbäumen kann der Radiologe seine Befunde effizient auswählen, selbst wenn die Pathologien in unterschiedlichen anatomischen Regionen liegen. Anschließend wertet ein separater Algorithmus die Entscheidungen des Radiologen aus und erstellt einen standardisierten und strukturierten Befund.

An dieser Stelle ist eine klare Abgrenzung zu den KI-Lösungen wichtig. Die Bausteine für diesen Befund wurden von Fachärzten für Radiologie erstellt, und der Algorithmus zur Befunderstellung ist deterministisch. Somit ist diese Methode nicht anfällig für Halluzinationen oder Konfabulationen, die bei KI-Lösungen auftreten können.

Ein radiologischer Befund wird nicht nur strukturiert, sondern auch mit standardisierter Terminologie erstellt. Zudem werden die Entscheidungen des Radiologen als sprachunabhängige Daten (in einer Datenbank) gespeichert. Eine solche Datenbank könnte uns viele spannende Möglichkeiten eröffnen:

- Wissenschaftliche Abfragen, wie „Zeig mir die Befunde aller Patienten mit einem Innenmeniskusriss des zweiten Grades nach Trauma zwischen 2020 und 2024".
- KI-Training anhand der hauseigenen Daten.
- Live-Monitoring der KPIs (Key Performance Indicators) in der Radiologie (Turnaround Time, Scan-to-Report Time etc.).
- Effizientere automatische ICD-10- und DRG-Verschlüsselung.

Sprachliche Barriere eliminieren

Durch die sprachunabhängige Speicherung der Rohdaten (der Entscheidung des Radiologen in Bezug auf den Befund) wird auch die Sprachbarriere zwischen dem Befunder und dem Überweiser eliminiert. Die Benutzeroberfläche der Befundungssoftware kann beispielsweise auf Englisch angezeigt werden, während der Befundtext auf Deutsch ausgegeben wird.

Aus Patientensicht ist der mehrsprachige Befund noch dringender notwendig. Stellen Sie sich vor, Sie lassen eine radiologische Untersuchung in Italien durchführen, und der Radiologe kann mit einem Mausklick Ihren Befund ins Deutsche übersetzen.

Die Beseitigung sprachlicher Barrieren wird in diesem Jahrzehnt nicht nur ein Qualitätsmerkmal eines guten radiologischen Instituts, sondern auch eine dringende Notwendigkeit sein. Ohne eines softwarebasierten Befundungssystems ist dies kaum möglich.

Die Rolle der KI

Jeden Monat kommt eine neue KI-Lösung für Radiologen auf den Markt. Die meisten dieser KI-Lösungen sind jedoch sehr spezifisch und können nur 1 oder 2 ganz bestimmte Fragen beantworten: Gibt es eine Fraktur? Gibt es noduläre Lungenläsionen? Liegt eine Lungenembolie vor? Oft müssen Details wie die AO-Klassifikation der Fraktur, die Beschaffenheit und Lokalisation der Lungenläsion oder das Alter und Ausmaß der Lungenembolie manuell vom Radiologen ergänzt werden.

Die Zeit, die Radiologen benötigen, um KI-generierte Ergebnisse manuell zu überprüfen und in Berichte zu integrieren, mindert jedoch die potenziellen Vorteile dieser Technologie [2]. Die Vielzahl der verfügbaren kommerziellen KI-Produkte und deren unterschiedliche Nutzungsweisen können zu Verwirrung und erhöhtem Arbeitsaufwand führen. Radiologen müssen nicht nur die Genauigkeit und Relevanz der Ergebnisse jeder KI-Anwendung beurteilen, sondern auch verschiedene

Datenformate und Berichtsstrukturen handhaben, was zusätzlichen Zeitaufwand verursacht [4]

Eine Lösung könnte die Integration der KI-Ergebnisse in den Befund sein. Dabei spielt die strukturierte Befundung eine Schlüsselrolle. Die KI-Ergebnisse werden direkt in vorgegebene diagnostische Entscheidungsbäume eingefügt, sodass Radiologen die Möglichkeit haben, die Ergebnisse der KI zu kontrollieren, zu korrigieren und zu ergänzen. Jede zusätzliche KI-Lösung würde die Befundung effizienter machen, da noch mehr geistige Routinearbeit von der KI übernommen würde. In der Literatur finden sich bereits die ersten Beispiele der Integration von solchen Pipelines, und die Ergebnisse in Bezug auf die Effizienz sind bemerkenswert [4]. Auch die ersten kommerziellen Lösungen sind bereits auf dem Markt.

Patientenfreundliche Befunde

In der Medizin findet weltweit ein Wandel hin zu patientenzentrierter und wertebasierter Medizin statt, bei der die Kommunikation mit dem Patienten eine zentrale Rolle spielt. Die Werte und Präferenzen des Patienten werden in den medizinischen Entscheidungsprozess integriert, was zu einer personalisierten und effektiveren medizinischen Versorgung führt. Eine der wichtigsten Voraussetzungen dafür ist, dass der Patient die diagnostischen Aussagen bezüglich seines medizinischen Zustands verstehen kann. Radiologische Berichte sind jedoch oft für Fachexperten geschrieben und für Laien schwer verständlich.

Um eine patientenzentrierte Versorgung zu gewährleisten, müssen medizinische Fachkräfte sicherstellen, dass diagnostische Informationen in einer für Patienten verständlichen Weise kommuniziert werden. Dies fördert nicht nur das Vertrauen der Patienten in ihre Behandlung, sondern ermöglicht es ihnen auch, informierte Entscheidungen über ihre Gesundheit zu treffen.

Ein patientenfreundlicher Befund ist so gestaltet, dass er für Patienten leicht verständlich ist.

- Diese Befunde werden in **klarer und einfacher Sprache verfasst,** um medizinischen Fachjargon zu vermeiden, der für Laien schwer verständlich ist.
- Der Einsatz von **visuellen Hilfsmitteln** wie Diagrammen und Bildern kann Patienten helfen, die Ergebnisse ihrer Untersuchungen besser zu verstehen. Dies kann insbesondere bei der Erklärung komplexer medizinischer Sachverhalte nützlich sein.
- Patientenfreundliche Befunde sollten **Definitionen und Erklärungen für medizinische Begriffe** enthalten, um Missverständnisse zu vermeiden. Dies erleichtert es den Patienten, informierte Fragen zu stellen und an Entscheidungen über ihre Gesundheit mitzuwirken.
- Es ist wichtig, die Berichte in einer Weise zu schreiben, die **keine unnötige Angst** oder Verunsicherung bei den Patienten auslöst.
- Ein patientenfreundlicher Befund sollte klare Anweisungen und **Empfehlungen für die nächsten Schritte** enthalten, insbesondere wenn abnormale Befunde vorliegen. Dies kann Ratschläge für zusätzliche Tests, Konsultationen mit Spezialisten oder Lifestyleänderungen umfassen

Patientenfreundliche Berichte erhöhen die Transparenz im Gesundheitswesen und stärken die Rolle der Patienten bei ihrem eigenen Gesundheitsmanagement [7]. Es ist aber offensichtlich, dass Radiologen aufgrund ihres engen Zeitplans kaum die Möglichkeit haben, selbst patientenfreundliche Befunde zu erstellen. Daher ist technologische Unterstützung hier besonders gefragt.

Aktuell gibt es mehrere Ansätze dazu:

Basierend auf den Entscheidungen, die der Radiologe im Entscheidungsbaum trifft, wird der patientenfreundliche Befund **aus vorgefertigten Bausteinen** zusammengestellt, die von Spezialisten aus verschiedenen Fachgebieten geschrieben wurden. Diese Methode gewährleistet eine hohe Qualität, ist jedoch sehr arbeitsintensiv. In Deutschland laufen derzeit Forschungs- und Entwicklungsprojekte, um die Erstellung patientenfreundlicher Befunde zu fördern.

Der Einsatz von KI, insbesondere großer Sprachmodelle ("large language models", LLM) hat gezeigt, dass sie in der Lage sind, medizinische Befunde in eine für Patienten verständliche Sprache zu übersetzen. Allerdings ist die Fehlerrate noch relativ hoch, weshalb jeder Befund von einem Radiologen validiert werden muss.

Die Rolle des Radiologen

2016 verblüffte KI-Pionier Geoffrey Hinton sein Publikum mit der Aussage: „People should stop training radiologists now. It's just completely obvious that within five years, deep learning is going to do better than radiologists" [3]. 8 Jahre später sehen internationale Fachgesellschaften den Fachkräftemangel als eines der essenziellen Probleme in der Radiologie an. Im Jahr 2023 warteten über 740.000 Patienten im Vereinigten Königreich länger als 4 Wochen auf ihren Befund [1]. Laut der Radiological Society of North America (RSNA) wächst der Bedarf an Bildgebung schneller als die Zahl der Radiologen [6].

Das Berufsbild des Radiologen wird sich zweifellos verändern, doch wie Prof. Langlotz treffend bemerkt: „Artificial intelligence will not replace radiologists … but radiologists who use AI will replace radiologists who don't." Die Herausforderung besteht darin, KI so zu integrieren, dass sie den Radiologen unterstützt, statt ihn zu behindern. Es wird nicht nur ein weiteres Tool benötigt, sondern die Verbesserung des gesamten Workflows. Der Autor ist der Meinung, dass die Kombination mit strukturierter Befundung hier der Schlüssel sein kann, sofern Radiologen bereit sind, ihre gewohnte Arbeitsweise zu verändern.

Als Checklisten zur Erhöhung der Sicherheit in der Luftfahrt eingeführt wurden, sorgten sich Kritiker, dass Piloten durch diese Checklisten von ihrer Hauptaufgabe – dem Steuern des Flugzeugs – abgelenkt würden. Eine ähnliche Frage stellt sich auch in der Radiologie: Führt strukturiertes Befunden zu mehr Ablenkung? Sollte sich der Radiologe nicht eher auf das Bild konzentrieren?

Die Arbeit des Radiologen und seine Verantwortung werden weder durch KI noch durch Befunderstellungssoftware ersetzt. Vielmehr helfen diese Lösungen aus der Sicht des Autors, die Arbeit systematischer und strukturierter zu gestalten. Es gibt Zeiten, in denen man das „Flugzeug fliegt", und es gibt Zeiten, in denen man mit Checklisten die Dokumentation erstellt. Und das erhöht nicht nur die Effizienz, sondern auch die Qualität.

Am Ende bleibt die Frage, warum Radiologen nicht auf strukturierte Befundung umgestiegen sind und weiterhin das Freitextdiktat bevorzugen. Die Antwort ist aus unserer Sicht einfach: Weil wir zu bequem sind. Strukturiertes Befunden erfordert einen Aufwand und das Erlernen einer neuen Technik. Es gab bisher kaum Anreize, den gewohnten Workflow zu ändern, weder aus regulatorischer noch aus ökonomischer Sicht. Außerdem sind die Radiologen noch nicht bereit, ihre persönliche Note im Befund zugunsten der Standardisierung zu opfern.

Diese Situation ändert sich jedoch gerade. Der Mangel an Radiologen wächst, die Anzahl der Untersuchungen steigt, und die Qualität der Befunde nimmt weltweit rapide ab. Parallel dazu gewinnt die Value-based Medizin an Bedeutung, und die Ansprüche der Patienten an die Befunde steigen. Dieser Konflikt muss und wird aufgelöst werden. Der rasante technologische Fortschritt und die jüngsten Entwicklungen im Bereich der KI-Lösungen deuten den Weg bereits an.

Daten werden in der Medizin, wie bereits in vielen anderen Branchen, zu einer der wichtigsten Ressourcen. Ohne eine strukturierte und standardisierte Erfassung dieser Daten wird die Teilnahme an den modernen technologischen Entwicklungen kaum möglich sein (Abb. 1, 2 und 3).

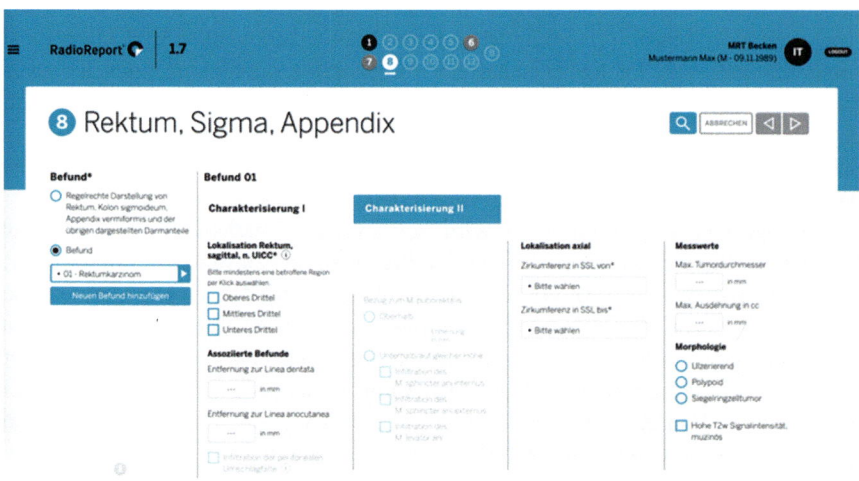

Abb. 1 Guided Reporting mit RadioReport®. User Interface. www.radioreport.com

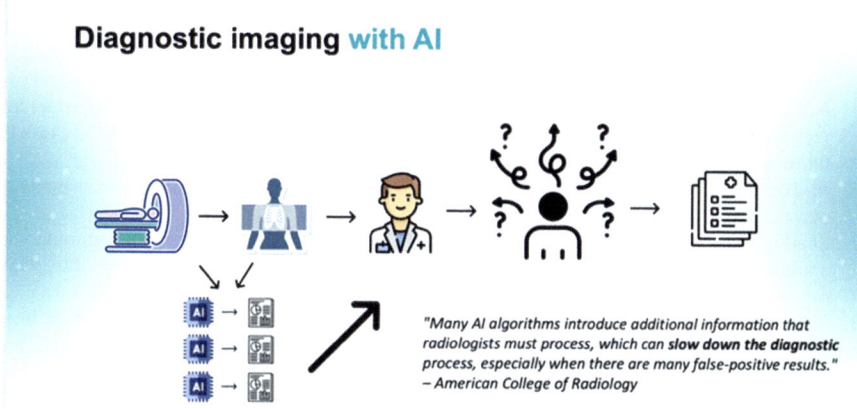

Abb. 2 Potenzielle Probleme bei der simultanen Nutzung von mehreren KI-Lösungen

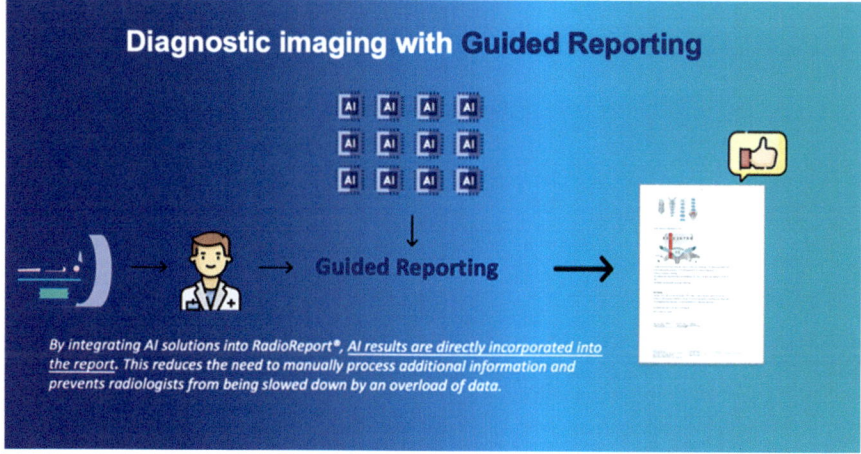

Abb. 3 Diagnostischer Workflow und Synergien der KI und strukturierten Befundung

Literatur

1. *Clinical radiology census reports. The Royal College of Radiologists.* Abgerufen 7. August 2024, von https://www.rcr.ac.uk/news-policy/policy-reports-initiatives/clinical-radiology-census-reports/
2. Cowan, I. A., MacDonald, S. L., & Floyd, R. A. (2013). Measuring and managing radiologist workload: Measuring radiologist reporting times using data from a Radiology Information System. *Journal of Medical Imaging and Radiation Oncology, 57*(5), 558–566. https://doi.org/10.1111/1754-9485.12092
3. Creative Destruction Lab (Regisseur). (2016, November 24). *Geoff Hinton: On Radiology* [Video recording]. https://www.youtube.com/watch?v=2HMPRXstSvQ.

4. Jorg, T., Halfmann, M. C., Stoehr, F., Arnhold, G., Theobald, A., Mildenberger, P., & Müller, L. (2024). A novel reporting workflow for automated integration of artificial intelligence results into structured radiology reports. *Insights into Imaging*, *15*(1), 80. https://doi.org/10.1186/s13244-024-01660-5
5. Nobel, J. M., Kok, E. M., & Robben, S. G. F. (2020). Redefining the structure of structured reporting in radiology. *Insights into Imaging*, *11*(1), 10. https://doi.org/10.1186/s13244-019-0831-6
6. *Radiology Facing a Global Shortage*. (Abgerufen 7. August 2024, von https://www.rsna.org/news/2022/may/Global-Radiologist-Shortage
7. Sharkiya, S. H. (2023). Quality communication can improve patient-centred health outcomes among older patients: A rapid review. *BMC Health Services Research*, *23*(1), 886. https://doi.org/10.1186/s12913-023-09869-8
8. Vosshenrich, J., Nesic, I., Boll, D. T., & Heye, T. (2023). Investigating the impact of structured reporting on the linguistic standardization of radiology reports through natural language processing over a 10-year period. *European Radiology*, *33*(11), 7496–7506. https://doi.org/10.1007/s00330-023-10050-2
9. Weiss, D. L., & Bolos, P. R. (2009). Reporting and Dictation. In B. F. Branstetter (Hrsg.), *Practical Imaging Informatics* (S. 147–162). Springer New York. https://doi.org/10.1007/978-1-4419-0485-0_10

Standardisierungsaktivitäten zum sinnvollen Einsatz von KI in der Radiologie

Marc Kämmerer

Standardisierung und Interoperabilität sind 2 sich bedingende Voraussetzungen für das Ausschöpfen des vollen Potenzials von IT-Systemen im Patientenversorgungsalltag.

Die Radiologie hat sich als erste medizinische Fachrichtung durch den DICOM ACR NEMA Standard [1] zum Vorreiter für Interoperabilität positioniert. Getriggert durch die ersten digitalen Modalitäten, d. h. Computer- und Magnetresonanztomografie, konnte die Forderung nach einer systemunabhängigen Möglichkeit der Bildbetrachtung nicht mehr durch die Hersteller ignoriert werden.

Kurz darauf folgte HL7 [2] für die Informationssysteme. Mit dem zunehmenden Einsatz IT-basierter Systeme in der medizinischen Versorgung wurde schnell klar, dass Standards allein kein Garant für Interoperabilität sind. Daher wurde Integrating the Healthcare Enterprise (IHE) [3] zum Ende des 20. Jahrhunderts gegründet. IHE-Integrationsprofile sorgen für die erforderlichen Rahmenbedingungen, um Interoperabilität durch Anwendung von Standards zu gewährleisten. Die Erfolge der Trias DICOM, HL7 und IHE prägen seitdem den klinischen Arbeitsalltag und haben z. B. dazu geführt, dass heute im Bereich der radiologischen Bildgebung die Ein- und Anbindung neuer Geräte und Softwarelösungen in der Regel nur noch aus Konfiguration besteht. Die kontinuierliche Weiterentwicklung der existierenden Standards und IHE-Profile, ergänzt um die alljährlichen Connectathons von IHE und HL7, stellen sicher, dass die Hersteller die Möglichkeit behalten, ihre Software kontinuierlich an die sich ändernden Marktanforderungen anzupassen, ohne dass die Interoperabilität auf der Strecke bleibt: eine klassische Win-Win-Situation für Hersteller und Käufer/Anwender.

M. Kämmerer (✉)
VISUS Health IT GmbH, Bochum, Deutschland
E-Mail: kaemmerer@medecon.ruhr; kaemmerer@visus.com

T. B. Möller et al. (Hrsg.), *KI in der Radiologie*,
https://doi.org/10.1007/978-3-662-70340-3_20

155

Längst sind nicht alle Herausforderungen hinsichtlich einer nahtfreien Integration der unterschiedlichen Medizinprodukte, Software wie Hardware, gelöst. Bedingt durch den KI-Hype und die damit verbundene Erwartung an eine Disruption bei der Umgestaltung von Arbeitsabläufen kommen alle bisher nicht gemeisterten Digitalisierungsherausforderungen in der Medizin wieder erneut in den Fokus. Gescannte Akten waren zwar ein guter Anfang, um die Berge von Patientenakten zumindest elektronisch anzeigbar zu machen. Bevor solche Daten einer automatisierten Verarbeitung zugeführt werden können, fehlt noch der entscheidende Schritt: die Strukturierung der Daten. Ohne die damit verbundene Erfassung der semantischen (inhaltlichen) Bedeutung sind solche Daten für die Anwendungen im KI-Zeitalter nur begrenzt nutzbar. Was in der Vor-KI-Hype-Zeit noch durch manuelle Vorbearbeitung der Daten mit hohem Aufwand versucht wurde, ist jetzt nicht mehr möglich. Es ist schlichtweg ein Mengenbewältigungsproblem: Allein das Training der KI-Lösungen bedarf riesiger Mengen an strukturierten Daten, deren Inhalte eindeutig kodiert sein müssen, um sie nicht jedes Mal für einen anderen Anwendungsfall umkodieren zu müssen. Auch der Zoo an unterschiedlichen KI-Applikationen, die erforderlich sind, um eine entsprechende Disruption der Arbeitsabläufe in der Medizin erreichen zu können, stellt ein Mengen- beziehungsweise Skalierungsproblem für alle am Betriebsprozess beteiligten Seiten dar.

Genau an solchen Stellen greifen Standards, vorausgesetzt, sie werden konsequent eingesetzt und weiterentwickelt. Dies gilt für alle am Prozess der KI-Integration beteiligten Schritte: von der Datenaufbereitung über die Integration der unterschiedlichen Softwareprodukte bis hin zur Nutzung der durch KI-Lösungen generierten Ergebnisse. Ohne Standards wird es schwierig, ökonomisch sinnvolle Lösungen zu generieren. Dies wird zunehmend durch die Prozessbeteiligten verstanden. Aktuell fokussiert sich die Standardisierung im Umfeld von KI auf 2 Hauptrichtungen: Das Herbeiführen der semantischen und der technischen Interoperabilität.

Semantische Interoperabilität

Sie ist Teil des Prozesses der Datenstrukturierung. Für radiologische Daten bedeutet dies, dass eine Strukturierung auf den Ebenen der semantischen Bedeutung der Inhalte (z. B. Klassifikation von Anatomie und Pathologie) als auch der Beschreibung der durchgeführten Prozeduren (z. B. Untersuchungen) erforderlich ist. Abb. 1 verdeutlicht den Zusammenhang dieser 3 Ebenen am Beispiel des radiologischen Befundberichts einer konventionellen Röntgenuntersuchung der Lunge.

Seit John Graunts Beschreibung der „Causes of Death in the City of London" in der Mitte des 17. Jahrhunderts [4] sind viele Klassifikationssysteme (Kodiersysteme) entstanden, die sich der Aufgabe der Befundkodierung widmen.

Relevante Klassifikationssysteme für die Radiologie

Für die Radiologie als Querschnittsfach sind grundsätzlich alle medizinischen Klassifikationssysteme interessant. Der DICOM-Standard definiert die unmittelbar wichtigen Systeme im Part 3.16 für die Nutzung in DICOM [5].

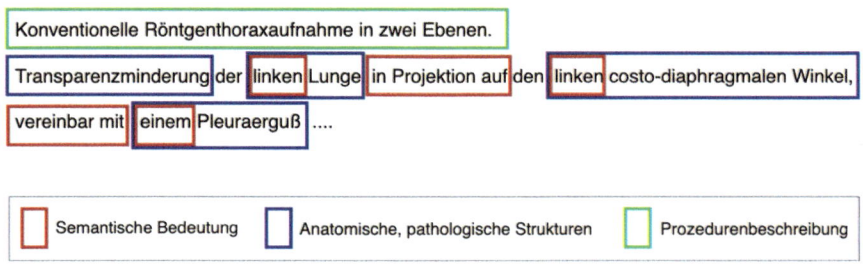

Abb. 1 Strukturierung eine radiologischen Befundberichts

Im besonderen Fokus für die Radiologie stehen RadLex (medizinisches Vokabular mit radiologischem Fokus) [6], LOINC/RSNA Playbook (Prozedurenbeschreibungen in der Radiologie) [7], SNOMED CT (klinisches Terminologiesystem) [8].

Die Radiological Society of North America (RSNA) unterstützt die kontinuierliche Weiterentwicklung von RadLex und LOINC/RadLex Playbook durch jeweils eine eigene Arbeitsgruppe. Bei den Arbeiten stehen unter anderem die Interoperabilität mit LOINC und SNOMED CT im Fokus. Die weltweit etablierte ICD (International Statistical Classification of Diseases and Related Health Problems) [9] hat kontinuierlich über die Jahre die Interoperabilität mit SNOMED CT durch entsprechende Querverweise ausgebaut.

Die Verlinkung zwischen den Kodiersystemen ist entscheidend für die Interoperabilität – aus 2 Gründen: 1) Kodiersysteme entstehen zur Unterstützung bestimmter Anwendungsfälle, und dies beeinflusst in einem hohen Maß die Struktur und Granularität des jeweiligen Systems. Dies hat zur Folge, dass in der Regel eine 1:1-Verknüpfung zwischen 2 Systemen nicht einfach herbeizuführen ist. 2) Ein Kodiersystem wird nie vollständig sein. Konsekutiv werden immer mehrere Kodiersysteme für den Strukturierungsprozess erforderlich bleiben.

Die Vorgabe der Querverlinkungen durch die jeweiligen Expertengremien minimiert Fehler, welche bei der Umkodierung ansonsten zwangsläufig durch die unterschiedlichen Bedeutungsinterpretationen entstehen.

Datensets

Kodiersysteme bilden das Fundament der Datenstrukturierung. Für die Interoperabilität ist es zusätzlich notwendig, anwendungsfallbezogene und mit Experten abgestimmte Datensätze zu definieren.

In den USA sind dafür die Common Data Elements (CDEs) entstanden [10]. Diese gemeinsame Initiative der Amerikanischen Röntgengesellschaft (RSNA) und des American College of Radiology (ACR) unterstützt die Definition von Datenpunkten, die z. B. für die sinnvolle Beschreibung eines klinischen Zustands, einer anatomischen Struktur oder Pathologie erforderlich sind und in einem CDE definiert werden.

Ähnliche Initiativen existieren auch auf europäischer Ebene im Umfeld des European Health Data Spaces (EHDS) [11], z. B. für die Definition eines

Notfalldatensatzes. Für Deutschland werden Datensätze für spezifische Anwendungsszenarien von der Medizininformatik Initiative (MII) und der MIO 42 beschrieben. Die jüngsten Beispiele hierfür sind die Module des Kerndatensatzes der MII [12] und das Medizinische Informationsobjekt (MIO) Bildbefund [13]. Beide definieren Datenstrukturen, um eine automatische Weiterverarbeitung für definierte Anwendungsfälle zu gewährleisten. Sowohl die europäische als auch die deutschen Initiativen definieren diese Strukturen bereits als HL7-FHIR-Ressourcen, was sicher zur Verbreitung des Standards beitragen wird.

Technische Interoperabilität

Die andere Hauptrichtung der Standardisierung beschäftigt sich mit der Integration von KI-Lösungen in die radiologischen Arbeitsabläufe. DICOM, HL7/ HL7-FHIR sind hierbei die dominierenden Standards, unterstützt durch die Integrationsprofile von IHE.

Standards

2018 trafen beim Jahrestreffen der RSNA KI-Hersteller auf die etablierten Strukturen von DICOM und IHE. Speziell die zumeist durch Start-ups geprägte Szene war auf der Suche nach Lösungsmöglichkeiten für die Integration ihrer Produkte in die Arbeitsabläufe ihrer Kunden. Durch dieses Zusammentreffen wurde die bestehende DICOM-Arbeitsgruppe WG 23 Application Hosting um den Fokus „Artificial Intelligence" erweitert [14]. In der Folge entstand das DICOM SR-Template TID 1500 [15], welches speziell auf die Erfordernisse der strukturierten Weitergabe von Messergebnissen in radiologischen Untersuchungen, wie sie durch KI-Lösungen anfallen, zugeschnitten wurde. Im Laufe der Entstehung der TID 1500-Spezifikation entwickelte sich ausgehend von der DICOM WG 23 die Zusammenarbeit mit IHE, woraus die ersten KI-spezifischen IHE-Integrationsprofile (Tab. 1) [16, 17] sowie ein White Paper über die KI-Interoperabilität in der Bildgebung [18] entstanden.

AI Interest Group for Imaging (AIGI)

Die noch immer (Mai 2024) im Status „Trial Implementation" befindlichen Profile (Tab. 1) spiegeln wider, dass weiterhin etwas fehlt. Zu verhalten ist die bisherige Annahme dieser Profile. Im Januar 2023 wurde deshalb die IHE Europe Task Force AI Interest Group for Imaging (AIGI) gegründet [19] mit dem Ziel, die Integration von KI praktisch anwendbar implementieren zu können.

Tab. 1 KI-spezifische IHE Integrationsprofile (Stand Mai 2024)

AI Workflow for Imaging (AIW-I)	Rev. 1.1 Trial Implementation
AI Results (AIR)	Rev. 1.2 Trial Implementation

Die Diskussionen mit den AIGI-Mitgliedern zeigen, dass insbesondere die Hersteller aus der KI-Start-up-Szene wenig bis keinen Kontakt mit IHE haben. Dies erklärt zum Teil die Zurückhaltung bei der Adoption von IHE-Integrationsprofilen.

Während der ersten Treffen der Task Force werden die Themen der Mitglieder sortiert und gewichtet. Allein die verschiedenen durch die Gruppe identifizierten Möglichkeiten, wie KI-Lösungen betrieben werden können, zeigt die Bandbreite der Anforderungen, denen die Standardisierung Sorge tragen muss (Abb. 2).

Basierend auf der Erhebung der Erwartungshaltungen und Anforderungen der einzelnen AIGI-Mitglieder während der ersten Sitzungen entstehen 4 Unterarbeitsgruppen: 1. Promotion of Standards (PoS), 2. AIW-I, 3. Feedback und 4. Longitudinal Data/AI-reports und -results/Pseudo-/ Anonymisation (LAPA). Unter dem speziellen Blickwinkel der jeweiligen Unterarbeitsgruppe werden Anwendungsfälle definiert, um sie mit den bestehenden Spezifikationen existierender IHE-Profile abzugleichen.

Die ersten Ergebnisse aus den Unterarbeitsgruppen zeigen schnell, dass die bisherigen Profile grundsätzlich eine gute Ausgangsbasis sind. Ebenso werden auch erste Unzulänglichkeiten, wie z. B. das Fehlen von Standardstatusmeldungen über den Bearbeitungszustand der Daten durch die KI-Lösungen, sichtbar.

IHE Plugathon AI-Radiology Track
Um Lösungen für herausgearbeitete Unzulänglichkeiten zu definieren, wird 2024 die Durchführung eines IHE-Plugathons im Rahmen des europäischen IHE-Connectathons in Triest initiiert. Für den Anwendungsfall der KI-unterstützten Befundung von Schädel-MRT und Thoraxuntersuchungen (CT, konventionelles Röntgen) sollen Demonstratoren aufgebaut werden, die die gesamte Kette des

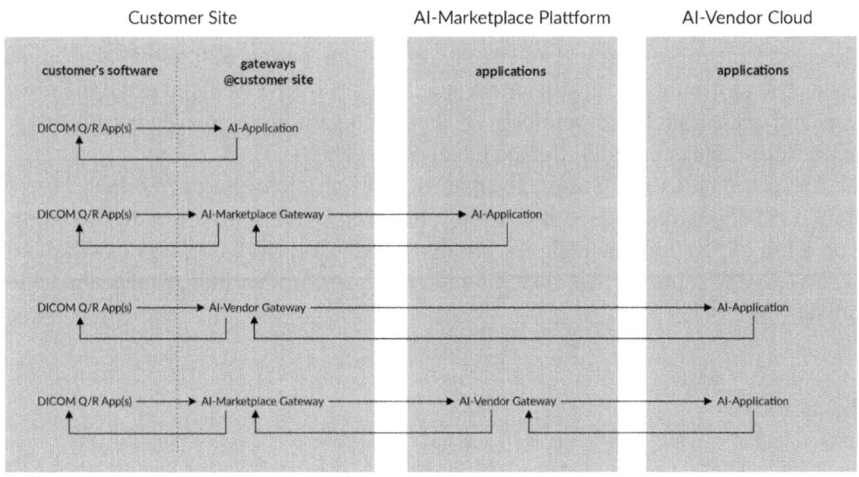

Abb. 2 Szenarien für den Betrieb von KI-Lösungen

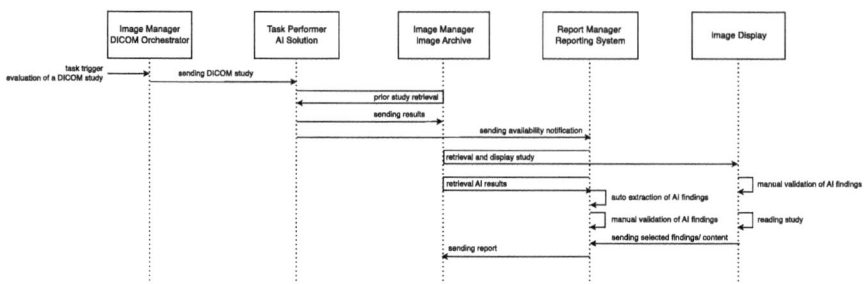

Abb. 3 Datenfluss einer KI-unterstützten Befundung

erforderlichen Datenflusses mit existierender Software von unterschiedlichen Herstellern abbildet. Abb. 3 zeigt den vereinfacht dargestellten Datenfluss, wie er im Idealfall bei der KI-unterstützten Erstellung radiologischer Befundberichte zur Anwendung kommt.

Das Ziel des Plugathons ist, gemeinsam mit den aus Herstellern und Anwendern rekrutierten Teilnehmern die Spezifikationen für Schnittstellen und Transaktionen abzuleiten, zu beschreiben und zu testen. Begleitet wird dies durch Vertreter des IHE Radiology Technical Committees.

IHE Inverse Profile Timeline Process

Mit der Durchführung dieses Plugathons erfolgt die Erprobung des neuen Wegs des „Inverse Profile Timeline Process". Bisher wird jährlich durch das IHE Radiology Planning Committee gewählt, welche neuen Profile umgesetzt werden dürfen. Dieser Prozess führt bis heute dazu, dass sich Profile nach ihrer Freigabe lange im Status „Trial Implementation" befinden – mit entsprechender Zurückhaltung der Implementierung durch die Hersteller. Der „Inverse Profile Timeline Process" soll diese Phase deutlich verkürzen, im besten Fall sogar obsolet machen. Die Hoffnung ist, dass so mehr praxisnahe Profilvorschläge eingereicht werden und diese durch die bereits z. B. durch Plugathons existierenden Prototypen schneller in marktreifen Produkten angeboten werden.

Am Ende ist es das Zusammenspiel der technischen Interoperabilität der Systeme und der semantischen Interoperabilität der Daten, durch die die Integration von KI in der Radiologie realisiert werden kann. Möglich wird dies erst durch eine weltweite Zusammenarbeit aller Interessengruppen in den hier vorgestellten Initiativen.

Literatur

1. NEMA. Digital Communications in Medicine (DICOM) 2024 [Letzter Zugriff: 10.05.2024]; Online verfügbar: https://www.dicomstandard.org.
2. HL7. Health Level Seven. 2024 [Letzter Zugriff: 10.05.2024]; Online verfügbar: http://www.hl7.org.

3. IHE. Integrating the Healthcare Enterprise. 2024 [Letzter Zugriff: 10.05.2024]; Online verfügbar: https://wiki.ihe.net/index.php/Main_Page.

4. *John Graunt on Causes of Death in the City of London.* Population and Development Review, 2009. **35**(2): p. 417–422.

5. DICOM Standards Committee. *Coding Schemes.* DICOM PS3.16 2024b – Content Mapping Resource 2024 Letzter Zugriff: 28.04.2024]; Online verfügbar: https://dicom.nema.org/medical/dicom/current/output/html/part16.html#table_8-1.

6. RSNA. RadLex. 2024 [Letzter Zugriff: 05.05.2024]; Online verfügbar: https://www.rsna.org/practice-tools/data-tools-and-standards/radlex-radiology-lexicon.

7. LOINC Radiology Committee. LOINC/RSNA Radiology Playbook. 2024 [Letzter Zugriff: 10.05.2024]; Online verfügbar: https://loinc.org/committee/radiology/.

8. SNOMED International. SNOMED CT. 2024 [Letzter Zugriff: 05.05.204]; Online verfügbar: https://www.snomed.org.

9. World Health Organization. International Statistical Classification of Diseases and Related Health Problems (ICD). 2024 [Letzter Zugriff: 05.05.2024]; Online verfügbar: https://www.who.int/classifications/classification-of-diseases.

10. Rubin, D.L. and J. Charles E. Kahn. *Common Data Elements in Radiology.* 2016 [Letzter Zugriff: 10.05.2024]; Online verfügbar: https://pubs.rsna.org/doi/https://doi.org/10.1148/radiol.2016161553.

11. Europäische Kommission. European Health Data Space. 2024 [Letzter Zugriff: 05.05.2024]; Online verfügbar: https://health.ec.europa.eu/ehealth-digital-health-and-care/european-health-data-space_de.

12. Medizininformatik Initiative. Der Kerndatensatz der Medizininformatik Initiative. 2024 [Letzter Zugriff: 05.05.2024]; Online verfügbar: https://www.medizininformatik-initiative.de/de/der-kerndatensatz-der-medizininformatik-initiative.

13. MIO 42. MIO Bildbefund. 2024 [Letzter Zugriff: 05.05.2024]; Online verfügbar: https://mio.kbv.de/display/EBILD1X0X0/Bildbefund+1.0.0+Startseite.

14. DICOM Standards Committee. *WG-23: Artificial Intelligence/Application Hosting.* Letzter Zugriff: 13.04.2024]; Online verfügbar: https://www.dicomstandard.org/activity/wgs/wg-23.

15. DICOM Standards Committee. *TID 1500 Measurement Report.* 2024 Letzter Zugriff: 13.04.2024]; Online verfügbar: https://dicom.nema.org/medical/dicom/current/output/chtml/part16/chapter_A.html#table_TID_1500.

16. IHE Radiology Technical Committee. *AI Results (AIR).* 2022 06.07.2022 Letzter Zugriff: 13.04.2024]; Online verfügbar: https://wiki.ihe.net/index.php/AI_Results.

17. IHE Radiology Technical Committee. *AI Workflow for Imaging (AIW-I).* 2020 Letzter Zugriff: 13.04.2024]; Online verfügbar: https://www.ihe.net/uploadedFiles/Documents/Radiology/IHE_RAD_Suppl_AIW-I.pdf.

18. Brad Genereaux, et al. *AI Interoperability in Imaging.* IHE Radiology White Paper 2021 12.10.2021 Letzter Zugriff: 13.04.2024]; Online verfügbar: https://www.ihe.net/uploadedFiles/Documents/Radiology/IHE_RAD_White_Paper_AI_Interoperability_in_Imaging.pdf.

19. IHE Europe. *AI Interest Group for Imaging.* 2023 Letzter Zugriff: 13.04.2024]; Online verfügbar: https://www.ihe-europe.net/taskforces.

EU AI Act: Normen und Umsetzungsvorgaben für Betreiber und Anbieter

Karsten Hellinger und Rüdiger Wolf-Sebottendorff

Der Einsatz von Künstlicher Intelligenz (KI) in der Radiologie verändert die bildgebende Diagnostik und Therapie grundlegend und verspricht eine enorme Verbesserung der Patientenversorgung und Behandlungseffektivität. Die Einsatzmöglichkeiten reichen von Prozessoptimierung in Massenscreenings, KI als Triage-Tool, Herausstellung von zeitkritischen Befunden, Hervorhebungen von Bildbereichen in CT-Bildern bis hin zur Standardisierung von Befunden [1]. Neben den Chancen sind es insbesondere die Risiken, die Anbieter (Hersteller) und Gesundheitsorganisationen vor Herausforderungen stellen [2].

Die Verordnung (EU) 2024/1689 für künstliche Intelligenz (Artificial Intelligence Act, AI Act) schafft einen rechtlichen Rahmen, der einen sicheren, transparenten und vertrauensvollen Einsatz von KI-Systemen innerhalb der EU ermöglichen soll. Der am 01.08.2024 in Kraft getretene AI Act klassifiziert KI-Systeme in verschiedene Risikokategorien, welche unterschiedliche Anforderungen für Hersteller, Betreiber und alle weiteren an der Inverkehrbringung von KI-Systemen Beteiligten auferlegt (Siehe Abb. 1).

Praktische Umsetzung der Anforderungen

Die gesetzlichen Anforderungen lassen sich mit bereits bestehenden oder neu entstehenden Normen branchenunabhängig oder -spezifisch umsetzen. Auf der einen Seite stehen Hersteller und weitere Inverkehrbringer, die die produktspezifischen Anforderungen umsetzen müssen. Darüber hinaus sind die bereits bestehenden Normen, die für Medizinprodukte gelten, zu berücksichtigen, die aber bisher keine

K. Hellinger (✉) · R. Wolf-Sebottendorff
Botenstoffe Consulting GmbH, Mannheim, Deutschland
E-Mail: karsten.hellinger@botenstoffe.com

R. Wolf-Sebottendorff
E-Mail: ruediger.sebottendorff@botenstoffe.com

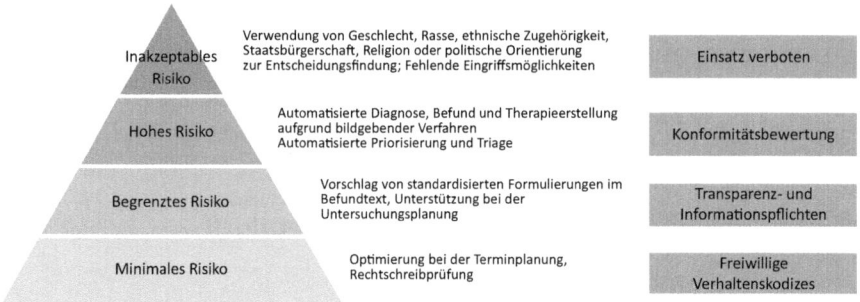

Abb. 1 Risikokategorien von KI-Systemen, Anforderungen; Beispiele aus dem radiologischen Bereich

spezifischen Anforderungen an KI-basierte Systeme beinhalten [3]. Auf der anderen Seite befinden sich die Betreiber, welche die KI-Systeme und deren Anforderungen in eine bestehende Organisation integrieren müssen.

Für die Umsetzung der Anforderungen des AI Act wurde von der Kommission die Normungsorganisationen CEN und CENELEC beauftragt 30. harmonisierte Normen zu entwickeln, die voraussichtlich 2026 fertiggestellt werden. (Abb. 2)

Derzeit existieren bereits zahlreiche Normen, die in Organisationen im Einsatz sind. KI unterscheidet sich jedoch erheblich von herkömmlicher Software, daher erfordert der Umgang der damit verbundenen neuen Risiken neue Normen für Entwicklung, Beschaffung, Implementierung und Management [4].

Aktuell vorliegende KI-Normen

Als Reaktion auf die am 30. Oktober 2023 vom US-Präsidenten Joe Biden erlassene Executive Order 14110 on Safe, Secure, and Trustworthy Artificial Intelligence veröffentlichte die amerikanische Bundesbehörde National Institute of Standards and Technology (NIST) das Profil NIST AI 6001, das auf dem bereits im Januar 2023 veröffentlichten NIST AI Risk Management Framework basiert. Es soll Organisationen dabei unterstützen, KI-Risiken effektiv zu managen und gesetzliche Anforderungen umzusetzen.

Bereits im Dezember 2023 wurde mit der ISO/IEC 42001:2023 das weltweit erste Managementsystem für KI vorgestellt, das in Kombination mit der ISO/IEC 23894:2023 ein umfassendes KI-Risikomanagement beschreibt.

Renommierte Institutionen im Sicherheitsbereich haben ihre Wissensdatenbanken erweitert und ihr Portfolio um KI ergänzt. Hierzu zählen beispielsweise die amerikanischen Non-Profit-Organisationen MITRE mit MITRE ATLAS und das Open Worldwide Application Security Project (OWASP) mit OWASP AI Exchange. Letztere ist ebenfalls an der Entwicklung der sich noch im Entwurf befindenden ISO/IEC 27090 beteiligt. Sie bietet einen Leitfaden für den Umgang mit Sicherheitsbedrohungen und Fehlern in KI-Systemen.

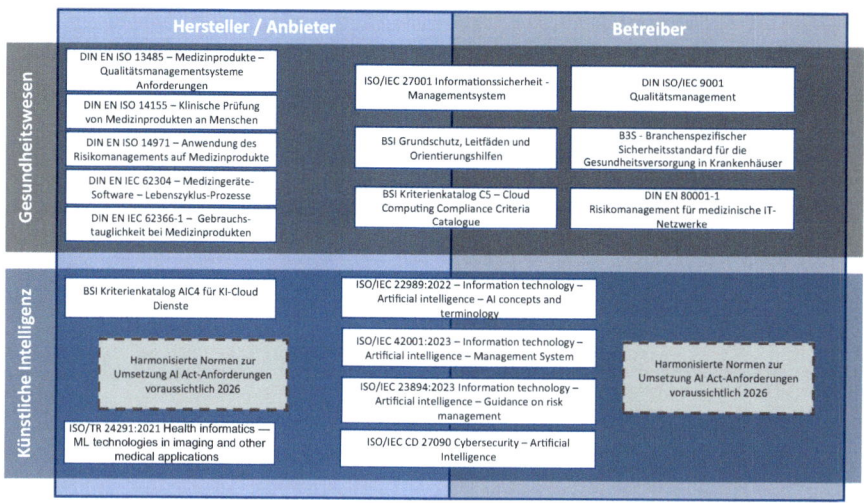

Abb. 2 Auswahl bekannter Normen für Hersteller/Anbieter und Betreiber im Gesundheitswesen mit Kontext von KI-Systemen

Für Betreiber von Clouddiensten erweiterte das Deutsche Bundesamt für Sicherheit in der Informationstechnik (BSI) den Kriterienkatalog C5 (Cloud Computing Compliance Criteria Catalogue) um den AIC4 (Artificial Intelligence Cloud Service Compliance Criteria Catalogue). Dieser legt Mindestanforderungen für die sichere Anwendung von Methoden des maschinellen Lernens in Clouddiensten fest. Seit Juni 2024 ist es in Deutschland zwingend erforderlich, dass Cloudanbieter ein nachweisliches Sicherheitsniveau entsprechend C5 oder höher besitzen müssen, um Sozial- und Gesundheitsdaten verarbeiten zu dürfen (§ 393 SGB V). Befindet sich in der verwendeten Cloudlösung ein KI-System, ist eine Erweiterung um den AIC4 zweckmäßig.

Die beschriebenen Normen, Standards und Frameworks, die sich auf das Management von KI-Systemen beziehen, weisen gewisse Gemeinsamkeiten auf. Neben dem Plan-Do-Check-Act-Zyklus (PDCA) beinhalten sie ein Risikomanagement und potenzielle Risikoquellen und Maßnahmen zur Umsetzung der Normanforderungen und Ziele.

Die in Abb. 3 beschriebenen Ziele und Risikoquellen der ISO/IEC 42001:2023 sind in vergleichbarer Form in den bereits genannten und in weiteren KI-Normen zu finden. Zudem ist zu erwähnen, dass über das technische Komitee JTC 1/SC 42 ISO/IEC die ISO/IEC 42001 der CEN/CENELEC als harmonisierende Norm vorgeschlagen wurde und diese auch an deren Erstellen beteiligt ist [4].

Zusätzlich zu den branchenunabhängigen gibt es eine Vielzahl an branchenspezifischen Normen. Auf der Homepage des AI Standards Hub werden zum aktuellen Zeitpunkt etwa 300 Normen mit Bezug zu KI aufgelistet [5]. Darunter sind technische Berichte wie die ISO/TR 24291:2021, die Anwendungen von

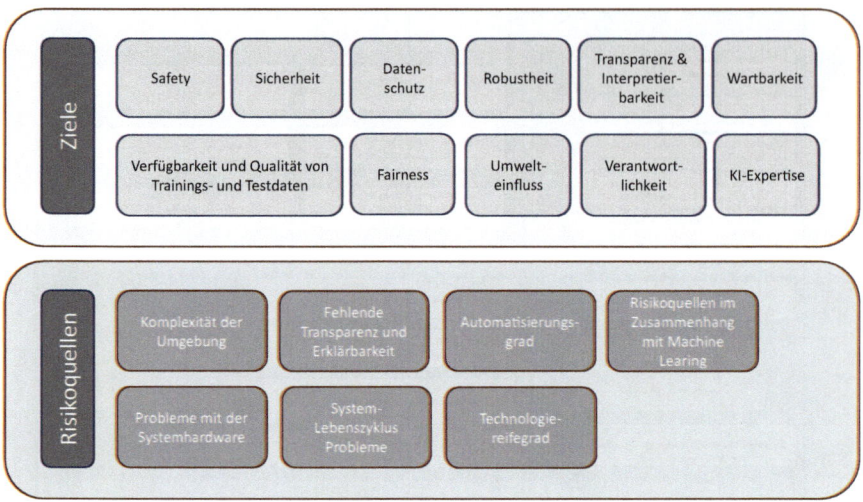

Abb. 3 Gemeinsamkeiten der KI-Normen anhand der Ziele und Risikoquellen der ISO/IEC 42001:2023. (Quelle: Eigene Darstellen)

maschinellen Lerntechnologien in der Bildgebung und anderen medizinischen Bereichen beschreibt.

Einsatz von Normen bei Betreibern

In Gesundheitseinrichtungen in Deutschland sind bereits Normen etabliert, die sich mit KI-Normen und Anforderungen des AI-Acts harmonisieren lassen. Vertragsärzte, MVZ (Medizinische Versorgungszentren) und Krankenhäuser sind seit 2004 gemäß § 135a Abs. 2 Nr. 2 SGB V verpflichtet, ein Qualitäts- und Risikomanagement zu betreiben. Ein weit verbreiteter Qualitätsmanagementstandard hierfür ist die ISO/IEC 9001. Seit 2022 sind Praxen, MVZs und Krankenhäuser zudem verpflichtet, IT-Sicherheitsmaßnahmen umzusetzen. Im § 391 Abs. 4 SGB V wird für Krankenhäuser auf die branchenspezifischen Sicherheitsstandards (B3S) verwiesen, die auf der ISO/IEC 27001 als Managementsystem basieren.

Sowohl die ISO/IEC 9001, die ISO/IEC 27001 als auch die KI-Norm ISO/IEC 42001 folgen der standardisierten High-Level-Structure für Managementnormen der ISO und sind demnach miteinander kompatibel [4, 6]. Ebenso beinhalten diese Normen ein Risikomanagement, das nach ISO 31000 aufgebaut ist. Seit 2023 gilt dies auch für die Norm des Risikomanagements für IT-Netzwerke mit Medizinprodukten (DIN EN IEC 80001-1).

Die ISO/IEC 42001 lässt sich aufgrund der genannten Punkte gut in viele Gesundheitseinrichtungen integrieren. Durch die Harmonisierung mit anderen Normen können redundante Strukturen vermieden und Aufwand reduziert werden.

Neben Gesundheitseinrichtungen ist die Integration in die bestehende Normenlandschaft auch für Hersteller und Anbieter von Medizinprodukten von großem

Interesse. Die universelle ISO/IEC 42001 verweist explizit auf die Integration in branchenspezifische Managementsysteme und betont, dass die Implementierung eines KI-Managementsystems die Umsetzung von Anforderungen in Bezug auf Medizinprodukte nach ISO 13485 oder andere internationale Normen aus dem medizinischen Bereich wie IEC 62304 unterstützen kann [6].

Anforderungen an Anbieter

Ein Großteil der KI-Lösungen, die in der Radiologie Anwendung finden, sind als Medizinprodukt im Sinne der EU-Verordnung 2017/745 (Medical Device Regulation, MDR) klassifiziert. Daher bietet es sich an, gezielt die mit dem AI Act hinzukommenden Auflagen an Hersteller und Anbieter zu betrachten. Die häufig verwendete Abkürzung „SaMD" (Software as Medical Device) wird dabei um den Begriff „AIaMD" (AI as Medical Device) ergänzt [2].

Einige Herstelleranforderungen der umfangreichen MDR werden im AI Act erneut aufgegriffen, was durchaus beabsichtigt ist. Nach Erwägungsgrund 81 des AI Acts ist eine Einbeziehung der erweiterten Anforderungen in bestehende technische Dokumentation, das Risiko- und Qualitätsmanagement und Überwachungsprozesse ausdrücklich gewünscht.

Ausgehend von Artikel 16 des AI Acts, der die Pflichten von Anbietern von Hochrisiko-KI-Systemen definiert, sind im Lebenszyklus von Medizinprodukten bzw. AIaMD in mehreren Bereichen Erweiterungen zu berücksichtigen.

Nach Erwägungsgrund 50 des AI Act gelten unter anderem Medizinprodukte der Klassen IIa und höher, die einer **Konformitätsbewertung** durch benannte Stellen unterliegen, als hochriskante KI-Systeme und müssen daher einer zusätzlichen externen Bewertung gemäß dem AI Act unterzogen werden. Eine Ausnahme bilden Klasse-I-Medizinprodukte oder nichtmedizinische Verwaltungssoftware, die vom Hersteller eigenständig bewertet werden können, sofern sie nicht als Hochrisiko-KI-Systeme eingestuft werden. Um eine eindeutige Klassifizierung nach den beiden Dimensionen aus MDR- und AI Act zu erleichtern, muss die Zweckbestimmung eines AIaMD-Produktes dementsprechend erweitert und präzisiert werden.

Das in der MDR geforderte **produktspezifische Risikomanagement** für Medizinprodukte, das gemäß EN ISO 14971 ausgeführt wird, ist vorrangig auf Sicherheit (Safety) und Leistungsfähigkeit ausgelegt und konzentriert sich im Schadensbegriff auf *„Verletzung oder Schädigung der Gesundheit von Menschen oder Schädigung von Gütern oder der Umwelt"* [6]. Dies findet über den AI Act, Artikel 9 (2), insbesondere bei Hochrisiko-KIs eine deutliche Erweiterung um Grundrechte, definiert nach der Charta der Grundrechte der Europäischen Union (2000/C 264/01). Für Anbieter stellt diese erweiterte, nichttechnische Betrachtung ethischer Aspekte wie Nichtdiskriminierung, Bias und Transparenz einen deutlichen Mehraufwand dar. Eine Einbindung der Risiken für AIaMD nach dem AI Act in das bereits bestehende Risikomanagement des Produktes ist einem eigenständigen Risikomanagementsystem vorzuziehen (Artikel 9 (10) AI Act). Für Produkte, die bisher keinem regulatorisch geführten Risikomanagement unterliegen, kann die Norm ISO/IEC 23894 perspektivisch zum Einsatz kommen.

Im **Design- und Entwicklungsprozess** von AIaMD-Lösungen ist abhängig von den eingesetzten KI-Techniken besondere Sorgfalt gefordert. Für SaMD kommt Norm IEC 62304 zur Anwendung, die Prozesse für die sichere Softwareentwicklung definiert. Für AIaMD ist zudem ein Data-Governance-Prozess zur Dokumentation der zum Training, zur Validierung und Weiterentwicklung von KI-Modellen eingesetzten Datenbestände im Qualitätsmanagement zu berücksichtigen (Artikel 10 AI Act). Eine weitreichende sowie nachhaltige Prüfung auf Grundrechte ist damit verbunden. In der technischen Dokumentation (Artikel 11 AI Act, Anhang IV AI Act) ist das Produkt ausführlich darzustellen, was bei AIaMD-Lösungen in die vorhandene MDR-Produktakte integriert werden kann.

Der Einsatz von KI-Methoden sowie die dahinterliegenden Techniken und Einschränkungen müssen für Anwender **transparent**, verständlich und nachvollziehbar dargelegt werden (Artikel 13 AI Act), was die Gestaltung von Benutzeroberflächen, Informationsfunktionen und Gebrauchsanweisungen maßgeblich beeinflusst. Zudem fordert Artikel 12 AI Act die Sammlung von Nutzungsdaten in Form einer Aufzeichnung von Aktivitäten in KI-Systemen.

Die **Konformitätsbewertung** (Artikel 43) erfolgt für Hochrisikoprodukte in Zusammenarbeit mit einer benannten Stelle im Rahmen eines Audits. Für Hersteller stehen vor der Inverkehrbringung die Erstellung einer EU-Konformitätserklärung und die CE-Kennzeichnung des Produktes (Artikel 47–48 AI Act) sowie die Registrierung von Hochrisiko-KIs in einer noch einzuführenden EU-Datenbank an (Artikel 71 AI Act).

Kapitel IX des AI Acts definiert die Aufgaben für Anbieter und Betreiber nach der Inverkehrbringung von Produkten. Auch hier sind Ähnlichkeiten zur MDR erkennbar, und somit ist eine Berücksichtigung in vorhandenen Prozessen möglich (Artikel 72 (4) AI Act). Eine Besonderheit stellt die geforderte aktive Leistungsüberwachung von KI-Systemen im Betrieb dar (Artikel 72 (2) AI Act). In Verbindung mit den gesetzlich definierten Zugriffsrechten des European AI Office der EU-Kommission (Artikel 92 AI Act) als EU-Überwachungsstelle ergibt sich somit eine direkte kommissarische Bewertungsmöglichkeit von aktiven KI-Systemen samt Nutzungsdaten auf EU-Ebene.

Fazit

Die allgemeinen Anforderungen aus dem AI Act an den Einsatz von KI, wie z. B. technische und organisatorische Maßnahmen, Datenschutz, Sicherheit und Risikomanagement, können weitestgehend durch bereits bestehende und im Einsatz befindliche Normen, wie ISO/IEC 9001 und ISO/IEC 27001 oder DIN EN ISO 13485 und DIN EN ISO 14971, abgedeckt werden. Diese beinhalten jedoch keine KI-spezifischen Maßnahmen, da sich AI-Lösungen von bestehenden Softwarelösungen in deren Risikoquellen deutlich unterscheiden. Deshalb sollten diese durch neue KI-Normen, wie die ISO/IEC 42001, erweitert werden, um den fehlenden Anforderungen Rechnung zu tragen.

In den von der Kommission beauftragten harmonisierten Normen sind weitere produktspezifische Anforderungen für AIaMD-Hersteller zu erwarten, welche mit den bereits bekannten Normen höchstwahrscheinlich kompatibel sein werden.

Anbieter von AIaMD-Lösungen treffen im AI Act auf viele aus der MDR bekannte Komponenten, was die Adaption in Unternehmensprozesse vereinfacht. Die deutlich breitere Risikobetrachtung, Dokumentationstiefe und die einzuführenden Überwachungssysteme stellen jedoch einen erhöhten Aufwand und Investitionen in Personal und Kompetenzen dar.

Anhand der bereits veröffentlichten KI-Normen, Standards und Frameworks, wie dem NIST Profil AI 6001, dem BSI Kriterienkatalog AIC4 und der ISO/IEC 42001, lassen sich Unterschiede zu den bestehenden Normen identifizieren und Kerninhalte der noch folgenden harmonisierten Normen ableiten (Abb. 2).

Literatur

1. Pfannstiel MA, Herausgeber. Künstliche Intelligenz im Gesundheitswesen: Entwicklungen, Beispiele und Perspektiven. Wiesbaden: Springer Gabler; 2022. 905 S.
2. Onitiu D, Wachter S, Mittelstadt B. How AI challenges the medical device regulation: patient safety, benefits, and intended uses. J Law Biosci. 9. April 2024;lsae007.
3. Wahlster W, Winterhalter C. Deutsche Normungsroadmap Künstliche Intelligenz [Internet]. DIN, DKE; 2022. Report No.: Ausgabe 2. Verfügbar unter: http://www.din.de/go/normungs-roadmapki
4. Ranjbar A, Mork E, Ravn J, Brøgger H, Myrseth P, Østrem HP, u. a. Managing Risk and Quality of AI in Healthcare: Are Hospitals Ready for Implementation? Risk Manag Healthc Policy. April 2024;Volume 17:877–82.
5. AI Standards Hub [Internet]. Standards Database. 2024. Verfügbar unter: https://aistandardshub.org/ai-standards-search/
6. Medical devices – Application of risk management to medical devices (ISO 14971:2019). Schweiz: DIN Media GmbH.

Stellungnahme der Deutschen Gesellschaft für Teleradiologie (DGfTR) zum Brady-Paper

Torsten B. Möller

Im Januar 2024 haben sich Mitglieder von 5 großen radiologischen Fachgesellschaften mit der Entwicklung, Beschaffung, Umsetzung und Überwachung von Künstlicher Intelligenz (KI) in der Radiologie auseinandergesetzt und hierzu eine Erklärung veröffentlicht (das sogenannte Brady-Paper). Die DGfTR hat in ihren Gremien diese Erklärung diskutiert und unterstützt auch für die Teleradiologie die Hauptaussagen (kursiv), die von den Fachgesellschaften getroffen wurden.

1) *„Die KI wird wahrscheinlich den größten Umbruch in der Radiologie seit vielen Jahrzehnten und möglicherweise seit den Anfängen unseres Fachgebietes darstellen."*
Die Teleradiologie hat schon sehr früh als besonders innovationsfreudiger Teil der Radiologie die außerordentliche Bedeutung der KI für ihren Bereich erkannt, früh mit der Austestung von KI-Modulen angefangen und bereits seit Anfang 2022 routinemäßig im tagtäglichen Betrieb zur Unterstützung der Teleradiologen eingesetzt und Erfahrungen sammeln können. Obwohl die KI aktuell erst am Anfang ihrer Entwicklung steht, sind schon heute die Vorteile der bisher erhältlichen und schon im Routinebetrieb in der Teleradiologie angewendeten KI-Module beeindruckend und generieren einen messbaren Mehrwert für die Patienten und die Radiologen. Dies gilt sowohl für die Qualität als auch für einen Zeitgewinn. Letzterer ist gerade in der Teleradiologie, die sehr häufig Notfallmedizin ist, besonders wichtig.

2) *„Um einen sicheren Einsatz von KI-Modellen in der Radiologie zu gewährleisten, müssen Radiologen und andere potenzielle Endnutzer unbedingt über die*

T. B. Möller (✉)
reif & möller diagnostic network ag, Dillingen/Saar, Deutschland
E-Mail: moeller@reif-moeller.de

Grundsätze der KI aufgeklärt und über die Grenzen und potenziellen Risiken beim Einsatz von KI-Modellen informiert werden."
Gerade zu Beginn der routinemäßigen Anwendung eines Tools ist die Aufklärung des Anwenders über mögliche Nutzen, Risiken und Grenzen dieses Tools besonders wichtig. Dies gilt insbesondere auch für das „KI-Tool", zumal hier größere flächendeckende Erfahrungswerte noch nicht vorliegen. Außerdem befinden wir uns noch am Beginn einer Entwicklung, sodass die zur Verfügung stehenden KI-Module allein auch aus diesem Grunde noch etliche Limitationen aufweisen, die der Anwender kennen muss. Nur wenn diese Informationen die Radiologen und Radiologinnen erreichen, können sie das KI-Ergebnis richtig werten.

3) „Die Bereitstellung umfassender Informationen über die KI- Entscheidungsfindung, ihre Ergebnisse und das Vertrauensniveau kann die Transparenz erhöhen und Radiologen helfen, fundierte Entscheidungen zu treffen. Darüber hinaus kann die Kategorisierung von Szenarien, in denen die KI-Unterstützung versagen kann, und die Integration dieser Informationen in ein robustes Schulungsprogramm Radiologen in die Lage versetzen, zu erkennen."
Die ersten Erfahrungen mit der routinemäßigen Anwendung der KI haben gezeigt, wie bedeutsam gerade das Wissen um die Informationen und Voraussetzungen sind, die die KI benötigt, um valide zu arbeiten. Dies betrifft insbesondere nicht nur die Frage, warum eine KI welche spezifische Entscheidung trifft, sondern ganz basal auch das Wissen, unter welchen Bedingungen eine KI überhaupt arbeitet oder eben nicht. Hier kommt die für die spezifische KI-Auswertung benötigte sachgerechte Anfertigung und Anlieferung des Bildmaterials zum Tragen. Gerade in der Teleradiologie ist man gut beraten, sich insbesondere auch um die KI-geeigneten Parameter für die SOPs (Standard Operating Procedures) zu kümmern. Auch der Radiologe sollte sich dieser Problematik bewusst sein.

4) „Die Integration von KI-Algorithmen in den Arbeitsablauf in der Radiologie ist entscheidend, um ihre sichere und konsistente Funktionsweise zu gewährleisten."
Die Erfahrungen, die unsere Mitglieder bei der Auswahl aus unterschiedlichen KI-Angeboten gemacht haben, unterstreichen die Bedeutung der Präsentation des KI-Ergebnisses. Das Ergebnis muss schnell vorliegen und für den befundenden Radiologen ohne großen Mehraufwand einfach zu erkennen sein. Dabei muss es sich nach unserer Meinung in den typischen Arbeitsablauf eines Radiologen am besten nahtlos einfügen. Eine tiefe Integration in die Befundungssoftware ist hierbei hilfreich. Erfolgreich gerade auch unter dem Gesichtspunkt der Akzeptanz beim Anwender kann ein „Tool KI" nur dann sein, wenn es wie selbstverständlich Teil des Arbeitsablaufes wird.

5) „Das Konzept der Transparenz sollte sich auch darauf erstrecken, dass die Patienten über den Einsatz von KI-Systemen informiert werden."
So wie die Information über den Gebrauch der Teleradiologie insgesamt gehört natürlich auch der Gebrauch der KI innerhalb der Teleradiologie zu den Informationen, die dem Patienten übermittelt werden müssen.

6) *„Wichtige ethische Fragen betreffen Einwilligung, Privatsphäre und Daten-schutz, Dateneigentum, Voreingenommenheit und Fairness, Transparenz und Integration von KI in die klinische Praxis."*
Vor jedem Gebrauch von KI-Anwendungen ist nicht nur wegen der DSGVO sorg-fältig auf Patienteninformation und Datenschutz zu achten. Anwender der KI sind aufgefordert, nicht nur die vorgelegten Ergebnisse kritisch zu werten. Aufmerksam sollten sie gleichzeitig sein, wenn ihnen auffällt, dass KI tendenziell z. B. nach Ethnizität oder Geschlecht „gefärbte" Resultate präsentiert. Sie sollten dies hinterfragen und aktiv darauf hinweisen.

7) *„Die Überwachung der Leistung von KI-Modellen in der klinischen Praxis ist erforderlich, um sicherzustellen, dass eine Leistungsverschlechterung frühzeitig erkannt wird, sodass geeignete Maßnahmen zur Gewährleistung der Patienten-sicherheit ergriffen werden können."*
Kein System und insbesondere kein derzeit erhältliches KI-System ist derart gut oder auch konstant, dass man sich bedingungslos darauf verlassen kann. Trotz der bereits vorhandenen großen Vorteile muss Skepsis und ein ständiges Hinterfragen der Ergebnisse der KI bei allen Radiologen Grundlage sein. Derzeit darf das KI-Ergebnis nur als Hinweis gewertet werden, den es zu überprüfen gilt. Darüber hinaus ist es ebenfalls erforderlich zu überprüfen, wenn ein KI-System kein Ergebnis gezeigt hat, obwohl eines vorhanden gewesen wäre. Darüber hinaus muss der mit KI-Unterstützung arbeitende Radiologe auch auf eine „Drift" der Qualität der KI-Befundung im Verlauf der Zeit achten. Ein engmaschiger Kontakt mit den Entwicklern der KI-Software ist hier sehr nützlich und hilft beiden Seiten bei der Weiterentwicklung.
„Radiologen sind eher bereit, falsch-positive Befunde zu akzeptieren, wenn das Modell auch eine Pathologie identifiziert, die den Radiologen beeindruckt oder einen Mehrwert für den Patienten oder andere Beteiligte darstellt."
Für die radiologische Arbeit mit der KI als Hinweisgeber ist es gerade in der Notfalldiagnostik wertvoller, wenn eine KI "übersensibel" ist und eher eine – angemessene – Anzahl an falsch-positiven Ergebnissen liefert als einen pathologischen Befund zu übersehen. Jeder richtig gelieferte Hinweis mündet in einen schnelleren Befund zum Wohl des Patienten. Auch hier ist zur Feinjustierung der Sensibilität ein engmaschiger Kontakt zu den Softwareentwicklern sinnvoll.

8) *„Die Zusammenführung von Daten aus mehreren Einrichtungen, die die-selben KI-Modelle verwenden, könnte den Entwicklern Informationen liefern, um Leistungslücken zu identifizieren."*
Hier kann gerade die Teleradiologie mit ihren vielen unterschiedlichen Krankenhäusern mit dem enormen Spektrum an unterschiedlichen Geräten punkten. Wichtig sind dabei einigermaßen einheitliche SOPs, die zumindest gewisse Mindestanforderungen der KI erfüllen, damit die KI auch zielgerichtet arbeiten kann. Jeder Teleradiologieanbieter – und eigentlich auch jeder Radiologe – ist gut beraten, ab jetzt auch die Anforderungen der KI an die Bilderstellung in seinen SOPs zu berücksichtigen.

9) *„Radiologen sind gut beraten, wenn sie ihre beruflichen Fähigkeiten zur Förderung einer sicheren und effektiven KI einsetzen. "*

Die DGfTR unterstützt diesen Satz bedingungslos. Aufgrund der fest zu erwartenden zukünftigen Bedeutung der KI für die Radiologie sieht unsere Gesellschaft darüber hinaus sogar eine Verpflichtung der Radiologen und Radiologinnen, an dieser Zukunftsgestaltung aktiv mitzuarbeiten. Nur wer jetzt aktiv wird, kann noch die Richtung der KI mitgestalten und Fehlentwicklungen verhindern.

Braucht es Normen und allgemeine Rahmenbedingungen für Künstliche Intelligenz in der Radiologie?

Peter Sögner

KI ist im radiologischen Alltag teils bewusst, überwiegend jedoch unbewusst an allen Ecken und Enden bereits angekommen. Darum ist es dringend notwendig, den im radiologischen Alltag großteils noch rechtlich ungeregelten Umgang mit den neuen Technologien so zu regulieren, dass die KI in einem qualitätsgesicherten und rechtssicheren Rahmen angeboten werden kann. Dies dient zum Schutz der Patienten, nicht zuletzt aber auch der handelnden verantwortlichen Personen.

Denn es ist absehbar, dass bei einem immer rasanter ansteigenden Arbeitspensum und der weniger werdenden Fachkräfte KI-Systeme relevante und wertvolle Unterstützung für den radiologischen Alltag bieten können. Anfang der 90-er Jahre am Beginn meiner klinisch-radiologischen Laufbahn bestand eine CT-Ganzkörper-Staginguntersuchung noch in der Befundung von ca. 128 Bildern, abgebildet auf maximal 8 Filmfolien mit 16 Einzelbildern. Heute ist es bei einer Verlaufskontrolle mit 1–2 Voruntersuchungen nicht unüblich, dass die Gesamtzahl der zu befundenden Einzelbilder mit allen denkbaren Nachbearbeitungsmöglichkeiten mehrere Tausend Bilder beträgt. Damit sind auch die Risiken, relevante Einzelbefunde zu übersehen, deutlich gestiegen.

Auch auf einem anderen radiologischen Sektor bieten KI-Anwendungen konkrete Vorteile. Die KI-unterstützte Priorisierung von relevanten Notfallbefunden ist zwischenzeitlich mit zertifizierten KI-Systemen bereits in teleradiologischen Netzwerken Alltag.

Ob gute KI hier im radiologischen Alltag helfen kann, ist also nicht die Frage, sondern nur das *Wie*.

P. Sögner (✉)
Facharzt für Klinische Radiologie, Unternehmensberater für das
Gesundheitswesen sowie Auditor und Trainer der Quality Austria GmbH,
Unterer Feldweg 11c, 6091 Götzens, Österreich
E-Mail: peter.soegner@mac.com

© Der/die Autor(en), exklusiv lizenziert an Springer-Verlag GmbH, DE, ein Teil von
Springer Nature 2025
T. B. Möller et al. (Hrsg.), *KI in der Radiologie,*
https://doi.org/10.1007/978-3-662-70340-3_23

Zur Sicherstellung einer ethischen Entwicklung und Anwendung von KI-Systemen und zur Stärkung und Nutzung KI-bezogener Risikomanagementsysteme bieten Normen und Leitlinien wertvolle Unterstützung. Sie helfen, die Einhaltung von sich laufend verändernden KI-Complianceanforderungen bei der Integration in bestehende Managementstrukturen effizient und verantwortungsvoll zu gestalten.

Dieser Beitrag wurde mit dem Ziel verfasst, aktuelle und bewährte Normen und Leitlinien als Methoden und Werkzeuge für das sichere Management der neuen Möglichkeiten und Risiken der Künstlichen Intelligenz im radiologischen Alltag anzubieten. Kaum eine radiologische Fortbildung, kaum ein Kongress verzichtet derzeit auf die wissenschaftliche Diskussion über die neuen Möglichkeiten, manchmal auch der Risiken der Künstlichen Intelligenz in der Radiologie. Das gewaltige Potenzial und die Schlüsseltechnologien der KI werden ja umfangreich in den zahlreichen anderen Beiträgen dargestellt und beschrieben. Deshalb stehen in diesem Artikel einige Aspekte der humanen Intelligenz beim Umgang mit dieser neuen Schlüsseltechnologie als Kompass im Vordergrund.

Schlussendlich sollte es nicht wie in der Ballade von Goethes „Zauberlehrling" nach der Einführung der KI in den klinisch-radiologischen Alltag lauten: „Herr, die Not ist groß! Die ich rief, die Geister werd' ich nun nicht los."

Schon vor Jahren hat die WHO 3 wesentliche Qualitätsziele bzw. Forderungen für die Einführung der damals neuen technischen Möglichkeiten des in den späten 80-er Jahren aufkommenden E-Health-Hype formuliert: E-Health-Technologien sollten mindestens eines dieser Ziele erreichen helfen:

- Verbesserung der Qualität,
- Verbesserung der Verfügbarkeit oder
- Verbesserung der Wirtschaftlichkeit der medizinischen Dienstleistungen.

Adaptiert für die KI sind diese Qualitätsziele auch heute noch 1:1 gültig.

Dazu ist es aus Sicht eines Qualitätsmanagementsystems relevant, KI auch zur Verbesserung und Gewährleistung der Patientensicherheit, Mitarbeitersicherheit und Rechtssicherheit im radiologischen Alltag einzusetzen und weiterzuentwickeln.

Bewährte Managementsysteme wie die ISO 9001 in ihrer jeweiligen aktuellen Version (derzeit noch die Version vom Jahr 2015) bzw. die EN 15224:2017 wurden aus diesem Grunde zwischenzeitlich auch für die Künstliche Intelligenz weiterentwickelt und 2023 als ISO 42001 veröffentlicht. Diese neue Norm ist der weltweit erste internationale Standard für KI-Managementsysteme und bietet wertvolle Qualitätskriterien für diese sich so rasch verändernde Technologie. Anforderungen für die Einrichtung, Implementierung, Aufrechterhaltung und kontinuierliche Verbesserung von KI-Managementsystemen in Organisationen, insbesondere für Unternehmen, die KI-basierte Produkte oder Dienstleistungen bereitstellen oder nutzen wollen, werden nach dem bewährten Muster der ISO 9001 spezifiziert. Auch hier sind die Normkriterien in 10 Kapitel gegliedert. Die nachweisliche Nutzung und wirksame Umsetzung von Normforderungen sollen eine verantwortungsvolle Entwicklung und Nutzung von KI-Systemen gewährleisten, ethische Überlegungen einbeziehen sowie Transparenz und kontinuierliches Lernen strukturiert, systematisch und nachweisbar zur Bewältigung der mit KI verbundenen Risiken und Chancen sicherstellen. Die dafür notwendigen Methoden zur Überprüfung und Überwachung der einzelnen Prozesse müssen entsprechend entwickelt und umgesetzt werden, um die identifizierten relevanten Chancen und Risiken bewusst steuern und lenken zu können.

In der ISO 42001 heißt es dazu: „Das KI-Managementsystem sollte in die Prozesse und die gesamte Managementstruktur der Organisation integriert werden. Spezifische Fragen im Zusammenhang mit KI sollten bei der Gestaltung von Prozessen, Informationssystemen und Kontrollen berücksichtigt werden. Entscheidende Beispiele für solche Managementprozesse sind:

- Festlegung der organisatorischen Ziele, Einbeziehung der interessierten Parteien und der Organisationspolitik;
- Management von Risiken und Chancen;
- Prozesse für das Management von Bedenken im Zusammenhang mit der Vertrauenswürdigkeit von KI-Systemen wie Sicherheit, Fairness, Transparenz, Datenqualität und Qualitätskriterien von KI-Systemen während ihres gesamten Lebenszyklus;
- Prozesse für die Verwaltung von Daten von Lieferanten, Partnern und Dritten, die KI-Systeme für die Organisation bereitstellen oder entwickeln [1].

Die Richtlinie dient für die Bereitstellung anwendbarer Kontrollen zur Unterstützung solcher Prozesse.

Auch diverse radiologische Gesellschaften haben sich 2023 in ihrer Stellungnahme „Entwicklung, Einkauf, Umsetzung und Überwachung von KI-Tools in der Radiologie: praktische Überlegungen – Eine gesellschaftsübergreifende Erklärung von ACR, CAR, ESR, RANZCR und RSNA zu den notwendigen Rahmenbedingungen für eine gelungene Einführung von KI in der Radiologie" geäußert [2]. Dabei werden die potenziellen praktischen Probleme und ethischen Fragen im Zusammenhang mit der Einführung von KI in die radiologische Praxis definiert (siehe auch Kap. 22: Stellungnahme der DGfTR in diesem Buch).

Im Abstrakt dieser Leitlinie findet sich die folgende Passage: „Die ständig wachsende Verfügbarkeit von KI-Tools in der Radiologie macht jedoch deutlich, dass es zunehmend notwendig ist, Behauptungen über ihren Nutzen kritisch zu bewerten und sichere Produktangebote von potenziell schädlichen oder grundsätzlich nicht hilfreichen zu unterscheiden."

In diesem gesellschaftsübergreifenden Papier, das die Ansichten der radiologischen Fachgesellschaften in den USA, Kanada, Europa, Australien und Neuseeland wiedergibt, werden die potenziellen praktischen Probleme und ethischen Fragen im Zusammenhang mit der Einführung von KI in die radiologische Praxis definiert.

KI wird aktuell nicht selten als *„die Antwort"* auf den rasch wachsenden und immer virulenter werdenden Fachkräftemangel angepriesen. So können die bereits implementierten KI-Systeme diverser Gerätehersteller die Aufnahmequalität und

Durchführung moderner Schnittbildverfahren deutlich verbessern und die Akquisitionszeit drastisch verkürzen. Ein Hersteller wirbt z. B. mit der Aussage, die Anzahl der notwendigen Interaktionen der durchführenden radiologischen Technologen bei einer Computertomografie oder Magnetresonanztomografie von ehemals 45 Arbeitsschritten durch Einsatz von KI auf 5 reduzieren zu können.

Die auf den ersten Blick attraktiven Verbesserungen in der radiologischen Praxis sollten aber auch immer kritisch im Gesamtkontext betrachtet werden, eben mithilfe der zuvor genannten Normen und Empfehlungen, die in anderen Branchen und Bereichen bereits seit vielen Jahren etabliert sind. So hat sich z. B. die ISO 9001 in über 30 Jahren ihrer Existenz bei jährlich über 1,2 Mio. Kunden weltweit als »das relevante Qualitätsmanagement« etabliert, und die neue ISO 42001 orientiert sich an dieser in weiten Teilen.

Denn bei aller Euphorie der gepriesenen Möglichkeiten der neuen KI in der Radiologie sollte doch allen Beteiligten klar sein, dass es – um das Collingridge-Dilemma zu vermeiden – nur mit klaren Rahmenbedingungen bei der Einführung und beim Betrieb von KI in der Radiologie gelingen wird, diese auch zum Segen und nicht zum Fluch für die Patientinnen und Patienten sowie Mitarbeiterinnen und Mitarbeiter anzuwenden. David Collingridge formulierte bereits 1981 in seinem Buch »The Social Control of Technology« das Problem, dass beim Einsatz einer neuen Technologie deren ungewollte Nebenwirkungen oft erst dann erkannt werden können, wenn sie sich so stark durchgesetzt hat, dass sie nur noch unter großem ökonomischem Aufwand aus dem Verkehr genommen werden kann [3].

Die Frage muss aufgeworfen werden, ob wir nicht die existierenden Regelwerke und ihre bewährten Rahmenbedingungen und die Hilfe von Normen für die Einführung und den Betrieb von KI im radiologischen Alltag nutzen sollten. Dass die neue Technologie im Alltag bereits angekommen ist, ist Fakt. Wichtig wird es sein, *wie* wir damit umgehen und *wo* wir sie zum Nutzen unserer Patientinnen Patienten sowie der Mitarbeitenden einsetzen werden.

Literatur

1. ISO/IEC 42001:2023(en) – Information technology — Artificial intelligence — Management system.
2. Entwicklung, Einkauf, Umsetzung und Überwachung von KI-Tools in der Radiologie: praktische Überlegungen – Eine gesellschaftsübergreifende Erklärung von ACR, CAR, ESR, RANZCR und RSNA zu den notwendigen Rahmenbedingungen für eine gelungene Einführung von KI in der Radiologie, A. Brady et al. gleichzeitig in Insights into Imaging (10.1186/ s13244-023-01541-3), Journal of Medical Imaging and Radiation Oncology (https://doi. org/10.1111/1754-9485.13612), Canadian Association of Radiologists Journal (https://doi. org/10.1177/08465371231222229), Journal of the American College of Radiology (https:// doi.org/10.1016/j.jacr.2023.12.005) und Radiology veröffentlicht: Artificial Intelligence (https://doi.org/10.1148/ryai.230513). Dieses Papier wurde gemeinsam von Journal of the American College of Radiology, Insights into Imaging, Journal of Medical Imaging and Radiation Oncology, Canadian Association of Radiologists Journal, Radiology: Artificial Intelligence entwickelt und gemeinsam von Elsevier Inc., Springer Nature, John Wiley and Sons Inc., SAGE Publications und RSNA veröffentlicht.
3. Zweig, Katharina. Ein Algorithmus hat kein Taktgefühl: Wo künstliche Intelligenz sich irrt, warum uns das betrifft und was wir dagegen tun können, Heyne Verlag.

Rahmenbedingen

Ethische Fragestellungen zu KI im Gesundheitswesen

Roman Wagner

Künstliche Intelligenz ist in aller Munde. Sie birgt das Versprechen bisher unge-ahnter technischer Machbarkeiten. Dieses Versprechen entspringt dem Gedanken, dass eine Intelligenz, sei sie nun künstlich oder natürlich, über Fähigkeiten ver-fügt, die über alle bisher bekannten Formen der Automatisierung hinausgehen. Zugleich herrscht bis heute keine Einigung darüber, was unter einer Künstlichen Intelligenz zu verstehen ist. Das heißt nicht, dass es keine guten Annäherungen an diese Frage gäbe oder dass jedes Verständnis von KI ebenso gut wie jedes andere wäre. Es heißt vielmehr, dass unter den Begriff der Künstlichen Intelligenz eine Reihe unterschiedlicher Systeme – zu erwähnen sind hier insbesondere symbo-lisch-repräsentationale sowie konnektionistische Systeme – und Forschungsfelder fallen (vgl. [4]).

Was intelligent ist, so könnte das Thema in einer ersten Annäherung erschlos-sen werden, besitzt die Fähigkeiten, flexible und situationsspezifische Lösungen für Probleme zu finden, statt auf ein einzelnes oder eine sehr geringe Anzahl von Input-Output-Mustern begrenzt zu sein. Ist die Intelligenz künstlich, so verbindet sich damit die weitere Hoffnung, dass sie die Performanz natürlicher Personen übersteigt. Diese Hoffnung schien sich in der vergangenen Zeit regelmäßig zu be-stätigen. KI schlug Schachgroßmeister und Go-Weltmeister. KI wurde auf Basis gewaltiger Datenmengen (Big Data) in die Lage versetzt, lange Texte in kürzester Zeit zusammenzufassen oder in ebenso kurzer Zeit Texte einer Sprache in eine andere zu übersetzen.

Darüber hinaus schien KI weitere Fähigkeiten zu entwickeln, die bislang allein Lebewesen oder Vernunftwesen vorbehalten waren. KI wurde künstlerisch tätig,

R. Wagner (✉)
Philosophisches Institut, Rheinische Friedrich-Wilhelms-Universität Bonn,
Bonn, Deutschland
E-Mail: wagner@drze.de

© Der/die Autor(en), exklusiv lizenziert an Springer-Verlag GmbH, DE, ein Teil von
Springer Nature 2025
T. B. Möller et al. (Hrsg.), *KI in der Radiologie*,
https://doi.org/10.1007/978-3-662-70340-3_24

kreierte Bilder und Musik, verstand die menschliche Sprache, konnte menschliche Emotionen lesen und interpretieren, und bisweilen wurde sogar von sehr kühnen Stimmen vermutlich etwas voreilig behauptet, sie sei bewusstseinsfähig, in der Lage, Emotionen zu spüren und zu träumen. So verwundert es nicht, dass mit den zeitgenössischen Erfolgen der KI-Forschung auch philosophische Fragen aufgeworfen werden, die einerseits grundlegende Themen wie die Verbindung von Intelligenz, Vernunft, Bewusstsein und Selbstbewusstsein, Kreativität, theoretischer und praktischer Urteilsfähigkeit sowie Autonomie und Handlungsfähigkeit betreffen und andererseits konkrete ethische Fragestellungen, wobei beide Bereiche sich im philosophischen Diskurs wechselseitig bestimmen.

Medizin von besonderer Bedeutung

Von besonderer Bedeutung ist hierbei das Themenfeld der Medizin. Intelligente Systeme könnten, so die Hoffnung, selbst anspruchsvolle Abläufe kosteneffizient automatisieren und damit beschleunigen, aber auch die Qualität der medizinischen Versorgung verbessern. So finden sich bereits heute Stimmen, die geltend machen, bestimmte KI-Systeme seien vereinzelt erfolgreicher als oder zumindest ebenso erfolgreich wie Radiologen, auf radiologischem Bildmaterial pathologische Befunde zu identifizieren [2]. Dabei ist der Einsatz von KI in der Medizin kein neues Phänomen. Klassische Arten der KI – im englischen Sprachgebrauch „good old fashioned ai" (GOFAI) – in Form etwa von Entscheidungsbäumen, sind Algorithmen, die die ärztliche Praxis seit einiger Zeit unterstützen. Erst mit dem Einsatz zeitgenössischer Spielarten von KI, also selbstlernenden Algorithmen, die neuronale Netzwerke nutzen, entfaltete sich aber ein interdisziplinärer Diskurs über die Natur von KI sowie ihre ethischen Implikationen insbesondere mit Blick auf ihren Einsatz im medizinischen Kontext. Im Mittelpunkt steht hierbei insbesondere das sogenannte Black-Box-Problem, also der Umstand, dass selbst die Programmiererinnen und Programmierer selbstlernender KI nicht in der Lage sind zu antizipieren, welche Ergebnisse sie generiert, wie sie diese Ergebnisse im Detail hervorbringt und mit welchen Fehlbefunden zu rechnen ist.

Diese Opazität wirft ethische Fragen auf, die insbesondere im Rahmen der medizinischen Behandlung relevant sind. Ausgehend von einer der wichtigsten medizinethischen Arbeiten, der Prinzipienethik von Tom Beauchamps und James Childress [1], ist neben Wohltun, Nichtschaden und Gerechtigkeit die Achtung der Patientenautonomie ein fundamentales ethisches Prinzip. Das Einholen einer informierten Einwilligung im Vorfeld etwaiger medizinischer Eingriffe ist die weithin anerkannte Praxis, durch die die Selbstbestimmung der Patienten gewährleistet werden soll. Während umstritten ist, wie genau in diesem Zusammenhang der Begriff der Autonomie gedeutet werden sollte, um moralischen Ansprüchen zu genügen [8], wird nicht bestritten, dass die Offenlegung der relevanten Gründe, die für oder gegen einen medizinischen Eingriff sprechen, zwingend erforderlich ist. Damit Patienten *informiert* einwilligen können, muss ihnen nachvollziehbar verständlich gemacht werden, welche Gründe zur ärztlichen Entscheidung geführt haben.

Drei Kriterien des selbstbestimmten Handelns

Beauchamp und Childress identifizieren 3 Kriterien selbstbestimmten Handelns: Absicht, hinreichendes Verständnis und Abwesenheit unzulässiger Einflussnahmen, etwa Manipulation und Nötigung. Das für den Einsatz von KI in der Medizin relevante Kriterium ist dabei jenes des Verstehens. Hierbei wird nicht gefordert, dass die Patientinnen und Patienten über medizinisches Fachwissen verfügen und jedes Detail des Eingriffs und dessen Konsequenzen erfassen. Vielmehr ist erforderlich, dass sie erstens verstehen, was von einer vernünftigen Person in ihrer Situation verstanden werden sollte (Maßstab der vernünftigen Person), und zweitens, dass sie erfassen, was vor dem Hintergrund ihrer spezifischen Wertvorstellungen und Weltanschauung von Bedeutung für sie ist (subjektiver Maßstab). Das fragliche Verstehen bezieht sich dabei sowohl auf die Natur als auch die erwarteten Folgen des Eingriffs. Das so konzipierte Verstehen erfordert, dass das ärztliche Fachpersonal im Vorfeld eines medizinischen Eingriffs epistemische und praktische Gründe offenlegt, die den fraglichen Eingriff rechtfertigen. Die epistemischen Gründe beziehen sich unter anderem auf die verwendeten Instrumente, beispielsweise Magnetresonanztomografiegeräte oder eben KI-Algorithmen. Dabei wird nicht vom ärztlichen Fachpersonal verlangt, dass es die technischen Zusammenhänge der Funktionsweise der verwendeten Instrumente im Detail versteht und noch weniger, dass diese den Patienten erklärt werden, aber es wird erwartet, dass Ärzte und Ärztinnen gute Gründe dafür haben, sich auf das verwendete Instrumentarium zu verlassen.

Wie lassen sich Befunde überprüfen?

Genau dieser Punkt ist aber aufgrund der Black-Box-Natur zeitgenössischer KI ein Problem. Da selbst die Programmierer der KI nicht in der Lage sind zu erklären, wie etwa eine KI zu ihren Ergebnissen gelangt, und da sie nicht antizipieren können, ob, wie oft und welche Fehler einer KI unterlaufen werden, ist die epistemische Situation des ärztlichen Fachpersonals nicht eindeutig. Weil nicht klar ist, wie genau beispielsweise eine diagnostische KI pathologische Befunde identifiziert, ist auch unklar, ob diese Befunde verlässlich bzw. vertrauenswürdig sind. Natürlich können auch in einem MRT-Gerät Fehlfunktionen auftreten. Dennoch besteht ein Unterschied zwischen einem MRT und einer selbstlernenden KI. Das MRT-Gerät wurde von Personen bewusst so entworfen, dass wir seine Funktionsweise und seine Geeignetheit, die relevanten Ergebnisse zu produzieren, nachvollziehen, erklären und rechtfertigen können. Bei einer KI, die eigenständig lernt, ist das nicht der Fall. Hier können wir nur sagen, dass sie bislang verlässlich funktioniert hat, ohne aber erklären zu können, warum das der Fall ist. Eine solche Verlässlichkeit könnte hinreichend sein, um den Einsatz von KI zu rechtfertigen, birgt aber dennoch die Gefahr, die Rechtfertigungspraxis medizinischer Eingriffe zu unterminieren (vgl. als kritische Gegenposition zu dieser These [5]).

Diese Problemstellung wird durch die Möglichkeit verschärft, dass sogenannte „strange errors" auftreten können (vgl. [9]). „Strange errors" sind KI-Fehler, die in dieser Form Personen nicht unterlaufen würden, weil die Klassifikationsstrategie des KI-Algorithmus nicht an menschlichem Wahrnehmungs- und Urteilsvermögen ausgerichtet ist. Aufgrund des Black-Box-Charakters selbstlernender KI ist es auch dann, wenn die KI scheinbar verlässliche Outputs generiert – also etwa pathologische Befunde zu einem hohen Prozentsatz richtig klassifiziert –, nicht auszuschließen, dass sie in bestimmten Fällen nicht nachvollziehbare und nicht antizipierbare Fehlbefunde produziert. Dieser Umstand mahnt zur Vorsicht mit Blick auf die Hoffnung, bestimmte medizinische Abläufe ließen sich vollständig automatisieren. Eine in der ethischen Debatte vorgeschlagene Möglichkeit, den genannten Problemen zu begegnen, besteht darin, Ärztinnen und Ärzte stärker in den Entwicklungsprozess von KI zu involvieren (vgl. [11]). Hierdurch könnte einerseits das ärztliche Fachwissen und die ärztliche Urteilskraft das Design von KI-Algorithmen stärker beeinflussen, und andererseits könnten Ärztinnen und Ärzte sich so mit der Funktionsweise und den möglichen Schwierigkeiten von KI in der Medizin vertraut machen.

Ist KI moralisch verantwortlich?

Eine weitere ethisch relevante Fragestellung knüpft direkt an die oben aufgeführten grundsätzlichen Fragen an. Wenn wir, wie einige Stimmen des Diskurses behaupten, KI als Akteur verstehen (vgl. [3]), indem wir die Fähigkeit, dynamisch auf neuartigen Input differenziell und angemessen zu reagieren – also etwa eine Vielzahl sehr unterschiedlicher radiologischer Befunde auf eine Vielfalt von Krankheitsbildern zu prüfen –, ist es dann auch sinnvoll, KI als moralisch verantwortlichen Akteur zu verstehen? Moralische Verantwortung setzt gemeinhin voraus, dass diejenige Entität, die wir für verantwortlich halten, nicht bloß passiver Spielball externer Kräfte ist, sondern aktiv in das Weltgeschehen eingreift, und zwar so, dass normative Bestimmungen maßgeblich sind. Denken wir KI als genuin intelligenten Akteur und verknüpfen wir den Begriff der Intelligenz mit jenen des Bewusstseins und der Vernunftfähigkeit sowie dem Vermögen, Gründe einzusehen und auf Basis von Gründen zu agieren (vgl. [10]), scheint der Weg zur moralisch verantwortlichen KI nicht mehr weit zu sein.

Besonderes Gewicht erhält diese Problematik erneut durch den Black-Box-Charakter konnektionistischer KI. Einige Autoren der ethischen Debatte sehen in diesem Zusammenhang das Problem des Entstehens von Verantwortlichkeitslücken (vgl. [6]). Eine solche Lücke entsteht, wenn in einem komplexen Handlungszusammenhang nicht mehr eindeutig geklärt werden kann, welche Akteure oder Akteursgruppen für ein bestimmtes Handlungsergebnis nicht nur kausal, sondern moralisch verantwortlich sind. Moralische im Gegensatz zu bloß kausaler Verantwortung setzt voraus, dass die handelnde Person absichtlich agiert, versteht, was sie tut und zumindest annäherungsweise antizipieren kann, welche Konsequenzen ihr Handeln haben wird. Wenn nun aber die Programmierer nicht antizipieren können, ob und welche Fehler eine in der medizinischen Praxis eingesetzte KI macht, wenn darüber hinaus die Ärzte nicht erklären können, wie die KI funktioniert, und wenn letztlich die Patienten nicht hinreichend verstehen können, wie eine etwaige Diagnose zustande gekommen ist, wen können wir dann für auftretende Fehlfunktionen der KI verantwortlich machen? Durch die autonome

Natur selbstlernender KI und ihren Black-Box-Charakter entstehen, so das Argument, Lücken in der moralischen Verantwortungszuschreibung.

Während zurzeit selbst diejenigen Stimmen, die KI für einen moralischen Akteur halten, nicht so weit gehen, ihr deswegen moralische Verantwortlichkeit zuzuschreiben, finden sich dennoch Positionen, die den Status von KI als Akteur ernst nehmen und hieraus Konsequenzen für die ethische Analyse zu gewinnen versuchen. So wird etwa argumentiert, dass zeitgenössische KI-Systeme in Kollaborationsbeziehungen zusammen mit menschlichen Akteurinnen und Akteuren agieren (vgl. [7]). In einem solchen Kollaborationsverhältnis ist allein die Person ein moralisch verantwortlicher Akteur – analog etwa zu einer Kollaboration zwischen einem erwachsenen Menschen und einem Kind –, während auf diese Weise zugleich dem Umstand Rechnung getragen werden kann, dass die Person, in diesem Fall die behandelnde Ärztin oder der behandelnde Arzt, nicht die vollständige Kontrolle über die gemeinsame Handlung besitzt.

Die ausgeführten Überlegungen bilden selbstverständlich nur einen kleinen Teil der theoretischen und ethischen Debatte zur KI innerhalb der Philosophie ab. Wichtige Themenfelder wie jene der Gerechtigkeit und möglichen Verschärfung diskriminierender Strukturen und Praktiken, der ärztlichen Autonomie, der Frage, was genau Erklärbarkeit in Bezug auf KI eigentlich bedeutet oder inwiefern sich der Black-Box-Charakter von KI wesentlich vom Black-Box-Charakter menschlicher Akteurinnen und Akteure unterscheidet, wurden dabei ausgespart. Während die philosophische KI-Debatte in jüngerer Zeit enorm Fahrt aufgenommen hat und wenngleich die Literaturlage bereits jetzt unübersichtlich ist, ist zugleich klar, dass keine der besprochenen Debatten bisher abschließende Erträge produzieren konnte.

Literatur

1. Beauchamp, Tom/Childress, James: Principles of Biomedical Ethics (8. Auflage). Oxford University Press (2019).
2. Esteva, Andre et al.: Dermatologist-level classification of skin cancer with deep neural networks. In: Nature volume 542, pages115–118 (2017).
3. Floridi, Luciano/Sanders, John W.: On the morality of artificial agents. In: Minds and Machines Volume 14, pages 349–379, (2004).
4. Heinrichs, Bert/Heinrichs, Jan-Hendrik/Rüther, Markus: Künstliche Intelligenz. De Gruyter (2022).
5. Kawamleh, Suzanne: Against explainability requirements for ethical artificial intelligence in health care. In: AI and Ethics Volume 3, pages 901–916, (2023).
6. Matthias, Andreas: The responsibility gap: Ascribing responsibility for the actions of learning automata. In: Ethics and Information Technology 6, 175–183 (2004).
7. Nyholm, Sven: Attributing Agency to Automated Systems: Reflections on Human–Robot Collaborations and Responsibility-Loci. In: Science and Engineering Ethics Volume 24, pages 1201–1219, (2018).
8. O'Neill, Onora: Autonomy: The Emperor's new clothes. In: Aristotelian Society Supplementary Volume 77 (1):1–21 (2003).

9. Rathkopf, Charles/Heinrichs, Bert: Learning to live with strange error. Beyond trustworthiness in artificial intelligence ethics. In: Cambridge Quarterly of Healthcare Ethics , pp. 1–13 (2023).
10. Swanepoel, Danielle: The Possibility Of Deliberate Norm-Adherence in AI. In: Ethics and Information Technology Volume 23, pages 157–163, (2021).
11. Winter, Peter David/Carusi, Annamaria: (De)troubling transparency – artificial intelligence (AI) for clinical applications. In: Medical Humanities 49:17–26 (2023).

Politische und wirtschaftliche Rahmenbedingungen

Detlef Hans Franke

Die Bundesregierung hat 2018 begonnen, mit einer KI-Strategie einen politischen Rahmen für deren weitere Entwicklung zu setzen. Im Zentrum stehen die Wettbewerbsfähigkeit des KI-Standortes Deutschland und Europa, die verantwortungsvolle und gemeinwohlorientierte Entwicklung und Nutzung sowie die ethische, rechtliche, kulturelle und institutionelle Einbettung von KI in die Gesellschaft. Für die Umsetzung dieser KI-Strategie hat der Bund bis 2025 etwa 5°Mrd. EUR zur Verfügung gestellt [1].

> **„Für mich ist klar: KI ist eine Schlüsseltechnologie – vielleicht die zentrale des 21. Jahrhunderts. Sie bietet uns enorme Chancen, wenn wir sie klug entwickeln und einsetzen. Eine bloße Regulierung oder Verbote helfen uns dabei nicht weiter."**

Bettina Stark-Watzinger, ehem. Mitglied des Deutschen Bundestages und ehem. Bundesministerin für Bildung und Forschung [2]

In einem „Aktionsplan Künstliche Intelligenz" hat das Bundesministerium für Bildung und Forschung 2023 Eckpunkte für die erfolgreiche KI-Entwicklung in Deutschland und Europa zusammengefasst. Dabei steht die technologische Souveränität an zentraler Stelle. „Wir müssen selbst in der Lage sein, KI-Systeme nach unseren Vorstellungen zu entwickeln und einzusetzen. Unser Ziel ist dabei eine vertrauenswürdige KI 'Made in Europe' Das erfordert Kompetenzen in der Wissenschaft, der Wirtschaft und der Gesellschaft und die richtigen Infrastrukturen und Rahmenbedingungen", betonte die ehemalige Bundesbildungs- und Forschungsministerin Bettina Stark-Watzinger [2].

D. H. Franke (✉)
FuP Kommunikations-Management GmbH, Frankfurt am Main, Deutschland
E-Mail: detlef.franke@fup-kommunikation.de

© Der/die Autor(en), exklusiv lizenziert an Springer-Verlag GmbH, DE, ein Teil von Springer Nature 2025
T. B. Möller et al. (Hrsg.), *KI in der Radiologie,*
https://doi.org/10.1007/978-3-662-70340-3_25

Besonders wichtig waren der Ministerin der verknüpfte Einsatz von Daten, Rechnerkapazitäten, Fachkräften und Forschungsanstrengungen im europäischen Verbund sowie die Fokussierung auf Schwerpunkte mit konkretem wirtschaftlichem und gesellschaftlichem Nutzen. Hierzu gehörten nach ihrer Einschätzung Robotik, Gesundheit, Bildung und die Förderung von Start-ups.

Breites Anwendungsfeld im Bereich Gesundheit

Die Potenziale von KI gehen aus Sicht der Ministerin weit über wirtschaftliche Anwendungen und die Steigerung der Wettbewerbsfähigkeit hinaus. Gerade im Bereich Gesundheit eröffne sich über die bestehenden Einsatzbereiche in Diagnose und Therapie hinaus ein breites Anwendungsfeld für KI. Sie könne dazu beitragen, die Patientenversorgung besser und kosteneffizienter zu gestalten und das medizinische Fachpersonal zu entlasten. Auch für die Gesundheitsforschung böten sich herausragende Potenziale.

KI sei ein Innovationstreiber im Bereich Gesundheit und bringe Fortschritte in der Medizin, von denen jeder profitieren könne. Daher fördere das Ministerium die KI-Potenziale in den Bereichen Gesundheit und Pflege, Gewinnung und Förderung von wissenschaftlichem KI-Nachwuchs und KI-Talenten sowie Ausbau und Stärkung von Dateninfrastrukturen. Einzelne europäische Staaten seien im Vergleich zu großen Wirtschafts- und Innovationsräumen wie den USA oder China in einem strategischen Nachteil. Aus diesem Grund sei der gezielte Schulterschluss auf europäischer Ebene und mit weiteren internationalen (Werte-)Partnern ein wichtiger Aspekt.

Risiken identifizieren und begrenzen

Um die KI-Revolution zum Wohle der Gesellschaft zu gestalten, seien die Risiken von KI zu identifizieren und zu begrenzen. Andererseits werde eine Überregulierung von KI – in Form von Bürokratie, Verboten oder Anforderungen, die aus technischen Gründen oder aufgrund des organisatorischen Aufwands kaum zu erfüllen sind – weithin als ein großes Hindernis für die Nutzung von KI gesehen. Die Herausforderung bestehe somit darin, „die Risiken zu minimieren und zugleich das Werkzeug KI nicht so einzuschränken, dass das Potenzial nicht genutzt werden kann und wir hinter ‚sorglosere‘ Länder zurückfallen" [2].

„Digitalisierung und KI werden im Verbund die Medizin komplett verändern".

Karl Lauterbach, ehem. Bundesminister für Gesundheit [3]

Auch im Bundesgesundheitsministerium von Karl Lauterbach spielte Künstliche Intelligenz eine bedeutende Rolle [3]. Der Minister erwarte revolutionäre Veränderungen. „Digitalisierung und KI werden im Verbund die Medizin komplett verändern", so Lauterbach. KI werde dazu beitragen, dass Krankheiten, etwa Demenzen und Krebserkrankungen, früher erkannt und gezielter behandelt werden können. Mithilfe von KI würden heute noch sehr teure Therapien dank punktgenauem Einsatz finanzierbar und bürokratische Strukturen vereinfacht, zum Beispiel bei der Dokumentation, ein gerade in der bildgebenden Diagnostik zeitfressendes Element. (siehe auch Kap. 1 und 2 in diesem Buch).

Digitalgesetz und Gesundheitsdatennutzungsgesetz *(GDNG),* so Lauterbach, seien die beiden Säulen für die elektronische Patientenakte und den digitalen Forschungsdatensatz. Diese Gesetze seien aber nur der Anfang. Letztlich gehe es darum, sämtliche Routinedaten pseudonymisiert zusammenzubringen, sodass sich „eine Umgebung ergibt, in der wir mit Verfahren der KI dann Studien machen und Muster erkennen können." Ein *Medizinforschungsgesetz* solle die Grundlage für akademische und industrielle Forschung schaffen.

Flankierend würden im *Versorgungsstärkungsgesetz* I die Quartalspauschalen abgeschafft und so Telemedizin begünstigt, letzteres auch durch die Level-1i-Krankenhäuser der anstehenden Krankenhausgesetzgebung: „Die Gesamtstrategie ist ‚KI in all Policies‘, um Deutschland zu einem Vorreiter in der Digitalmedizin und der Forschung zu machen, und da geht es nicht nur um die KI-Forschung. sondern auch um die biomedizinische Forschung", so der ehemalige Minister Lauterbach [4].

Einen verantwortungsbewussten Umgang mit KI forderten die Delegierten des 128. Deutschen Ärztetags im Mai 2024. Klaus Reinhardt, Präsident der Bundesärztekammer, sieht eine wachsende Bedeutung für den Einsatz Künstlicher Intelligenz in der Medizin, mahnt aber ethische Leitlinien dafür an. „Künstliche Intelligenz hat das Potenzial, die Patientenbehandlung zu revolutionieren", sagte der Ärztepräsident [5]. Sie könne auch die Effizienz im Gesundheitswesen steigern und medizinische Forschung vorantreiben.

„Die Anwendung moderner KI-Systeme darf die menschliche, individuelle, persönliche Zuwendung nicht ersetzen."

Klaus Reinhardt, Präsident der Bundesärztekammer [5]

KI ermögliche noch passgenauere Therapien auf der Basis von Gesundheitsdaten, sie könne Patientinnen und Patienten zu Hause unterstützen und Praxen bei Routineaufgaben wie Dokumentation, Abrechnung und Terminplanung entlasten, erläuterte Reinhardt. „Damit bleibt Ärztinnen und Ärzten mehr Zeit für den direkten Patientenkontakt." Die Analyse großer und komplexer Datenmengen könne auch die Erforschung neuer Wirkstoffe beschleunigen und helfen, potenzielle Arzneimittelkandidaten zu identifizieren.

Der Ärztepräsident betonte zugleich: „Die Nutzung von KI-Technologien erfordert eine sorgfältige Abwägung insbesondere von Datenschutz, Sicherheit und Verantwortlichkeit. Die automatisierten Systemen zu Grunde liegenden Entscheidungsalgorithmen müssen transparent und ethisch bewertet sein [siehe auch Kap. 25 in diesem Buch]. Die Anwendung moderner KI-Systeme darf die menschliche, individuelle, persönliche Zuwendung nicht ersetzen. Wir müssen klare Leitlinien für den verantwortungsvollen Einsatz dieser Technologien formulieren", mahnte Reinhardt [5]

Europarat verabschiedete Leitlinien

Solche Leitlinien verabschiedete Im Mai 2024 der Europarat mit der **KI-Konvention** über Künstliche Intelligenz und Menschenrechte, Demokratie und Rechtsstaatlichkeit [6]. Sie sollen sicherstellen, dass die Aktivitäten im Lebenszyklus von Systemen der Künstlichen Intelligenz mit den Menschenrechten, der Demokratie und der Rechtsstaatlichkeit uneingeschränkt vereinbar sind. Der Europarat ist unabhängig von der Europäischen Union und hat sich die Förderung der Demokratie sowie den Schutz der Menschenrechte und der Rechtsstaatlichkeit zum Ziel gesetzt.

Gemäß Art. 3 der KI-Konvention erstreckt sich deren Anwendungsbereich auf Tätigkeiten innerhalb des Lebenszyklus von Systemen der Künstlichen Intelligenz, die das Potenzial haben, die Menschenrechte, die Demokratie und die Rechtsstaatlichkeit zu beeinträchtigen. Damit sollen sowohl Aktivitäten von öffentlichen Behörden als auch von privaten Akteuren geregelt werden.

Vom Anwendungsbereich der KI-Konvention sind Tätigkeiten ausgenommen, die mit dem Schutz der nationalen Sicherheitsinteressen einer Vertragspartei zusammenhängen. Eine weitere Ausnahme gilt für Forschungs- und Entwicklungstätigkeiten im Zusammenhang mit Systemen der Künstlichen Intelligenz, für die das Übereinkommen auch nicht gilt. Wegen der Unterschiede zwischen den Rechtssystemen der Vertragsparteien können die Mitgliedstaaten selbst entscheiden, ob sie die Normen der Konvention auf den Privatsektor direkt anwenden oder eigene Maßnahmen ergreifen.

Wegen dieser zwei Ausnahmen lehnten zahlreiche Organisationen und Einzelpersonen der Zivilgesellschaft die Konvention ab. Die KI-Konvention werde dadurch geschwächt. Auch der Europäische Datenschutzbeauftragte kritisierte, dass die Bestimmungen des KI-Übereinkommens sehr allgemein und überwiegend deklaratorisch seien [6].

Erhebliche finanzielle Vorteile

Die finanziellen Vorteile der digitalen Transformation im Gesundheitswesen gelten als erheblich. Das Beratungsunternehmen McKinsey hebt in einer Studie hervor, dass rund 250 Mrd. US$ an Kosten im US-Gesundheitswesen auf die effizientere, kostengünstigere Telemedizin verlagert werden. Die „Healthcare Information Management and Systems Society" (HIMSS) betont darin die Notwendigkeit von Investitionen in Höhe von über 36 Mrd. US-Dollar in die öffentliche Gesundheitsinfrastruktur in den nächsten 10 Jahren [7]. Die Unternehmensberatung Deloitte und MedTech Europe kamen 2020 in einer Studie zu dem Ergebnis, dass mit KI-Anwendungen im Bereich Robotics europaweit jährlich bis zu 20,4 Mrd. Euro eingespart werden. Im medizinischen Sektor ergebe sich eine Zeitersparnis von rund 1 Mrd. Arbeitsstunden. Außerdem könnten rund 400.000 Menschenleben gerettet werden, darunter rund 300.000 durch Wearables wie Smartwatches, Biosensoren und Continuous-Glucose-Monitoring-Systeme[7].

Die Märkte für Technologien, welche Behandlungsergebnisse und Kosten für Therapie und Pflege überproportional verbessern können, sind derzeit oft noch klein, werden aber voraussichtlich exponentiell wachsen. Sie erfordern häufig auch Investitionen zusätzlich zu den derzeitigen Budgets für die Erneuerung und Aufrüstung des Geräteparks. Analysten gehen davon aus, dass der Markt für künstliche Intelligenz in der Diagnostik von rund 800 Mio. US-Dollar im Jahr 2022 (etwas mehr als 2 % des Gesamtmarkts für diagnostische Bildgebung) bis 2030 um 30 % steigen kann. Damit würde sein Wert zu diesem Zeitpunkt mehr als ein Viertel des Markts für diagnostische Bildgebung betragen [7].

Patienten und Ärzte seien digitalisierten Gesundheitsdiensten gegenüber zunehmend aufgeschlossen. Eine Umfrage der Unternehmensberatung Accenture in den USA stellte fest, dass mehr als die Hälfte (54 %) der befragten Patienten glauben, dass virtuelle Leistungen die medizinischen Kosten für Patienten senken. 43 % gaben an, dass sie die zeitnahe Versorgung durch virtuelle Technologien schätzen.

Die klinische Einführung von KI durch Radiologen stieg zwischen 2015 und 2020 von 0 auf 30 %, so eine Studie des American College of Radiology. In Europa ergab eine Studie der European Society of Radiologists, dass von der Stichprobe der Radiologen, die KI-basierte Algorithmen für diagnostische Zwecke verwendeten, 75,7 % die Ergebnisse der Algorithmen im Allgemeinen für zuverlässig hielten.

Die vorherrschende Meinung der Analysten zur Marktentwicklung geht davon aus, dass der Markt für diagnostische Bildgebung von über 35 Mrd. US-Dollar im Jahr 2022 auf fast 50 Mio. US-Dollar im Jahr 2030 anwachsen wird, mit einer durchschnittlichen jährlichen Wachstumsrate (CAGR) von 5,8 %.

Das Potenzial für Künstliche Intelligenz in einer digitalisierten Welt der medizinischen Bildgebung ist so groß, dass die US-amerikanische Food and Drug Administration (FDA) den „Artificial Intelligence/Machine Learning (AI/ML)-Based Software as a Medical Device (SaMD) Action Plan" herausgegeben hat, um diese Entwicklung zu begleiten [7].

Besondere Bedeutung von Start-ups
Eine besondere Rolle bei der Entwicklung von KI-gestützten Medizinprodukten spielen junge, zum Teil aus Forschungseinrichtungen ausgegründete Start-ups. In Deutschland stieg ihre Zahl zwischen 2022 und 2023 um 67 % auf 508 Unternehmen. Etwa die Hälfte erhielt Startkapital auch aus öffentlichen Töpfen. Deutsche KI-Start-ups mit industriellem Fokus waren 2023 vorrangig in den Schlüsselsektoren Gesundheits- und Sozialwesen, verarbeitendes Gewerbe sowie Transport, Mobilität und Lagerung tätig [9].

> **„Pro Kopf wird in den USA zwölfmal so viel Kapital in GenAI-Start-ups investiert wie in Deutschland. Wir müssen dringend mehr Kapital mobilisieren".**
>
> **Nicole Büttner, stellvertretende Vorsitzende des Bundesverbandes Deutsche Startups e. V.** [9]

Ungeachtet des explosiven Start-up-Wachstums hinke Deutschland im internationalen Vergleich hinterher, betonte der Bundesverband Deutsche Startups e. V. in einer Umfrage. „Pro Kopf wird in den USA zwölfmal so viel Kapital in

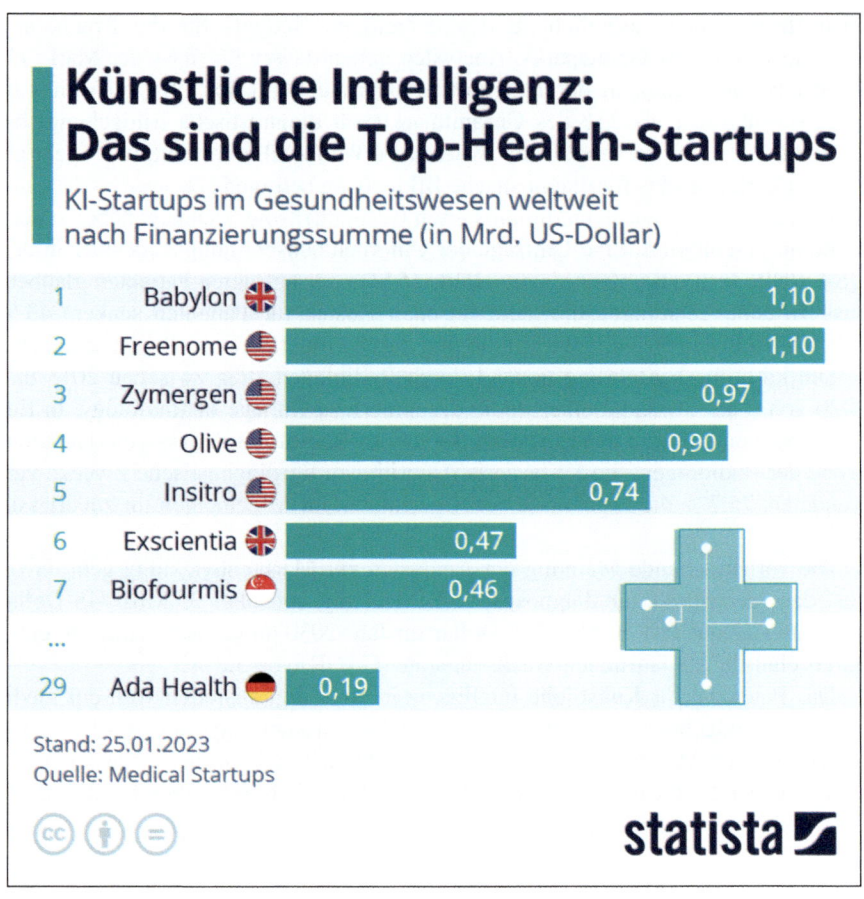

Abb. 1 KI-Start-ups [7]

GenAI-Start-ups investiert wie in Deutschland." Daher sähen zwei Drittel der Befragten Gründer die Vereinigten Staaten langfristig als Sieger im Rennen um die
Führungsrolle bei dieser Technologie. „Wir müssen dringend mehr Kapital mobi-
lisieren", forderte Nicole Büttner, stellvertretende Vorsitzende des Bundesverban-
des Deutsche Startups. Der Wachstumsfonds der Bundesregierung sei ein positiver
Schritt.

Die Infografik in Abb. 1 zeigt nicht nur die Top-Health-Start-ups 2023 nach Fi-
nanzierungssumme, sondern auch, dass Deutschland in diesem Bereich weit abge-
schlagen zu sein scheint.

Literatur

1. 2023 Deutscher Bundestag D 9-3000-002/23. Regulierung von künstlicher Intelligenz in Deutschland unter besonderer Berücksichtigung des Gesundheitswesens. https://www.bundestag.de/resource/blob/937082/7dd12737cdf4123fdf35d06cb56bcb24/WD-9-002-23-pdf.pdf. Zugegriffen: 06.10.2024
2. Bundesministerium für Bildung und Forschung. Aktionsplan Künstliche Intelligenz des Bundesministeriums für Bildung und Forschung 2023. https://www.eubuero.de/de/akutelles-efr-2023-11-20-3499.html. Zugegriffen: 06.10.2024
3. Ärzteblatt.de. „Digitalisierung und KI werden im Verbund die Medizin komplett verändern". https://www.aerzteblatt.de/nachrichten/150496/Lauterbach-Digitale-Medizin-und-KI-veraendern-Versorgung-grundlegend. Zugegriffen: 06.10.2024
4. E-HEALTH-COM. Die Strategie ist: KI in all Policies. https://e-health-com.de/details-news/die-strategie-ist-ki-in-all-policies/. Zugegriffen: 06.10.2024
5. Forschung und Lehre. Ärztepräsident will mehr KI in der Medizin. https://www.forschung-und-lehre.de/management/aerztepraesident-sieht-mehr-ki-in-der-medizin-5977. Zugegriffen: 06.10.2024.
6. Dr. Datenschutz. KI-Konvention vom Europarat verabschiedet. https://www.dr-datenschutz.de/ki-konvention-vom-europarat-verabschiedet/. Zugegriffen: 06.10.2024
7. Künstliche Intelligenz: Das sind die Top-Health-Startups, Matthias Janson, 27.01.2023
8. https://de.statista.com/infografik/26679/ki-startups-im-gesundheitswesen-weltweit-nach-finanzierungssumme/Zugegriffen: 06.10.2024
9. Deloitte: The socio-economic impact of AI in healthcare 2020. https://www.medtecheurope.org/wp-content/uploads/2020/10/mte-ai_impact-in-healthcare_oct2020_report.pdf. Zugegriffen: 06.10.2024
10. appliedAI Institute for Europe. German AI Startup Landscape 2023. https://www.appliedai-institute.de/hub/2023-ai-german-startup-landscape. Zugegriffen: 06.10.2024
11. Manager Magazin. KI-Start-ups boomen in Deutschland. https://www.manager-magazin.de/unternehmen/tech/ki-start-ups-boomen-in-deutschland-a-b5a8b203-31ab-4418-87da-4b5b-25d1b8cb. Zugegriffen: 06.10.2024

Rechtliche Aspekte der KI-Anwendung

Bernd Halbe

Der Begriff der Künstlichen Intelligenz (KI) ist zurzeit in aller Munde. So auch in der Medizin. Er wirft dort unter anderem wirtschaftliche und rechtliche Fragen auf.

Die Gesundheitsausgaben in Deutschland belaufen sich auf über 470 Mrd. Euro pro Jahr.[1] Damit ist der Gesundheits- und Medizinsektor für (aufstrebende) Unternehmen ein äußerst interessantes Feld, um Innovationen voranzutreiben. Gerade im Bereich der Radiologie, der seit jeher als einer der hochtechnologischen Bereiche der Medizin gilt, werden Anwendungsbereiche für den Einsatz von KI getestet und kreativ gedacht.

Wie bei dem Einsatz jeder neuen Technologie birgt auch der Einsatz von KI-Systemen Risiken, die durchdacht und auch unter juristischen Aspekten besprochen werden sollten.

Was ist bereits möglich?
KI-Systeme berühren insbesondere den Bereich der Radiologie. Ein Verständnis des vielfältigen Einsatzes von KI ist nötig, um die verschiedenen Lösungsansätze kritisch diskutieren zu können. KI wird beispielsweise eingesetzt, um Datensätze aus radiologischen Untersuchungen zu verbessern: Zu nennen sind KI-Algorithmen zur Rausch- und Artefaktreduzierung. Dies führt bereits heute dazu, dass Untersuchungen mit reduzierter Strahlungslast für Patienten durchgeführt werden können. Ebenso ist es möglich, die Größe der Datensätze mithilfe von KI zu

---

[1]Angaben des statistischen Bundesamtes (destatis): https://www.destatis.de/DE/Themen/Gesellschaft-Umwelt/Gesundheit/Gesundheitsausgaben/_inhalt.html.

B. Halbe (✉)
Rechtsanwälte Partnerschaft mbB, Köln, Deutschland
E-Mail: halbe@medizin-recht.com

T. B. Möller et al. (Hrsg.), *KI in der Radiologie*,
https://doi.org/10.1007/978-3-662-70340-3_26

verringern. Dadurch können unter anderem schnellere Übertragungsmöglichkeiten im Rahmen der Teleradiologie erzielt werden. Als prominentestes Beispiel kommen KI-Systeme in der Diagnostik zum Einsatz. Mittels KI können Datensätze analysiert werden. Somit kann KI auch zur Befunderhebung eingesetzt werden. Beispielsweise können durch KI-Algorithmen Herdbefunde detektiert und quantifiziert werden.[2]

Bei all diesen bereits heute im Einsatz befindlichen Anwendungsmöglichkeiten von KI-Systemen gilt es zu bedenken, dass diese Anwendungsmöglichkeiten nur dem aktuellen Stand der Technik entsprechen. Bei dem rasanten Fortschritt in der Technologie wird es freilich nicht bei diesen Einsatzgebieten bleiben. Die Anwendung von KI wird in bislang nur zu erahnende Gebiete vorstoßen. Dies führt dazu, dass mitunter das Schreckensbild gezeichnet wird, dass in Zukunft keine Radiologen mehr benötigt werden. Einem solchen Bild sind jedoch erhebliche Zweifel entgegenzusetzen, ist der Radiologe doch deutlich mehr als eine bloße „Befundungsmaschine". Der Einsatz von KI sollte vielmehr als Chance verstanden werden. Beispielsweise kann KI als „zweites Augenpaar" über die zunehmende Anzahl an Datensätzen blicken und den Radiologen so unterstützen bzw. dessen Arbeitslast verringern.

Je mehr KI-Systeme, auch außerhalb der Medizin, zum Einsatz kommen, desto dringender stellt sich die Frage: Wie ist damit umzugehen, wenn ein KI-System eine Fehlentscheidung trifft? Wie kann das Recht auf die vielfältigen Probleme, die der Einsatz von KI mit sich bringt, reagieren? Dabei soll zunächst ein Blick auf das bestehende Recht geworfen werden und sodann überlegt werden, ob es sinnvoll ist, neue Regelungen zu schaffen.

Bei jedem Arzt-Patienten-Kontakt können Komplikationen auftreten, die zu Schadensfällen führen. Dieses Risiko besteht auch bei dem Einsatz von KI-Systemen, sodass insbesondere auch haftungsrechtliche Fragen beleuchtet werden sollen.

Die Haftung de lege lata

In einem Schadensfall gilt zunächst, dass sich der Patient an den Behandler wenden muss, wenn er einen Anspruch auf Schadensersatz geltend machen möchte. Behandler ist, je nach Gestaltung des Behandlungsvertrags, entweder der behandelnde Arzt selbst oder das Krankenhaus bzw. unter Umständen sowohl das Krankenhaus als auch der Arzt.

Innerhalb dieser Vertragsbeziehung haftet der Behandler, wenn er eine Pflicht aus dem Behandlungsvertrag verletzt, gemäß §§ 630 a, 280 Abs. 1 BGB. Das Pflichtenprogramm des Behandlers wurde im Laufe der Jahre durch die Rechtsprechung vielfach konkretisiert, wodurch er mittlerweile eine Vielzahl von Pflichten zu erfüllen hat. Oftmals steht dabei der Begriff des „medizinischen Standards" im Mittelpunkt. Der medizinische Standard wird durch den jeweiligen Stand der

---

[2] Zu den vielfältigen Einsätzen von KI innerhalb radiologischer Untersuchungen: *Pashazadeh, Hoeschen* in Die Radiologie, Ausgabe 07/2023.

Wissenschaft und der medizinischen Erkenntnisse beschrieben.[3] Wenn der Behandler hinter diesem Standard zurückbleibt, verletzt er seine vertragliche Pflicht und muss, bei entsprechendem Eintritt eines Schadens, Ersatz für den entstandenen Schaden leisten. Grundsätzlich gilt hierbei, wie überall im Prozessrecht, dass jede Partei die Tatsachen darzulegen hat, die sie begünstigen. Der Patient hat somit zu beweisen, dass ein Behandlungsfehler vorliegt und dieser auch kausal für den eingetretenen Schaden ist.

Aufgrund der Unwägbarkeiten des menschlichen Organismus und der – für den Patienten – schwer nachvollziehbaren Behandlungsprozesse fällt es den Patienten bereits jetzt oftmals schwer, einen solchen Beweis zu führen. Oftmals kann der Patient nicht zur vollen Überzeugung des Gerichts darlegen, dass ein Schaden kausal aufgrund eines Behandlungsfehlers entstanden ist. Mit der Zeit haben sich daher durch die Rechtsprechung verschiedene Voraussetzungen entwickelt, bei deren Vorliegen eine Beweislastumkehr eintritt. So wird beispielsweise bei Vorliegen eines groben Behandlungsfehlers vermutet, dass dieser kausal für den Schaden des Patienten ist.[4] In einem solchen Fall muss der Behandler den Beweis erbringen, dass zwischen dem groben Behandlungsfehler und dem eingetretenen Schaden keine Kausalität besteht. Dieses durch jahrelange Rechtsprechung und Erfahrung ausgebildete System der Risikoverteilung bei in Rede stehenden Behandlungsfehlern steht nun vor einer neuen Herausforderung – den KI-Systemen.

Je nach Programmierung ist es sowohl für Behandler als auch für Patienten kaum noch nachvollziehbar, in welchem Teil des Systems eine fehlerhafte Entscheidung getroffen wurde. Das Führen eines Nachweises wird dadurch erheblich erschwert. Insbesondere bei KI-Systemen, die untereinander vernetzt sind und voneinander lernen, kann nicht mehr transparent nachvollzogen werden, warum das System eine bestimmte Entscheidung getroffen hat oder wo es diesen Output erlernt hat. Dieses Problem wird als Black-Box-Problem bezeichnet.[5] Für den Patienten dürfte es in der Regel äußerst schwierig sein, nachzuweisen, an welchem Punkt innerhalb der Verkettung eine fehlerhafte Entscheidung getroffen wurde. Somit liegt das Risiko des Einsatzes von KI-Systemen vollständig bei den Patienten. Solange kein grober Behandlungsfehler vorliegt, wird die Beweislast des Patienten auch nicht erleichtert.

In Bezug auf die Einhaltung des zuvor genannten medizinischen Standards stellt es kein Problem dar, dass der Einsatz von KI-Systemen im medizinischen Bereich noch Neuland ist. Neulandmethoden können zwar nicht dem medizinischen Standard zugeschrieben werden, daher ist der Behandler nicht verpflichtet, sie einzusetzen.[6] Der Arzt kann jedoch aufgrund seiner Therapiefreiheit auf diese

---

[3] Zum medizinischen Standard: *Katzenmeier,* in: Laufs/Katzenmeier/Lipp, Arztrecht, 8. Aufl. 2021, Kap. X, Rn. 7–9.

[4] Zu den einzelnen Beweiserleichterungen im Vertrags- und Deliktsrecht *Katzenmeier,* in: Laufs/Katzenmeier/Lipp, Arztrecht, 8. Aufl. 2021, Kap. XI, Rn. 54–146.

[5] *Zech/Hünefeld,* MedR 2023, 1, 4.

[6] *Wagner,* in: MüKo, § 630 a, Rn. 158; BGHZ 168, 103 Rn. 6 = NJW 2006, 2477.

zurückgreifen. Wenn sich der Behandler für den Einsatz neuartiger KI-Systeme entscheidet, muss der Patient jedoch gesondert darüber aufgeklärt werden. Kommt der Behandler seiner Aufklärungspflicht nicht nach, entspricht dies einem Behandlungsfehler gemäß § 630e BGB.

Bei dem Einsatz von Neulandmethoden gelten strengere Anforderungen an die Aufklärungspflicht. Insbesondere muss über die spezifischen Risiken der Neulandmethode besonders ausführlich aufgeklärt und explizit darauf hingewiesen werden, dass es sich um eine neue Methode handelt. Diese erhöhten Anforderungen an die Aufklärung bei Neulandmethoden hat der Bundesgerichtshof 2006 explizit aufgestellt.[7] Beim Einsatz von KI-Systemen bedeutet dies, dass auch über die potenzielle Unnachweisbarkeit in einer möglichen Fehlerverkettung aufgeklärt werden muss. Diese Anforderungen sollen insbesondere das Selbstbestimmungsrecht des Patienten sichern. Durch eine solche Aufklärung kann der Patient informiert entscheiden, ob er dieses Risiko eingehen und tragen möchte oder nicht.[8] Dies führt aktuell dazu, dass der Patient sich bewusst dafür entscheidet, das Risiko einzugehen, in Beweisnöte zu geraten.

Allerdings ist anzunehmen, dass der Einsatz von KI-Systemen recht schnell nicht mehr als Neulandmethode betrachtet, sondern dem aktuellen Stand der medizinischen Wissenschaft und Erkenntnisse zugeordnet wird.[9] Dadurch wird der Einsatz von KI zum medizinischen Standard, sodass der Behandler auf die Systeme zurückgreifen muss, um keinen Behandlungsfehler zu begehen. Infolgedessen entfällt die Wahlfreiheit des Patienten teilweise. Für die Haftung in einem Schadensfall gilt dann Folgendes.

Der Patient hat sich zunächst entlang der Vertragsbeziehung an den Behandler zu wenden. Gelingt ihm der Nachweis, dass der Behandler den Schaden hätte verhindern können, weil er Einfluss auf das KI-System hätte nehmen können, weicht der Behandler von dem medizinischen Standard ab und gerät somit in die Haftung.

Gelingt dem Patienten dieser Nachweis nicht, kann er sich an den Anbieter des KI-Systems wenden. Dann hat der Patient nachzuweisen, dass der Schaden schuldhaft und kausal auf das KI-System zurückzuführen ist und der Anbieter dies hätte verhindern müssen.

Es wird dem Patienten regelmäßig äußerst schwerfallen, den Nachweis für diese Ketten zu erbringen. Daher kann davon gesprochen werden, dass er aktuell das Risiko eines Schadenseintritts trägt.[10]

Die Haftung de lege ferenda

Als Resümee der aktuellen Rechtsprechung könnte von einer Lücke im Haftungssystem gesprochen werden, wenn KI-Systeme in der Medizin zum Einsatz

---

[7] BGHZ 168, 103, a. a. O.

[8] Vgl. *Katzenmeier,* MedR 2021, 859, 861.

[9] So auch: *Zech/Hünefeld,* MedR 2023,1, 4; *Helle, MedR 2020, 993,* 998; *Katzenmeier,* MedR 2021, 859, 863.

[10] So auch *Zech/Hünefeld*, MedR 2023, 1, 3.

kommen. Allerdings ließe sich auch argumentieren, dass eine solche Lücke eventuell keiner Schließung bedarf. Sofern keine neuen Gesetze geschaffen werden, tragen zwar die Patienten weiterhin das Risiko für den Einsatz von KI-Systemen in der Medizin. Es ist jedoch auch zu bedenken, dass die Patienten am meisten von dem Einsatz der KI-Systeme profitieren werden. Wie an den zu Beginn genannten Beispielen gezeigt wurde, kann der Einsatz von KI in der Radiologie beispielsweise die Strahlenbelastung reduzieren und sowohl Untersuchungs- als auch Befundungszeiten erheblich verkürzen.

Wenn der Patient der hauptsächliche Profiteur des Einsatzes von KI ist, kann es durchaus angemessen erscheinen, dass dieser auch den Großteil des Risikos zu tragen hat.

Unsere Gesellschaft neigt grundsätzlich immer mehr dazu, jedes Risiko abzusichern und auslagern zu wollen. Es kann allerdings durchaus in Betracht gezogen werden, manche Schadenseintritte als schicksalshaft anzusehen und nicht in jedem Bereich eine Absicherung zu finden. In konkreten Einzelfällen wäre eine solche rechtliche Ausgestaltung für den Schadensbehafteten sicherlich tragisch und schwer zu verstehen, jedoch stellt dies keine komplett abwegige Risikoverteilung dar.[11]

Indes scheint es gesellschaftlich und politisch nicht dem aktuellen Interesse zu entsprechen es bei der Risikoverteilung de lege lata zu belassen. In Literatur und Politik wurde vielfach über mögliche Lösungen diskutiert, um das Risiko von den Patienten weg und hin zu anderen Akteuren zu verteilen. Eine Darstellung der angedachten Optionen ist mit einem Blick auf die von den Mitgliedsstaaten der EU im Februar 2024 einstimmig gebilligte „Verordnung zur Festlegung harmonisierter Vorschriften für Künstliche Intelligenz (KI-Verordnung)" (KI-VO) obsolet.[12] Die Billigung der KI-VO bedeutet, dass ihr Inhalt in nationales Recht übertragen werden muss und damit der Weg für die deutschen Gesetze vorgezeichnet ist.

Die KI-VO enthält mehrere interessante Ansätze, die beachtenswert sind. Zunächst die grundsätzliche Entscheidung, dass die Verordnung für sämtliche KI-Systeme gilt. Das bedeutet, dass die KI-VO nicht speziell auf den Einsatz von KI in der Medizin zugeschnitten ist, sondern generell für alle Bereiche gilt, in denen KI eingesetzt wird. Dieser sogenannte horizontale Ansatz berücksichtigt den Einsatz von KI in seiner Gesamtheit.

Die nächste grundlegende Entscheidung innerhalb der KI-VO betrifft die Einteilung von KI-Systemen in drei verschiedene Risikogruppen: KI-Systeme mit inakzeptablem Risiko, Hochrisiko-KI-Systeme und solche mit geringem Risiko. Als KI-Systeme mit inakzeptablem Risiko sind insbesondere Systeme genannt, die Social Scoring ermöglichen, also das Auslesen menschlichen Verhaltens. Diese

---

[11] Zu diesem Aspekt auch *Katzenmeier* MedR 2021, 859, 863.

[12] Die „Verordnung des Europäischen Parlaments und des Rates zur Festlegung harmonisierter Vorschriften für Künstliche Intelligenz (Gesetz über Künstliche Intelligenz) und zur Änderung bestimmter Rechtsakte der Union" (KI-VO) ist abrufbar unter: https://eur-lex.europa.eu/legal-content/DE/TXT/?uri=CELEX%3A52021PC0206.

sollen in der EU vollständig verboten werden. KI-Systeme, die im medizinischen Bereich eingesetzt werden sollen, werden größtenteils dem Hochrisikobereich zugeordnet. Wenn ein KI-System dem Hochrisikobereich zugeordnet ist, bedeutet dies, dass strenge technische und organisatorische Anforderungen auf die Anbieter der Systeme zukommen. Es ist vorgesehen, dass die Systeme stetig ihre eigenen Risiken bewerten und verringern müssen. Sie müssen Nutzungsprotokolle anfertigen und dabei transparent sein.

All dies soll sicherstellen, dass die Entscheidungsfindung der KI-Systeme von Menschen überwacht werden kann. Zudem wird der Bevölkerung künftig das Recht eingeräumt, Beschwerden über KI-Systeme einzureichen und Erläuterungen zu Entscheidungen zu erhalten, die auf der Grundlage von Hochrisiko-KI-Systemen getroffen wurden. Gemäß der KI-VO werden besonders strenge Regeln und Qualitätsanforderungen für die Datensätze gelten, die als Trainingsgrundlage für Hochrisiko-KI-Systeme dienen. Darüber hinaus werden hohe Sicherheitsstandards festgelegt, um Cyberkriminalität entgegenzuwirken. Es wurde des Weiteren die Notwendigkeit erkannt, dass KI-Systeme überwachbar bleiben müssen. Dadurch soll gewährleistet werden, dass der Mensch aufgrund der Anforderungen an die Systeme stets in der Lage ist, den Output der Systeme nachzuvollziehen. Wenn ein Anbieter diesen Anforderungen nicht gerecht wird, drohen empfindliche Geldbußen.

Diese strengen Anforderungen ermöglichen es auch im Falle eines Schadenseintritts nachzuvollziehen, an welcher Stelle das KI-System eine falsche Entscheidung getroffen hat und aus welchem Grund. Somit wird dem Problem einer Nicht-Nachvollziehbarkeit von KI-Entscheidungen durch die Anforderungen an die Systeme entgegengewirkt.

Bezüglich der Haftungsfrage im Schadensfall steht in den Anlagen zu der KI-VO:

„[Es] werden Kohärenz und Komplementarität mit anderen laufenden oder geplanten Initiativen […] gewährleistet. Hierunter fallen […] Produktvorschriften sowie Initiativen, die sich mit Haftungsfragen im Zusammenhang mit den neuen Technologien, auch KI-Systemen, befassen.".[13] Des Weiteren heißt es: „Es ist angemessen, dass [der Anbieter] die Verantwortung für das Inverkehrbringen […] übernimmt […].".[14] Es ist davon auszugehen, dass im Ergebnis eine Anbieterhaftung geschaffen werden soll. Im Falle eines Schadenseintritts soll sich der Geschädigte bzw. der Patient an den Anbieter des KI-Systems wenden können, sofern der Fehler keinem anderen Akteur zugeordnet werden kann.

Die KI-VO wird im Ergebnis dazu führen, dass es einheitliche Regelungen innerhalb der EU für alle KI-Systeme geben wird. Diese Regelungen werden zunächst strenge Anforderungen für das Inverkehrbringen solcher Systeme in dem EU-Raum bedeuten und sodann auch Haftungsfragen regeln.

---

[13] KI-VO S. 6, Absatz 1. 1.3.
[14] KI-VO S. 36, Erwägungsgrund (53).

Es ist zu erwarten, dass das Risiko von den Patienten und Anwendern der KI-Systeme auf die Anbieter der Systeme verlagert wird. Diese werden sodann aller Voraussicht nach Versicherungen für den Fall von Schadenseintritten abschließen müssen. Es bleibt abzuwarten, inwieweit dies Innovationen hemmen und verteuern wird.

Die ersten Weichen für den Übergang zur Anbieterhaftung sind bereits gestellt. Für die Medizin und Radiologie bedeutet dies, dass es in absehbarer Zeit darauf hinauslaufen wird, dass sich Patienten zunächst weiterhin innerhalb der Vertragsbeziehung an den Behandler wenden müssen. Kann ein kausaler Schaden durch den Behandler nicht nachgewiesen werden, wird der Patient sich an den Anbieter der KI-Systeme wenden können. Insofern sind sowohl Patient als auch der Behandler gegenüber den Unwägbarkeiten der KI-Systeme abgesichert.

Literatur

1. Henssler, Martin [Redakteur]/Krüger, Wolfgang [Redakteur], Münchener Kommentar zum Bürgerlichen Gesetzbuch Band 5 (9. Auflage, 2023).
2. Katzenmeier, Christian/Lipp, Volker/Laufs, Adolf, Arztrecht (8. Auflage, 2021).
3. *Katzenmeier, Christian*: KI in der Medizin – Haftungsfragen, in: MedRe 2021, 859–867.
4. *Helle, Katrin*: Intelligente Medizinprodukte: Ist der geltende Rechtsrahmen noch aktuell?, in: MedRe 2020, 993–1000.
5. *Zech/Hünefeld*: Einsatz von KI in der Medizin: Haftung und Versicherung, in: MedR 2023, 1–8.

Regulatorische Voraussetzungen und Abrechnungsmöglichkeiten von KI-Anwendungen in der Radiologie

Michael Ho

Einleitung

Dass sich auf KI beruhende Softwareapplikationen zum Zwecke der radiologischen Diagnostik (kurz KI-RAD-Apps) langfristig durchsetzen werden, steht außer Frage. Kurz- bis mittelfristig ergeben sich dagegen Innovationshemmnisse aufgrund der regulatorischen Vorgaben, insbesondere im Hinblick auf die Abrechenbarkeit entsprechender Leistungen.

Wirtschaftlich betrachtet ergibt der Einsatz KI-basierter diagnostischer Unterstützungssysteme im radiologischen Alltagsbetrieb nur dann Sinn, wenn die Anschaffungskosten durch den praktischen Mehrwert (gesteigerte Effizienz durch Verminderung repetitiver Aufgaben, Reduzierung der zu untersuchenden Datenmengen etc.[1]) aufgewogen werden. Eine der zentralen Herausforderungen der nächsten Jahre besteht deshalb in der Einführung KI-spezifischer transparenter Gebührenordnungspositionen/Abrechnungsziffern in den bestehenden Abrechnungssystemen, damit KI-RAD-Apps breite Akzeptanz erfahren und von Radiologen umfassend bei der Befundung zum Wohle des Patienten eingesetzt werden können.

Mit Fokus auf die MRT-Bildgebung beleuchtet dieser Beitrag überblicksartig die gegenwärtigen regulatorischen Voraussetzungen/Limitierungen und Abrechnungsmöglichkeiten, um darüber zukünftige Lösungsansätze aufzuzeigen.

---

[1] Siehe hierzu Srivastav S, Chandrakar R, Gupta S, Babhulkar V, Agrawal S, Jaiswal A, Prasad R, Wanjari MB: ChatGPT in Radiology. The Advantages and Limitations of Artificial Intelligence for Medical Imaging Diagnosis. Cureus. 2023 Jul 6;15(7):e41435. https://doi.org/10.7759/cureus.41435. PMID: 37546142; PMCID: PMC10404120.

M. Ho (✉)
Aristra GmbH, Berlin, Deutschland
E-Mail: michael.ho@aristra.com

Abrechnung von KI-RAD-Apps nach dem Einheitlichen Bewertungsmaßstab

Die vertragsärztliche Versorgung wird in § 73 SGB V (Fünftes Sozialgesetzbuch) geregelt und umfasst nach § 73 Abs. 2 Satz 1 SGB V neben der ärztlichen Behandlung (§ 28 SGB V) auch die Verordnung von Arznei-, Verband-, Heil- und Hilfsmitteln (§ 31 SGB V) sowie die Verordnung von digitalen Gesundheitsanwendungen (§ 33a SGB V).

KI-RAD-Apps gelten leistungsrechtlich als Medizinprodukte im Sinne der Verordnung (EU) 2017/745, da ihre Funktion in der Diagnose, Vorhersage oder Prognose einer Krankheit besteht. Der Begriff „Medizinprodukt" wird im SGB V allerdings nicht unter den leistungsrechtlichen Kategorien (§ 27 Abs. 1 S. 2 Nr. 3 SGB V) aufgeführt, wodurch keine klare Regelung bezüglich der Erstattungsfähigkeit besteht. In Ermangelung einer passenden Erstattungskategorie müssen Medizinprodukte den unter § 27 Abs. 1 S. 2 Nr. 3 SGB V aufgelisteten verwandten Kategorien zugeordnet werden. Die Zuordnung erfolgt einzelfallbezogen.[2]

Gemäß § 28 Abs. 1 SGB V umfasst die ärztliche Behandlung „die Tätigkeit des Arztes, die zur Verhütung, Früherkennung und Behandlung von Krankheiten nach den Regeln der ärztlichen Kunst ausreichend und zweckmäßig ist". KI-RAD-Apps werten Aufnahmen, die mithilfe bildgebender Verfahren erstellt wurden, hinsichtlich pathologischer Auffälligkeiten aus, wodurch der behandelnde Arzt in die Lage versetzt wird, Läsionen schneller und zielgerichteter zu erkennen. Dadurch werden die Ergebnisse der KI-RAD-Apps integraler Bestandteil der ärztlichen Behandlung.

Eine grundsätzliche Abrechenbarkeit leitet sich daraus indes nicht ab, denn nur solche Leistungen können im Rahmen der vertragsärztlichen Versorgung abgerechnet werden, die im Einheitlichen Bewertungsmaßstab (EBM) als Gebührenordnungsposition (GOP) aufgeführt sind, und GOPs für KI-Leistungen existieren zum gegenwärtigen Zeitpunkt nicht.

Da die überwiegende Mehrheit der KI-RAD-Apps in der Neurobildgebung zum Einsatz kommt,[3] sollen die Abrechnungsmöglichkeiten beispielhaft an der GOP 34.410 (MRT-Untersuchung des Neurokraniums) überprüft werden. Obligater Leistungsinhalt ist die Darstellung des Neurokraniums, fakultativ sind lediglich Kontrastmitteleinbringungen möglich, die mittels gesonderter Positionen abgerechnet werden können. Die Präambel (34.1) weist darüber hinaus ausdrücklich darauf hin, dass die Beurteilung, obligatorische schriftliche Befunddokumentation, Befunde nach der GOP 01.600 sowie Briefe nach der GOP 01.601 an den

---

[2] Wigge, Gesundheitsrecht.blog Nr. 29, 2023, S. 2 f.

[3] Van Leeuwen KG, Schalekamp S, Rutten MJCM, van Ginneken B, de Rooij M: Artificial intelligence in radiology. 100 commercially available products and their scientific evidence. Eur Radiol. 2021 Jun;31(6):3797–3804. https://doi.org/10.1007/s00330-021-07892-z. Epub 2021 Apr 15. PMID: 33856519; PMCID: PMC8128724.

auftraggebenden Arzt in den GOPs des Kapitels bereits enthalten und nicht gesondert abrechnungsfähig sind.

Auch die Anwendung der radiologischen Konsiliarpauschalen GOP 24.210–24.212 erscheint wenig zielführend und bringt keinen wirtschaftlichen Mehrwert. Zwar ist sicherlich eine Abrechnung von KI-RAD-App-Leistungen im Rahmen der fakultativen Interpretation der Befunde möglich, was den behandelnden Radiologen indes nicht von den obligaten Leistungsinhalten wie dem persönlichen Arzt-Patienten-Kontakt sowie der Überprüfung der vorliegenden Indikation entbindet. KI-RAD-Apps können somit nicht als Bestandteil der ärztlichen Behandlung gemäß § 28 Abs. 1 SGB V gesehen bzw. abgerechnet werden.[4] Im Rahmen des § 28 Abs. 1 SGB V bleiben sie ein rein persönliches Hilfsmittel des Radiologen, dessen Anschaffungskosten nicht über GOPs amortisiert werden können.

Ein Einsatz als Digitale Gesundheitsanwendung (DiGA) nach § 33a SGB V scheidet ebenfalls aus, da dies der Zweckbestimmung entgegenlaufen würde. Die Anwendung eines als DiGA eingestuften Medizinprodukts hat vorrangig durch den Versicherten/Patienten selbst zu erfolgen,[5] was sich aus der Verordnungserfordernis des § 33 Abs. 1 S. 2 Nr. 2 SGB ergibt. Eine KI-RAD-App findet dagegen ausschließlich durch den behandelnden Arzt Anwendung.

Zusammenfassend lässt sich festhalten, dass KI-RAD-Apps Stand Juni 2024 nach den §§ 11 ff. SGB V nicht Bestandteil des Leistungskatalogs der GKV und folglich auch nicht im Rahmen der vertragsärztlichen Versorgung nach den §§ 72 ff. SGB V im ambulanten Sektor abrechenbar sind.[6]

Nichtsdestotrotz existieren alternative Abrechnungsmöglichkeiten, die nachfolgend diskutiert werden sollen.

Abrechnung von KI-RAD-Apps als Neue Untersuchungs- und Behandlungsmethode

Ein Medizinprodukt, das nicht im Leistungsumfang der GKV enthalten ist, kann unter bestimmten Bedingungen gemäß § 135 Abs. 1 SGB V im Rahmen einer Neuen Untersuchungs- und Behandlungsmethode (NUB) abgerechnet werden. Voraussetzung hierfür ist die Anerkennung durch den Gemeinsamen Bundesausschuss (G-BA), der seine Entscheidung auf Grundlage einer Methodenbewertung durch das Institut für Qualität und Wirtschaftlichkeit im Gesundheitswesen (IQWiG) trifft. Im Prüfverfahren beurteilt werden der therapeutischen Nutzen, die

---

[4] Ebd., S. 8.

[5] Harer, Johann; Baumgartner, Christian: Anforderungen an Medizinprodukte. Praxisleitfaden für Hersteller und Zulieferer, München 2021, S. 172.

[6] Wigge, Peter: Gesundheitsrecht.blog Nr. 29, 2023, S. 2.

medizinische Notwendigkeit sowie die Wirtschaftlichkeit der neuen Methode im Vergleich zu bereits bewilligten NUBs.[7]

Im ambulanten Sektor gilt ein Verbot mit Erlaubnisvorbehalt; die Methodenbewertung durch das IQWiG hat innerhalb von 2 Jahren zu erfolgen. Das heißt, im ambulanten Sektor ist eine NUB solange nicht Bestandteil der vertragsärztlichen Versorgung, bis sie abschließend vom G-BA anerkannt wurde, und darf folglich vorher auch nicht abgerechnet werden. Im stationären Sektor gilt dagegen nach § 137c Abs. 3 SGB V eine Erlaubnis mit Verbotsvorbehalt. Konkret heißt es in dem Absatz:

> „Untersuchungs- und Behandlungsmethoden, zu denen der Gemeinsame Bundesausschuss bisher keine Entscheidung nach Absatz 1 getroffen hat, dürfen im Rahmen einer Krankenhausbehandlung angewandt und von den Versicherten beansprucht werden, wenn sie das Potential einer erforderlichen Behandlungsalternative bieten und ihre Anwendung nach den Regeln der ärztlichen Kunst erfolgt, sie also insbesondere medizinisch indiziert und notwendig ist. Dies gilt sowohl für Methoden, für die noch kein Antrag nach Absatz 1 Satz 1 gestellt wurde, als auch für Methoden, deren Bewertung nach Absatz 1 noch nicht abgeschlossen ist."

Im stationären Sektor wäre demnach eine Abrechnung von KI-RAD-Apps grundsätzlich möglich, sofern sie die Anforderungen an eine NUB erfüllen. Für den ambulanten Sektor besteht die Möglichkeit einer Erprobung nach § 137e Abs. 7 SGB V. Die Erprobungsregelung sieht vor, dass Hersteller eines Medizinprodukts, auf dessen Einsatz die technische Anwendung einer neuen Untersuchungs- oder Behandlungsmethode maßgeblich beruht, und Unternehmen, die in sonstiger Weise als Anbieter einer neuen Methode ein wirtschaftliches Interesse an einer Erbringung zulasten der Krankenkassen haben, beim G-BA beantragen können, dass dieser eine Richtlinie zur Erprobung der neuen Methode nach § 137e Abs. 1 SGB V beschließt. Es stellt sich daher die grundlegende Frage: Handelt es sich bei KI-RAD-Apps um eine NUB im Sinne des § 135 Abs. 1 SGB V?

Das Bundessozialgericht definiert eine Untersuchungs- und Behandlungsmethode als „die auf einem theoretisch-wissenschaftlichen Konzept beruhende systematische Vorgehensweise bei der Untersuchung und Behandlung einer Krankheit".[8] Bei einer NUB stellt die Neuheit das wichtigste Bewertungskriterium dar. Nur wenn eine Untersuchungs- und Behandlungsmethode dem formellen Verständnis nach innovativ ist und noch keine systemrelevanten Kosten verursacht hat, also nicht Gegenstand der vertragsärztlichen Versorgung war, kann sie als neu betrachtet werden.[9]

---

[7] Zum Verfahren zur Integration neuer Untersuchungs- und Behandlungsmethoden in den Leistungsanspruch des GKV-Versicherten siehe Zimmermann, Christian: Der Gemeinsame Bundesausschuss. Normsetzung durch Richtlinien sowie Integration neuer Untersuchungs- und Behandlungsmethoden in den Leistungskatalog der GKV, Berlin und Heidelberg 2012, S. 209–257.

[8] BSGE 84, 247 (250).

[9] Becker/Kingreen/Schmidt-De Caluwe SGB V § 135 Rn. 7.

Auf KI beruhende Softwareapplikationen zum Zwecke der radiologischen Diagnostik dürften diese Definition erfüllen, da sie sich aufgrund des Deep-Learning-Aspekts grundlegend, im juristischen Sinne materiell, von bereits bestehenden diagnostischen Verfahren unterscheiden. Auch die Neuheit nach dem formellen Begriff ist gegeben, da KI-RAD-Apps noch nicht als abrechnungsfähige Leistung im EBM aufgeführt werden.[10]

Abrechnung von KI-RAD-Apps als befristetes, außerbudgetäres NUB-Entgelt im Krankenhaus

Eine weitere Möglichkeit, KI-RAD-Apps zumindest zeitweise im stationären Sektor einsetzen und abrechnen zu können, stellt das befristete, außerbudgetäre NUB-Entgelt dar. Krankenhäuser können einen Antrag an das Institut für das Entgeltsystem im Krankenhaus (InEK) stellen, um ein außerbudgetäres, auf 1 Jahr befristetes Entgelt für ein Medizinprodukt zu erhalten, das unter die NUB-Definition fällt, wenn dieses nicht durch eine DRG-Fallpauschale (DRG = Diagnosis Related Groups) abgebildet wird.

Abrechnung von KI-RAD-Apps nach der Gebührenordnung für Ärzte

Im ambulanten Sektor erfolgt die Abrechnung ärztlicher Behandlungsleistungen an Privatversicherten oder Selbstzahlern auf Grundlage der Gebührenordnung für Ärzte (GOÄ). Die GOÄ wird ebenfalls zur Abrechnung gegenüber gesetzlich versicherten Patienten herangezogen, sofern es sich um eine privatärztliche Leistung handelt. Um beim Beispiel der MRT des Neurokraniums zu bleiben, wird analog die GOÄ-Ziffer 5700 (Magnetresonanztomografie im Bereich des Kopfes – gegebenenfalls einschließlich des Halses –, in zwei Projektionen, davon mindestens eine Projektion unter Einschluss T2-gewichteter Aufnahmen) beispielhaft angewendet.

Wie in der Präambel des EBM wird auch in den Allgemeinen Bestimmungen der GOÄ festgehalten, dass die Befundmitteilung oder der einfache Befundbericht mit Angaben zu Befunden und zur Diagnose Bestandteil der Leistungen ist und nicht gesondert berechnungsfähig. Allerdings lässt die GOÄ bei der Abrechnung von Zuschlägen mehr Spielraum als der EBM. So kann zusätzlich zur GOÄ-Ziffer 5700 auch die GOÄ-Ziffer 5733 (Zuschlag für computergesteuerte Analyse, z. B. Kinetik, 3D-Rekonstruktion) abgerechnet werden. Eine KI-RAD-App wertet bestimmungsgemäß MRT-Aufnahmen hinsichtlich pathologischer Läsionen aus und visualisiert anschließend die Ergebnisse der Analyse – damit erfüllt sie denselben

[10] Wigge, Peter: Gesundheitsrecht.blog Nr. 29, 2023, S. 11.

Zweck wie eine computergestützte Analyse im Rahmen einer 3D-Rekonstruktion und ist folglich nach der GOÄ-Ziffer 5733 abrechenbar.

Bei der CT kann analog die GOÄ-Ziffer 5377 angewendet werden.

Fazit

Stand Juni 2024 besteht für Radiologen keine Möglichkeit, KI-RAD-Apps nach dem EBM abzurechnen. Dem entsprechende Leistungen können gesetzlich Versicherten lediglich als IGeL-Leistung (Individuelle Gesundheitsleistung) und das auch nur unter den GOÄ-Ziffern 5733 (MRT) und 5377 (CT) in Rechnung gestellt werden, da dem Patienten stets eine GOÄ-konforme Rechnung auszustellen ist.[11]

Damit Deutschland im Wettlauf um den Einsatz von KI in der Radiologie nicht den Anschluss verliert, sind niederschwellige Lösungsansätze hinsichtlich der Abrechenbarkeit gefragt. Kurzfristig aussichtsreiche Optionen stellen NUBs und Selektivverträge dar, um die Zeit bis zur Implementierung von KI-Leistungen in das Kollektivvertragssystem zu überbrücken. Bei allen wirtschaftlichen Erwägungen muss die Patientensicherheit trotzdem an oberster Stelle stehen, denn KI-RADs können nur dann gewinnbringend zum Wohle der Patienten eingesetzt werden, wenn sie einen praktischen Mehrwert bieten (höhere Diagnosegenauigkeit, Verringerung der menschlichen Fehlerquote etc.).

Literatur

1. Becker/Kingreen/Schmidt-De Caluwe SGB V § 135 Rn. 7.
2. BSGE 84, 247 (250).
3. Harer, Johann; Baumgartner, Christian: Anforderungen an Medizinprodukte. Praxisleitfaden für Hersteller und Zulieferer, München 2021.
4. Van Leeuwen KG, Schalekamp S, Rutten MJCM, van Ginneken B, de Rooij M. Artificial intelligence in radiology: 100 commercially available products and their scientific evidence. Eur Radiol. 2021 Jun;31(6):3797–3804. https://doi.org/10.1007/s00330-021-07892-z. Epub 2021 Apr 15. PMID: 33856519; PMCID: PMC8128724.
5. Srivastav S, Chandrakar R, Gupta S, Babhulkar V, Agrawal S, Jaiswal A, Prasad R, Wanjari MB. ChatGPT in Radiology: The Advantages and Limitations of Artificial Intelligence for Medical Imaging Diagnosis. Cureus. 2023 Jul 6;15(7):e41435. https://doi.org/10.7759/cureus.41435. PMID: 37546142; PMCID: PMC10404120.
6. Wigge, Peter: Gesundheitsrecht.blog Nr. 29, 2023.
7. Zimmermann, Christian: Der Gemeinsame Bundesausschuss. Normsetzung durch Richtlinien sowie Integration neuer Untersuchungs- und Behandlungsmethoden in den Leistungskatalog der GKV, Berlin und Heidelberg 2012.

---

[11] Deutsches Ärzteblatt 105, Heft 31–32 (04.08.2008), S. A-1706.